Infinite Science Publishing

Lübeck University Press
and Academic Printing
Imprint of
Infinite Science GmbH
MFC 1 | Technikzentrum Lübeck
Maria-Goeppert-Straße 1
23562 Lübeck, Germany
publishing@infinite-science.de
https://books.infinite-science.de

Christina Hagen

Simulationen der Atmung bei Schlafapnoe

In-Silico-Simulationen der Luftströmung in den oberen Atemwegen von Schlafapnoe-Patienten und deren experimentelle Validierung

Imprint of Infinite Science GmbH,
Technikzentrum | MFC 1
Maria-Goeppert-Straße 1
23562 Lübeck, Germany

Cover Design and Illustration: Infinite Science Publishing
Editorial and Copy Editing: Infinite Science Publishing

Publisher: Infinite Science GmbH, Lübeck, www.infinite-science.de
Printed in Norderstedt, Germany

ISBN: 978-3-945954-71-3

Bibliografische Information der Deutschen Nationalbibliothek:
Die Deutsche Nationalbibliothek verzeichnet diese Publikation in der Deutschen Nationalbibliografie; detaillierte bibliografische Daten sind im Internet über http://dnb.d-nb.de abrufbar.

Autorin

Dr. Christina Hagen
E-mail: christina.hagen@imte.fraunhofer.de

Series Editor

Thorsten M. Buzug
Institute of Medical Engineering
University of Lübeck

Research Series of the Institute of Medical Engineering University of Lübeck

The book series includes reserach foci of the Institute of Medical Engineering of the University of Lübeck, which is working on physical sensing and imaging instrumentation as well as image computing and system modeling in medical and technical applications. In particular, the series covers the areas of medical and technical imaging using tomographic techniques. This includes the development of reconstruction algorithms, signal-processing methods, front-end electronics, and contrast agents.

Christina Hagen

Simulationen der Atmung bei Schlafapnoe

In-Silico-Simulationen der Luftströmung in den oberen Atemwegen von Schlafapnoe-Patienten und deren experimentelle Validierung

Research Series of the Institute of Medical Engineering University of Lübeck – Volume 13

Infinite Science Publishing

Danksagung

An dieser Stelle möchte ich einige Zeilen darauf verwenden, denjenigen Menschen meinen Dank auszusprechen, die durch ihre Unterstützung zum Gelingen dieser Dissertation beigetragen haben.

Zunächst möchte ich meinem Doktorvater Herrn Prof. Thorsten Buzug für die Betreuung danken. Sein Vertrauen in mich und die damit einhergehenden Freiräume, die er mir für meine Arbeit gelassen hat, haben mir sowohl bei der wissenschaftlichen als auch bei der persönlichen Entfaltung geholfen. Ich konnte auf seinen Rückhalt und Ratschläge zählen. Aus den gemeinsamen Diskussion ging ich stets mit neuen Ideen und Tatendrang hervor.

Mein Dank gilt weiterhin Herrn Prof. Philipp Rostalski für seine fachliche Unterstützung als Zweitgutachter dieser Abhandlung.

Ich möchte mich bei einigen Mitarbeitern und Mitarbeiterinnen des Universitätsklinikums Schleswig-Holstein für die Beratung und Beurteilung der Thematik aus medizinischer Sicht bedanken. Herrn Prof. Armin Steffen danke ich für das Einbringen seiner Expertise als Facharzt für Hals, Nasen-, Ohrenheilkunde und so für ein verbessertes Verständnis der Schlafapnoe-Erkrankung meinerseits. Herrn Prof. Alex Frydrychowicz und Frau Dr. Grzyska aus der radiologischen Abteilung danke ich für die Akquisition und Bearbeitung der medizinischen Bilddaten und für die Unterstützung bei Messungen mit dem Magnetresonanztomographen.

Bedanken möchte ich mich bei den Mitarbeitern und Mitarbeiterinnen der HICAT GmbH Bonn, für das Bereitstellen medizinischer Daten und den konstruktiven Austausch über technische Aspekte dieser Arbeit.

Des Weiteren möchte ich mich bei den Kollegen und Kolleginnen vom Institut für Medizintechnik bedanken, die ein angenehmes und produktives Umfeld für die wissenschaftliche Arbeit geschaffen haben. Besonders hervorstellen möchte ich die Zusammenarbeit mit meinen drei direkten Kolleginnen: Fenja Zell danke ich für die konstruktiven Gespräche über vielfältige Fragestellungen der numerischen Problemlösung und die lektorale Unterstützung dieser Abhandlung. Pragathi Gurumurthy möchte ich danken für die gemeinsame Durchführung von Strömungsmessungen. Alina Ibbeken danke ich für die Fortführung der Strömungsmessungen und die lektoralen Anmerkungen zur Dissertation. Ich möchte mich auch speziell für den persönlichen Austausch bei den dreien bedanken, welcher über die fachliche Zusammenarbeit hinaus eine Verbundenheit geschaffen hat.

Ich möchte mich bei meinen Eltern bedanken, ohne deren Unterstützung ich diesen Weg nicht hätte gehen können.

Abschließend geht mein Dank an meinen Mann für seine Geduld, sein Verständnis und seine Ermutigungen.

Kurzfassung

Die Schlafapnoe-Erkrankung ist durch sich wiederholendes, reversibles Verlegen der oberen Atemwege durch Weichteilverschiebungen während des Schlafes charakterisiert. Dies führt kurzzeitig zu einer reduzierten Sauerstoffversorgung. Betroffene leiden unter einem gestörten Schlaf mit einhergehenden physiologischen und psychologischen Pathologien. Zum besseren Verständnis des pathologischen Mechanismus sowie zur gezielten patienten-individuellen Therapieplanung ist die Kenntnis von Strömungsmustern in den oberen Atemwegen erstrebenswert. Eine experimentelle Messung vom Luftfluss innerhalb der menschlichen Atemwege in vivo ist fehleranfällig und mit einer hohen Belastung des Patienten verbunden. Die In-Silico-Simulation von Atemwegsströmungen stellt daher eine gute Möglichkeit zur Beurteilung von Strömungsmustern in Schlafapnoe-Patienten dar.

Im Rahmen dieser Arbeit werden an einer idealisierten Atemwegsgeometrie sowie an zwei realistischen Atemwegsgeometrien, welche aus tomographischen Bilddaten von Schlafapnoe-Patienten gewonnen werden, numerische Strömungssimulationen durchgeführt. Hierbei wird besonderes Interesse auf den Einfluss der Simulationsbedingungen auf das Simulationsergebnis gelegt, um eine Validität der In-Silico-Strömungen beurteilen zu können. Die untersuchten Simulationsbedingungen umfassen dabei die verwendeten Diskretisierungsverfahren, die mathematischen Simulationsmodelle und die Definition der Randbedingungen. Insbesondere letzteres zeigt im Rahmen dieser Arbeit einen hohen Einfluss auf die Simulationsergebnisse. Ein bestehendes Verfahren zur Definition von divergenzfreien Geschwindigkeitsfeldern als Randbedingung wird erweitert und validiert und kann im Rahmen der Simulation der Luftströmung in den oberen Atemwegen erfolgreich eingesetzt werden.

Die in dieser Arbeit gewonnen Erkenntnisse über den Einfluss der Simulationsparameter werden mit experimentellen Messwerten validiert. Hierzu wird ein Messverfahren zur Geschwindigkeitsmessung mit magnetischer Resonanztomographie auf 3D-gedruckte Modelle eines idealisierten und eines realistischen Atemwegs angewendet. Hierdurch kann die Qualität der Simulationsergebnisse experimentell gezeigt werden.

Hinsichtlich einer Digitalisierung der Schlafapnoe-Behandlung stellt diese Arbeit daher eine Basis zur Beurteilung der Simulationsbedingungen dar.

Inhaltsverzeichnis

Abkürzungsverzeichnis

CAD	Computer-unterstützes Design, engl.: *computer aided design*
CFD	Numerische Strömungsmechanik, engl.: *computational fluid dynamics*
CFL	Courant-Friedrichs-Lewy-Zahl, auch Courant-Zahl
CPAP	Kontinuierlicher positiver Luftdruck, engl.: *continuos positive airway pressure*
CT	Computertomographie
DFSEM	Divergenzfreie synthetische Wirbelmethode, engl.: *divergence free synthetic eddy method*
DNS	Direkte numerische Simulation
FSI	Fluid-Struktur-Interaktion
LDA	Laser-Doppler-Anemometrie
LES	Große-Wirbel-Methode, engl.: *Large eddy simulation*
LSKE	Launder-Sharma-k-ϵ-Modell
LUT	Nachschlagliste, engl.: *look up table*
MRT	Magnetresonanztomographie
NRMSD	normalisierte Wurzel der mittleren Fehlerquadratsumme, engl.: *normalised root mean square deviation*
OSA	Obstruktive Schlafapnoe
PC-MRI	Phasenkontrast-Magnetresonanztomographie, engl.: *phase contrast magnetic resonance imaging*
PDE	Partielle Differentialgleichung, engl.: *partial differential equation*
PISO	Druck-impliziter Algorithmus mit Operatortrennung, engl.: *pressure implicit with splitted operators*
RANS	Reynolds-gemittelte Navier-Stokes-Gleichungen, engl.: *Reynolds averaged Navier-Stokes equations*
SIMPLE	Semi-implizite Methode für druckverbundene Gleichungen, engl.: *semi implicit method for pressure linked equations*
SIMPLEC	Konsistente semi-implizite Methode für druckverbundene Gleichungen, engl.: *semi implicit method for pressure linked equations consistent*
SST	Scherspannungstransportmodell
STL	Standardtriangulierung, engl.: *standard triangulation language*
TE	Echozeit, engl.: *echo time*
TR	Wiederholungszeit, engl.: *repition time*

VENC	Geschwindigkeitkodierungswert, engl.: *velocity encoding value*
WALE	Wand-adaptierendes lokale Wirbelviskositätsmodell, engl.: *wall adapting local eddy visocity*

Symbolverzeichnis

Symbol	Bedeutung	Einheit
	Raum	
x, y, z	Raumkoordinaten	m
$\boldsymbol{x}$	Raumvektor (x,y,z)	m
D	charakteristische Länge bzw. Durchmesser	m
Ω	betrachtetes Volumen	m^3
$\partial\Omega$	Rand des betrachteten Volumens	m^2
	Geschwindigkeit	
u, v, w	Geschwindigkeiten in x-, y-, z-Richtung	m/s
$\boldsymbol{u}$	Geschwindigkeitsvektor (u,v,w)	m/s
u_{in}	Betrag der mittleren Geschwindigkeit am Einströmrand	m/s
$\bar{u}$	gemittelte Geschwindigkeit	m/s
τ_W	Wandschubspannung	Pa s
u^*	Schubspannungsgeschwindigkeit	m/s
u^+	mittlere Geschwindigkeit normalisiert mit der Schubspannungsgeschwindigkeit	dimensionslos
y^+	dimensionslose Wanddistanz	dimensionslos
Re	Reynoldszahl	dimensionslos
	Druck	
p	kinematischer Druck	m^2/s^2
p_s	statischer Druck	$kg/(m\cdot s^2)$
p_{dyn}	dynamischer Druck	$kg/(m\cdot s^2)$
	Viskosität und Dichte	
ν	kinematische Viskosität	m^2/s
μ	dynamische Viskosität	$kg/(m\cdot s)$
μ_τ	turbulente Viskosität	$kg/(m\cdot s)$
ρ	Dichte	kg/m^3
	Turbulenz	
ξ	Wirbelstärke	1/s
κ	Von-Kármán-Konstante	dimensionslos
k	turbulente kinetische Energie	m^2/s^2
ϵ	turbulente Dissipation	m^2/s^3

ω	spezifische Dissipationsrate	1/s
I	Turbulenzintensität	dimensionslos

Glossar

Boussinesq-Approximation	Ähnlich der Reibung zwischen Festkörpern vergrößert die Viskosität den Widerstand gegen Bewegungen zwischen Fluidschichten und dissipiert Bewegungsenergie in innere Energie (Wärme). In turbulenten Strukturen wird kinetische Energie über einen kaskadischen Prozess von größeren auf kleinere Wirbel übertragen und in den kleinsten Strukturen über viskose Spannungen zu innerer Energie dissipiert. Die Boussinesq-Approximation modelliert den Effekt der Turbulenz als lokale Erhöhung der Viskosität um die turbulente Viskosität μ_T.
CFL-Zahl	Die CFL-Zahl (Courant-Friedrichs-Lewy-Zahl) beschreibt das Verhältnis aus zeitlicher zu räumlicher Diskretisierung multipliziert mit der Strömungsgeschwindigkeit und ist ein Maß für die Stabilität des Lösungsprozesses.
DFSEM	Die DFSEM (*divergence free synthetic eddy method*) ist eine Methode zur Erzeugung divergenzfreier Wirbel als Eingangsrandbedingung für turbulente Strömungen. In dieser Arbeit wird zwischen der Methode DFSEM-P, welche aus der Originalarbeit nachimplementiert wurde, der DFSEM-O, wie diese Methode in der verwendeten Software OpenFOAMv1612 implementiert ist und einer eigenen Variante DFSEM-H unterschieden. Ohne weitere Angaben bezieht sich die Methode immer auf DFSEM-H.
Dirichlet-Randbedingung	Die Dirichlet-Randbedingung bezeichnet eine numerische Randbedingung partieller Differentialgleichungen, welche den Wert der Lösungsvariablen auf einem betrachteten Teilstück des Randes vorschreibt (vgl. Neumann-Randbedingung).
DNS	Die DNS (direkte numerische Simulation) ist gekennzeichnet durch die numerische Lösung der Navier-Stokes-Gleichungen ohne Zuhilfenahme von Turbulenzmodellen. Aufgrund der hohen Anforderungen an zeitliche und räumliche Diskretisierungen zur Auflösung der turbulenten Fluktuationen ist diese Methode berechnungsaufwändig.

LES	Die LES (*large eddy simulation*) ist eine Methode der Turbulenzmodellierung. Bei dieser werden größere Wirbel vom Berechnungsgitter aufgelöst, durch räumliche Filterung werden kleinere Wirbel aus der expliziten Berechnung ausgeschlossen. Der Beitrag kleinerer Wirbel wird über turbulente Viskosität in die Berechnung eingeschlossen. Der Berechnungsaufwand der Methodik liegt unterhalb derjenigen von DNS, aber oberhalb von RANS.
LSKE	Das LSKE-Modell (Launder-Sharma-k-ϵ-Modell) ist ein Verfahren der Turbulenzmodellierung, welches zu den Zweigleichungsmodellen der RANS-Methodik gehört (vgl. RANS). Zur Modellierung der Turbulenz werden Transportgleichungen für die turbulente kinetische Energie und eine wandangepasste turbulente Dissipation hinzugefügt. Es handelt sich um ein wandauflösendes Modell, das heißt die turbulenten Wandschichten werden bis zur viskosen Unterschicht berechnet (vgl. turbulente Wandschichten). Dafür ist eine hohe räumliche Auflösung in Wandnähe erforderlich.
Neumann-Randbedingung	Die Neumann-Randbedingung bezeichnet eine numerische Randbedingung partieller Differentialgleichungen, welche den Wert der Ableitung der Lösungsvariablen in Normalenrichtung auf einem betrachteten Teilstück des Randes vorschreibt (vgl. Dirichlet-Randbedingung).
Newtonsche Fluide	Bei Newtonschen Fluiden ist die dynamische Viskosität unabhängig von der Schergeschwindigkeit, das heißt die Schubspannung steigt linear mit der Scherrate. Zu den Nicht-Newtonschen Fluiden zählen z.B. scherverdickende oder -verdünnende Fluide, deren Viskositäten sich in Abhängigkeit zur Scherrate vergrößern bzw. verkleinern.
PC-MRI	Bei der PC-MRI (*phase-contrast magnetic resonance imaging*) handelt es sich um eine experimentelle Messmethode der Magnetresonanztomographie, welche aufgrund von Phasen-Kontrastierung der Spins eine Visualisierung von Geschwindigkeiten erlaubt.
PIMPLE	Die PIMPLE-Methodik ist ein Lösungsalgorithmus der numerischen Strömungsmechanik, welcher die PISO- und SIMPLE-Methodik kombiniert, indem er in jedem PISO-Zeitschritt die Impuls- und Masseerhaltungsgleichung unter Vernachlässigung der zeitlichen Veränderungsrate als statisches Problem mit dem SIMPLE-Algorithmus löst. Es kann daher für jeden Zeitschritt ein genaueres Ergebnis erzielt werden, was die Stabilität des Lösungsalgorithmus erhöht und die Verwendung größerer Zeitschritte erlaubt.

RANS	Die RANS-Methodik (*Reynolds averaged Navier-Stokes*) stellt eine Klasse von Verfahren der Turbulenzmodellierung dar, bei welchen die turbulenten Fluktuationen durch zeitliche Mittelungen aus der Berechnung entfernt werden. Durch das Einbinden in die turbulente Viskosität fließen Turbulenzeffekte in die Berechnung der gemittelten Strömung mit ein. Die Turbulenzen werden selbst aber nicht aufgelöst, es handelt sich daher um die Klasse an Turbulenzmodellen mit dem geringsten Berechnungsaufwand bezogen auf die in dieser Arbeit verwendeten Modelle.
SIMPLE	Die SIMPLE-Methodik (*semi implicit method for pressure linked equations*) ist ein Lösungsalgorithmus der numerischen Strömungsmechanik, welcher sich besonders für statische Probleme eignet, aber auch bei dynamischen Problemen angewendet werden kann. Eine Variante, welche die Stabilität des Verfahrens erhöht, wird als konsistent bzw. SIMPLEC bezeichnet.
Spezifische Dissipationsrate ω	Die spezifische Dissipationsrate ist das Verhältnis, in dem turbulente kinetische Energie in innere (Wärme-)Energie umgewandelt wird, diesen Prozess bezeichnet man als Dissipation, bezogen auf Volumen und Zeit. Sie ergibt sich aus dem Verhältnis der turbulenten Dissipation zur turbulenten kinetischen Energie.
SST	Das SST-Modell (*shear stress transport*) ist ein Verfahren der Turbulenzmodellierung, welches zu den Zweigleichungsmodellen der RANS-Methodik gehört (vgl. RANS). Dieses Modell kombiniert die gute Wandauflösung des Standard-k-ω-Modells mit der Robustheit des Standard-k-ϵ-Modells. Zur Modellierung der Turbulenz werden Transportgleichungen für die turbulente kinetische Energie, die turbulente Dissipation und die spezifische Dissipationsrate verwendet. Es handelt sich um ein wandauflösendes Modell, das heißt die turbulenten Wandschichten werden bis zur viskosen Unterschicht berechnet (vgl. turbulente Wandschichten). Dafür ist eine hohe räumliche Auflösung in Wandnähe erforderlich.
Triangulierung	Die Triangulierung bezeichnet hier auf der einen Seite die Oberflächenrepräsentation eines dreidimensionalen Objektes durch eine Menge aus Knoten und Flächenelementen und auf der anderen Seite ein Berechnungsgitter sowohl aus Knoten und Flächenelementen als auch aus Volumenelementen. Triangulierungen werden zum einen zur Erstellung der digitalen Modelle aus den medizinischen Bilddaten benötigt als auch als räumliche Diskretisierung im Berechnungsprozess der numerischen Strömungsmechanik.

Turbulente Dissipation ϵ	Die turbulente Dissipation beschreibt das Verhältnis, in dem turbulente kinetische Energie in innere (Wärme-)Energie umgesetzt wird.
Turbulente kinetische Energie k	Die turbulente kinetische Energie beschreibt die kinetische Energie der turbulenten Fluktuationen.
Turbulente Viskosität μ_τ	Die turbulente Viskosität wird sowohl in der RANS- als auch in der LES-Methodik eingesetzt, um den Beitrag nicht-aufgelöster Turbulenzen auf die Gesamtströmung zu modellieren. Die Turbulenzen werden also als eine lokale Erhöhung der Viskosität modelliert, dies entspricht der Boussinesq-Approximation (vgl. Boussinesq-Approximation).
Turbulente Wandschichten	In turbulenten Strömungen ergibt sich in Wandnähe ein charakteristisches Profil aus einer wandnächsten viskosen Unterschicht, welche ein Geschwindigkeitsprofil mit linearer Abhängigkeit zur Wanddistanz aufweist, sowie einer sich anschließenden Übergangszone (Pufferregion) und einem logarithmischen Geschwindigkeitsverlauf in weiterer Distanz zur Wand. Diese letzte Schicht wird als logarithmische Grenzschicht (engl.: *logarithmic law of the wall*) bezeichnet. Für die Stabilität verschiedener Methoden der numerischen Strömungsmechanik, ist die Distanz des wanddichtesten Punktes des Berechnungsgitters von Bedeutung.
WALE	Bei dem WALE-Modell (*wall adapting local eddy viscosity*) handelt es sich um ein Modell der LES-Methodik (vgl. LES), welches über die turbulente Viskosität den Beitrag kleinerer Turbulenzen auf die Gesamtströmung modelliert. Die Viskosität wird dabei in Wandnähe modifiziert, sodass es sich insbesondere zur Berechnungen von wandnahen Strömungen eignet.

Kapitel 1

Einleitung

Die amerikanische nationale Schlafstiftung (*National Sleep Foundation*) stellte fest, dass ein gesunder Erwachsener zwischen sieben und neun Stunden Schlaf täglich benötigt [33]. Ein gesunder Schlaf ist ein wesentlicher Beitrag zum allgemeinen Wohlbefinden, ein gestörter Schlaf hingegen kann weitreichende Folgen haben. Unter Einschränkungen des ungestörten Schlafs leiden Patienten der obstruktiven Schlafapnoe (engl.: *obstructive sleep apnea hypopnea syndrome*, OSAHS, auch kürzer *obstructive sleep apnea*, OSA).

Das Einleitungskapitel befasst sich zunächst mit der Darstellung dieser Erkrankung und der Erläuterung seiner Auswirkungen für den Patienten. Es werden zwei mögliche Therapieoptionen vorgestellt: die Atemmaske und die Unterkieferprotrusionsschiene. Die Bedeutung numerischer Strömungsdynamik für Diagnose und Therapie der Schlafapnoe-Erkrankung wird dargestellt und der aktuelle Stand der Technik betreffend der In-silico-Simulationen in diesem Kontext wird beleuchtet. Anschließend wird der wesentliche Beitrag und der Aufbau dieser Arbeit zusammengefasst.

1.1 Obstruktive Schlafapnoe

Bei der obstruktiven Schlafapnoe handelt sich um eine schlafbezogene Störung des respirativen Systems. Während des Schlafes kommt es zum teilweisen oder kompletten Verlegen der oberen Atemwege durch Weichteilgewebe. Dies bewirkt eine Unterbrechung der Atmung, welche nach einer kurzen Latenzphase mit reduzierter alveolarer Ventilation zum schockartigen Erwachen des Patienten führt. Diese Aufwachreaktion ist mit einer erheblichen Ausschüttung von Stresshormonen verbunden. Die Muskulatur der oberen Atemwege muss reaktiviert werden, um den Luftfluss zu den Lungen zu reetablieren. Ab einer Unterbrechung von 10 s spricht man von einer Apnoe, meist dauern diese aber wesentlich länger [3, 14, 80]. Die stressbedingte Aufweckreaktion ist in der Regel aber so kurz, dass der Patient sich nicht daran erinnern kann und die Schlafapnoe von ihm selber auch unbemerkt bleiben kann. Oftmals werden Betroffene von ihrem persönlichen Umfeld auf das charakteristische Schnarchmuster alternierender lauter Schnarchgeräusche und Atmungsunterbrechungen hingewiesen.
Das Hauptsymptom der Schlafapnoe ist die exzessive Tagesschläfrigkeit und damit verbundene Risiken (z. B. im Straßenverkehr oder beim Führen von Maschinen) sowie allgemeine Leistungseinbußen. Daneben birgt die obstruktive Schlafapnoe aber auch erhebliche und manchmal sogar lebensbedrohliche Risiken, die vom Betroffenen häufig nicht direkt wahrgenommen werden. In verschiedenen Studien wurde ein Zusammenhang zwischen OSA und Bluthochdruck nachgewiesen [51, 67]. Außerdem besteht für Schlafapnoe-Patienten ein signifikant erhöhtes Risiko an kardiovaskulären Erkrankungen zu sterben [100]. Auch eine Neigung zur Depression wurde bei Schlafapnoe-Patienten festgestellt [81]. Das nächtlich auftretende Schlafapnoe-Syndrom steht demnach mit vielfältigen Folgen in Verbindung, darunter unter anderem:

- Tagesmüdigkeit
- Konzentrationsverlust
- Sekundenschlaf
- Depressivität
- Antriebsarmut
- Bluthochdruck
- Herzinfarkt
- Schlaganfall

Herz-Kreislauferkrankungen gehören zu den höchsten Krankheitskostenverursachern im deutschen Gesundheitswesen und Schlaganfall und Herzinfarkt zählen zu den häufigsten Todesursachen [78]. Die obstruktive Schlafapnoe stellt damit eine Erkrankung dar, welche nicht nur zu einer massiven Einschränkung der Lebensqualität des Patienten, sondern auch zur Reduktion seiner Lebenserwartung führt.
Nach Ermittlungen von Young et al. [101] leiden 2 % der Frauen und 4 % der Männer mittleren Alters in den USA an dem obstruktiven Schlafapnoe-Syndrom. In einer neueren Studie gehen Heinzer et al. [32] davon aus, dass ein hoher Anteil der Erkrankten

unbemerkt unter Schlafapnoe leidet, und kommen mit ihren Hochrechnungen auf eine geschätzte Prävalenzen moderater bis starker Schlafapnoe von 23,4 % bei Frauen und 49,7 % bei Männern.

Zu den oberen Atemwegen, dem Kerngebiet des obstruktiven Verschlusses, zählen neben der Nasenhöhle der Pharynx (Rachen), der Larynx (Kehlkopf) und die Trachea (Luftröhre). Den Pharynx kann man weiterhin in drei Segmente unterteilen: der oberste Teil, der an die Nasenhöhle anschließt, wird als Nasopharynx bezeichnet. Dieser führt über den Oropharynx auf Höhe der Mundhöhle in den Laryngopharynx in der Ebene des Kehlkopfs. Die Darstellung 1.1 zeigt eine schematische Abbildung der oberen Atemwege.

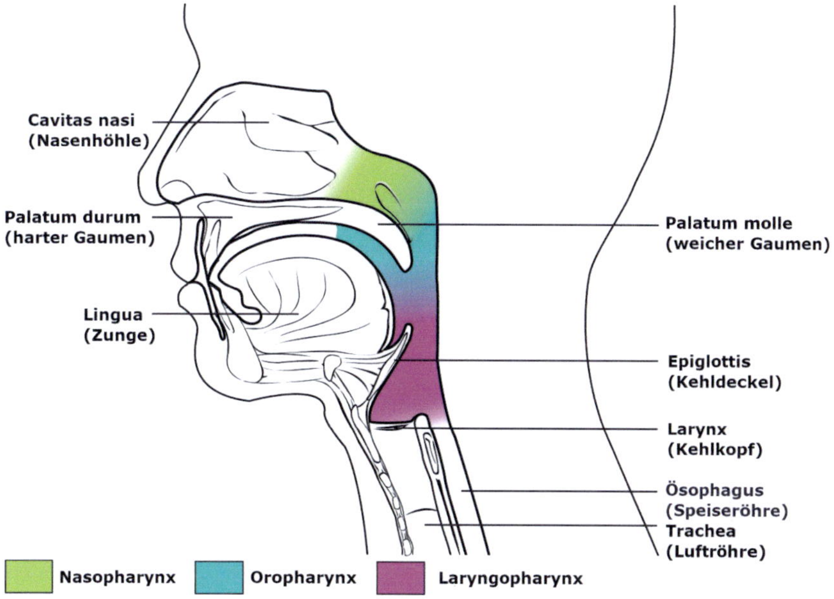

Abbildung 1.1.: Der Pharynx kann in drei Abschnitte gegliedert werden: den Nasopharynx, den Oropharynx und den Laryngopharynx. Die Abbildung ist angelehnt an die Originaldarstellung [64].

Die Schlafapnoe-bezogenen Obstruktionen treten im Bereich des Pharynx auf. Der Pharynx ist eine röhrenartige Struktur, die von Muskeln gebildet wird. Aufgrund des Fehlens knöcherner Strukturen enthält der Pharynx zwischen Gaumen und Kehlkopf einen zum Kollabieren neigenden Bereich. Während des Schlafes reduziert sich die Muskelspannung und ein Kollabieren des Pharynx wird ermöglicht. Verschiedene Gegebenheiten können zur Verengung des Atemwegs beitragen und damit das Risiko einer Schlafapnoe-Erkrankung erhöhen. Dazu zählen anatomische Strukturvariationen des pharyngealen Weichteilgewebes, wie Kieferverformungen und Gewebezunahme von Mandeln, Drüsen, Zunge oder Fetteinlagerungen. Letzteres insbesondere bei Patienten, welche auch an Fettleibigkeit leiden.

Die Standardtherapie für OSA ist in den meisten Fällen noch immer die Behandlung mit einer Atemmaske, welche nächtlich getragen einen Überdruck aufbaut (engl.: *continuous positive airway pressure*, CPAP), um so ein Kollabieren der Atemwege zu verhindern. Beispiele dieser Atemmasken sind in Abbildung 1.2 dargestellt. Diese Therapieform stößt erfahrungsgemäß bei den Patienten auf geringe Akzeptanz. Bei bis zu jedem zweiten Patienten kommt es zu einem Abbruch der Therapie mit CPAP-Maske [16, 98].

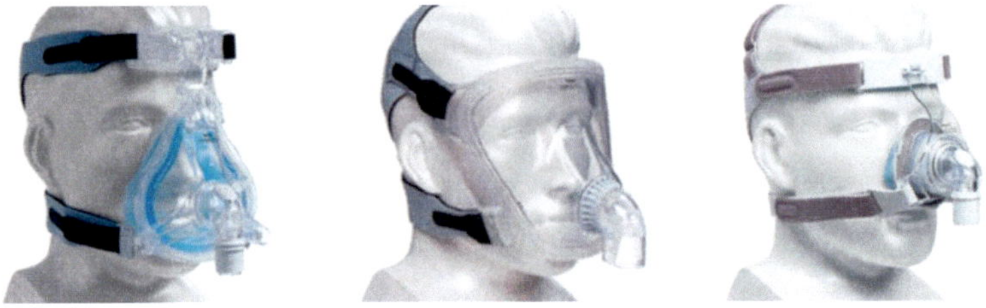

Abbildung 1.2.: Die Darstellung zeigt drei verschiedene CPAP-Geräte, die durch kontinuierlichen positiven Druck den Atemweg während des Schlafens offen halten sollen. Eine Maske deckt dabei Mund und Nase ab (links), eine bedeckt das ganze Gesicht (Mitte) und eines nur die Nase (rechts). Die Abbildungen stammen vom Hersteller [68].

Eine alternative Therapieform stellt das nächtliche Tragen einer Unterkieferprotrusionsschiene dar, wie sie beispielsweise in Abbildung 1.3 gezeigt ist. Diese Dentalschiene erreicht während des Tragens einen reversiblen Vorschub (Protrusion) der Mandibula (Unterkiefer), welcher durch die Verschiebung des anhaftenden Weichteilgewebes zu einer Deformation des Atemwegs führt. Dies ist schematisch in Abbildung 1.4 dargestellt.

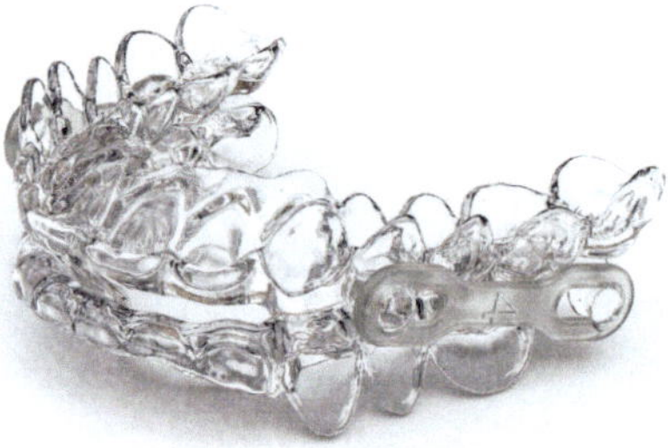

Abbildung 1.3.: Die Abbildung zeigt eine Unterkieferprotrusionsschiene zur Behandlung von Schlafapnoe. Die Darstellung stammt vom Hersteller [84]

Die Behandlung mit Unterkieferprotrusionsschienen weist bereits eine vergleichbare Verbesserung des Gesundheitszustands der Patienten auf wie die CPAP-Therapie [88].

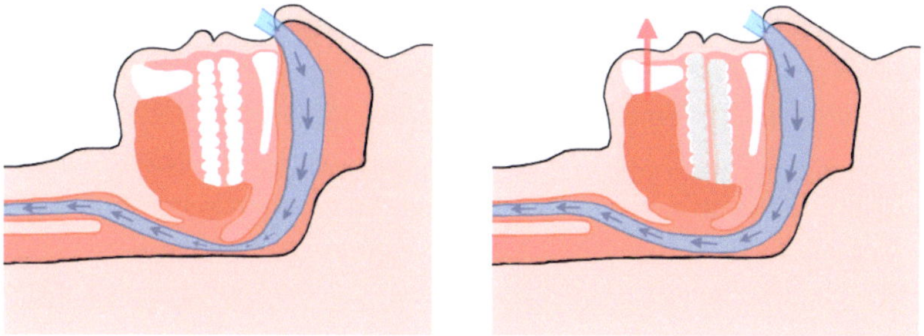

Abbildung 1.4.: Die Abbildung zeigt eine exemplarische Darstellung der Funktionsweise der Unterkieferprotrusionsschiene. Im linken Bild wird der Luftfluss in den oberen Atemwegen durch Weichteile eingeschränkt. Im rechten Bild wird durch die Protrusion des Unterkiefers und des anhängenden Weichteilgewebes durch die Schiene eine veränderte Rachengeometrie geschaffen, in der der Luftfluss nicht behindert wird.

Es können aber Langzeitschädigungen an Zähnen und Kiefergelenken durch das Tragen der Dentalschienen verursacht werden, wobei diese Nebenwirkungen mit dem Grad der Protrusion zunehmen [12]. Der Protrusionsgrad von Dentalschienen ist üblicherweise justierbar und wird zwischen 50 und 80 % der maximal möglichen Protrusion festgelegt. Die maximale Protrusion wird dabei durch manuellen Mandibularvorschub durch den behandelnden Arzt festgestellt. Die Bestimmung der geeigneten patientenindividuellen Protrusion, das heißt der kleinstmögliche und damit nebenwirkungsärmste Protrusionsgrad, der zu einer effektiven Linderung der Apnoeereignisse führt, ist immer noch eine Herausforderung [34]. Üblicherweise findet eine mehrmalige Beobachtung des Patienten inklusive der Aufzeichnung polysomnographischer Daten in der häuslichen Umgebung oder in einem Schaflabor statt, um einen geeigneten Protrusionsgrad zu ermitteln. Kastoer et al. [43] testen ein Verfahren, in welchem durch eine motorisierte Dentalschiene in einer Nacht im Schlaflabor mehrere Protrusionseinstellungen angefahren und analysiert werden können. Dieses Verfahren ist aufwändig und die gemessenen Daten könnten abhängig von der jeweiligen Schlafphase des Patienten sein.
Es ist nur mit großer Mühe und Einschränkungen möglich, In-vivo-Experimente an Schlafapnoe-Patienten durchzuführen, um den physiologischen Prozess von Atmungsaussetzern nachzuvollziehen. Unter Sedierung lässt sich beispielsweise ein Kollaps der Atemwege durch endoskopische Verfahren beobachten. Aufschlüsse über die vorliegende Strömungssituation der Luftströmung können diese Verfahren aber nicht liefern.
Die wirksame Therapieoption der Unterkieferprotrusionsschiene, welche durch Weichteilverschiebungen die Atemwegsdeformation ermöglicht, deutet auf einen relevanten Einfluss der Atemwegsgeometrie auf die Srömungssituation und die Kollabierungseigenschaften des Pharynx hin. Durch welche strömungsdynamischen

Parameter, wie Fließgeschwindigkeiten oder Druckverteilungen, sich eine pathologische Strömung von einer therapierten Strömung unterscheidet, ist in vivo kaum zu ermitteln. Die Messung von Drücken und Geschwindigkeiten im pharyngealen Raum von Schlafapnoe-Patienten ist eine für den Patienten unangenehme Prozedur mit eingeschränkter Aussagekraft, da das Einbringen der Messgeräte bereits Variationen in der Strömung bewirkt.

Die numerische Strömungsmechanik (engl.: *Computational Fluid Dynamics*, CFD) könnte im Rahmen der atmungsbezogenen Schlafapnoe-Erkrankung ein großes Potential entfalten, denn sie erlaubt die Ermittlung strömungsdynamischer Größen patientenindividuell ohne erhebliche Belastungen des Patienten und ohne die zu messende Strömung durch Messapparatur zu verändern. Dies kann durch die In-silico-Simulation der patientenspezifischen Strömungssituation in digitalen Modellen der oberen Atemwege erreicht werden.

Durch dieses Verfahren könnten sich viele Optionen in der Diagnose und Behandlung von Schlafapnoe-Patienten eröffnen. Die berechneten Strömungssituationen könnten eine Darstellung von pathologischen Strömungsdynamiken ermöglichen und damit einen Beitrag zum Verständnis des pathologischen Prozesses leisten. Die Erkennung von pathologischen Strömungen basierend auf patientenspezifischen Simulationen könnte ein wichtiger Bestandteil der Diagnose von Schlafapnoe-Patienten werden und die aufwändigen und kostenintensiven Untersuchungen in Schlaflaboren durch ein virtuelles Labor ersetzen.

Die Möglichkeit der digitalen Verformung der anthropomorphen Atemwegsmodelle könnte die prä-therapeutische Evaluation einer Therapieform wie der Unterkieferprotrusion ermöglichen. Für die Unterkieferprotrusionsschiene könnte damit zum einen die Eignung dieser Therapieform für den individuellen Patienten vorab evaluiert und zum anderen die optimale Zielposition anhand von quantitativen Strömungsdaten bestimmt werden. Für den Patienten ergäben sich durch dieses Verfahren Vorteile der patientenindividuellen Therapie bei gleichzeitiger Reduktion von Aufwand und Kosten.

Aufgrund dieser vielfältigen, möglichen Vorteile einer Inklusion der numerischen Strömungsmechanik in der Therapie von obstruktiver Schlafapnoe wird eine Analyse der In-silico-Atemwegsströmungen motiviert.

1.2 Stand der Technik

Die numerische Strömungsmechanik wird bereits in einigen Arbeiten zur Identifikation pathophysiologischer Strömungen in den oberen Atemwegen eingesetzt. Durch Strömungssimulationen in idealisierten Atemwegen kann ein Druckabfall in schmalen Engstellen der Geometrie beobachtet werden. Außerdem kann festgestellt werden, dass

sich die Strömung in einem transienten Bereich von laminarer zu turbulenter Strömung befindet [52, 74, 83]. Da die Strömungsphänomene in diesem Übergangsbereich liegen, könnten auch kleine Veränderungen der pharyngealen Geometrie durch Weichteildeposition einen signifikanten Einfluss auf das Strömungsgeschehen haben [83].
In patientenspezifischen Modellen wird bereits von einigen Autoren nachgewiesen, dass eine Behandlung der obstruktiven Schlafapnoe durch Weichteilverschiebungen z.B. durch eine Unterkieferprotrusionsschiene zu einer Reduktion des Druckabfalls entlang des Pharynx führt und für ein Ansprechen auf die Therapie spricht [19, 10, 59, 90, 95, 99]. Heenan et al. [31] führen numerische Strömungssimulationen in einem idealisierten Modell eines Oropharynx durch und vergleichen sie mit optischen Messungen an einem entsprechenden physischen Modell. Sie stellen dabei fest, dass die verwendeten Strömungsparameter den grundsätzlichen Strömungsverlauf gut darstellen, aber gerade in Gebieten mit starken viskosen Effekten keine zufriedenstellenden Ergebnisse liefern und es einer weiteren Optimierung der Simulationsparameter bedarf.

1.3 Wesentlicher Beitrag

Eine Vielzahl von Autoren haben sich bereits mit der Simulation von Strömungen in den oberen Atemwegen beschäftigt und es sind auch bereits Versuche zur diagnostischen Interpretation unternommen worden. Geringer hingegen ist die Anzahl von Studien zum Einfluss verschiedener Simulationsparameter, beziehungsweise Modellierungsannahmen auf die errechneten Strömungsvorhersagen. Da die Interpretationsfähigkeit der Strömungen hinsichtlich ihrer klinischen Bedeutung aber massiv von der Güte der Simulationen abhängt, d.h. von ihrer Fähigkeit zur adäquaten Repräsentation des In-vivo-Strömungsgeschehens, ist dies ein wesentlicher Punkt, der im Rahmen dieser Arbeit eine genaue Beleuchtung finden soll.
Im Bereich der numerischen Strömungsmechanik gibt es drei typische Fehlerquellen, welche die Aussagekraft von Simulationsergebnissen limitieren:

Modellierungsfehler beschreiben die Abweichung des mathematischen Modells von der realen Strömungssituation,

Diskretisierungsfehler beschreiben die Abweichung von der exakten Lösung des mathematischen Modells zur exakten Lösung der diskretisierten algebraischen Gleichungen und

Konvergenzfehler beschreiben die Abweichung zwischen der exakten Lösung der algebraischen Diskretisierung und der iterativen Näherungslösung.

Während Diskretisierungs- und Konvergenzfehler leicht durch die adäquate Definition

von Residuen bzw. durch Diskretisierungsunabhängigkeitsanalysen behandelbar sind, lässt sich der Modellierungsfehler nur durch den Vergleich mit realen Strömungen erreichen. Es fehlt in der Literatur zum derzeitigen Stand an Studien, welche den Einfluss von Simulationsparametern in Atemwegsströmungen anhand experimentell bestimmter Strömungsgrößen in anthropomorphen Modellen validieren.
Im Rahmen dieser Arbeit wird der Einfluss verschiedener Simulationsparameter auf die berechneten Geschwindigkeits-Druckfelder für ein idealisiertes und zwei anatomisch treue Atemwegsmodelle betrachtet und mit experimentellen Ergebnissen physischer Phantome des idealisierten und eines anatomisch treuen Atemwegsmodells verglichen. Die Durchführung der in dieser Arbeit beschriebenen Experimente an physischen Modellen erfolgten in Gemeinschaftsleistung mit Frau Pragathi Gurumurthy vom Institut für Medizintechnik der Universität zu Lübeck. Mit dem Vergleich von In-Silico-Simulationen und Experimenten füllt diese Arbeit eine Lücke, welche den Modellierungsfehler und damit die Aussagekraft numerischer Strömungsmechanik im Kontext der Schlafapnoe-Erkrankung bemisst.
Im Rahmen dieser Arbeit entstanden verschiedene Publikationen und Konferenzbeiträge zur numerischen Strömungssimulation in den oberen Atemwegen [29, 30, 47, 48] in Erst-Autorenschaft sowie in Ko-Autorenschaft [103, 104]. Gemeinsam mit Kollegen und Kolleginnen der Universität zu Lübeck wurden Publikationen und Konferenzbeiträge zur Durchführung von Strömungsexperimenten in physischen Modellen der oberen Atemwege angefertigt [23, 24, 25, 26, 35, 36, 37, 38, 39]. Weitere Veröffentlichungen in Ko-Autorenschaft finden sich zur Analyse von polysomnografischen Daten [1] und zur verwendeten MRT-Sequenz zur Akquisition der patienten-individuellen Anatomie [22].

1.4 Aufbau der Arbeit

Zunächst wird im Kapitel 2 eine Einführung in die mathematische und physikalische Beschreibung von Strömung gegeben. Wesentlich hierfür sind die sogenannten Navier-Stokes-Gleichungen, bei welchen es sich um ein System nicht-linearer partieller Differentialgleichungen handelt. Im Rahmen von Strömungssimulationen kommt der Behandlung von Turbulenzen eine besondere Bedeutung zu. In diesem Kapitel werden daher auch verschiedene Methoden zum Umgang mit Turbulenzen in der numerischen Strömungsmechanik beschrieben. Des Weiteren wird auf die für Differentialgleichungen wichtigen Randbedingungen in diesem Kontext eingegangen. Die Diskretisierungsverfahren und die angewendete Methode zur numerischen Lösung werden ebenfalls in diesem Grundlagenkapitel dargestellt.
Im nachfolgenden Kapitel 3 werden die zur Evaluation verwendeten Modelle erläutert. Es handelt sich dabei um ein idealisiertes Modell mit einfacher Geometrie, welches be-

reits aus der Literatur bekannt ist, und zwei anthropomorphe Modelle, welche aus digitalen Bilddaten von Schlafapnoe-Patienten gewonnen werden. Unterschiedlich zwischen den beiden anthropomorphen Modellen ist die Bildgebungsmodalität und die Definition der Positionen von Einström- und Ausströmrand.

Im Grundlagenkapitel sind verschiedene Randbedingungen zur Lösung der Differentialgleichungen beschrieben, während sich Kapitel 4 einer speziellen Randbedingung zur Definition der Eingangsströmung widmet. Um den Einfluss von einströmender Turbulenz auf das Simulationsergebnis in der Berechnungsdomäne bewerten zu können, ist die Definition von Turbulenzen am Einströmrand als Randbedingung notwendig. Ein mögliches Verfahren aus der Literatur wird in diesem Kapitel genauer beleuchtet und eine eigene Variation des Verfahrens in Theorie und Implementierung wird hier dargestellt und getestet, um in folgenden Kapiteln angewendet zu werden.

Im darauf folgenden Kapitel 5 werden Simulationen am idealisierten Atemwegsmodell unter Variation verschiedener Simulationsparameter wie den Randbedingungen und der Turbulenzmodellierung durchgeführt. In diesem Kapitel erfolgt auch der Vergleich der Simulationsergebnisse mit Geschwindigkeitsmessungen an physischen Modellen entsprechender Geometrie. Die Messungen sind dabei einerseits aus der Literatur bekannt, wobei sie durch ein optisches Messverfahren gewonnen wurden, und andererseits mittels eines Messverfahrens basierend auf magnetischer Resonanztomographie durchgeführt worden in Kooperation mit bereits genannten und weiteren Kollegen und Kolleginnen der Universität zu Lübeck, darunter Dr. Patricia Ulloa, Vincent Methot, Prof. Alex Frydrychowicz, Dr. Thekla Oechtering und Prof. Martin Koch.

Im finalen Kapitel 6 werden die Betrachtungen verschiedener Simulationsparameter, die auf dem idealisierten Atemwegsmodell durchgeführt wurden, auf die anthropomorphen Modelle übertragen und ebenfalls mit einem physischen Atemwegsmodell experimentell validiert. Hierfür wird auf die in Kooperation mit den genannten Kollegen und Kolleginnen enstandenen Messdaten aus magnetischer Resonanztomographie in 3D-Druck-Modellen eines Atemwegs zurückgegriffen.

Kapitel 2

Physikalische und mathematische Grundlagen

Dieses Kapitel befasst sich mit den mathematischen und physikalischen Grundlagen zur Simulation von Strömungen. Es beginnt zunächst mit der mathematischen Darstellung partieller Differentialgleichungen, im Anschluss werden die zentralen Erhaltungsgleichungen der Strömungsmechanik vorgestellt und die Modellierung von Turbulenzen eingeführt. Es folgt die Beschreibung numerisch erforderlicher und physikalisch sinnvoller Randbedingungen für strömungsdynamische Probleme. Die Diskretisierung des Berechnungsgebiets und der partiellen Differentialgleichungen wird erläutert sowie deren numerische Lösung. Die Darstellung von Algorithmen und Implementierungen orientiert sich dabei an der Software OpenFOAMv1612. Dabei handelt es sich um eine frei verfügbare, C++-basierte Bibliothek zur Lösung strömungsdynamischer Probleme, welche von OpenCFD Ltd, ESI Group unter der GNU-3-Lizenz zur Verfügung gestellt wird [63]. Diese Software findet in dieser Arbeit Einsatz zur Simulation der Strömungen.

2.1 Partielle Differentialgleichungen

Partielle Differentialgleichungen (engl.: *Partial Differential Equations*, PDE) finden Anwendung zur Modellierung physikalischer Phänomene. Sie beschreiben die Änderung einer physikalischen Größe in Relation zu mehreren unabhängigen Variablen, wie beispielsweise die Ausbreitung einer Welle in Abhängigkeit von ihrer Geschwindigkeit (zeitliche Ableitung) und ihrer Form (räumliche Ableitung).
Eine partielle Differentialgleichung beinhaltet eine unbekannte Funktion $u : \Omega \subseteq \mathbb{R}^d \longrightarrow \mathbb{R}$ und einige ihrer partiellen Ableitungen. Der Einfachheit halber wird hier eine skalare Funktion u betrachtet, die hergeleiteten Konzepte lassen sich aber auf Vektorfunktionen übertragen.
In diesem Kapitel wird folgende Notation verwendet:

- Ein Vektor $\alpha = (\alpha_1, ..., \alpha_d)$ mit $\alpha_i \in \mathbb{N}$ wird als *Multiindex* der *Ordnung*

$$|\alpha| = \alpha_1 + \cdots + \alpha_d \tag{2.1}$$

  bezeichnet.

- Mit dem Multiindex α wird

$$D^\alpha u(\boldsymbol{x}) := \frac{\partial^{|\alpha|} u(\boldsymbol{x})}{\partial x_1^{\alpha_1} \cdots \partial x_d^{\alpha_d}} = \partial_{x_1}^{\alpha_1} \cdots \partial_{x_d}^{\alpha_d} u \tag{2.2}$$

  definiert.

- Das Set aller partiellen Ableitungen der Ordnung $k \in \mathbb{N}$ ist dann durch

$$D^k u(\boldsymbol{x}) := \{D^\alpha u(\boldsymbol{x}) \mid |\alpha| = k\} \tag{2.3}$$

  gegeben.

Die Darstellungen in diesem Kapitel folgen hauptsächlich den Ausführungen von Evans [18].

Definition 2.1 *Mit einer offenen Menge $\Omega \subseteq \mathbb{R}^d$, einer Funktion $u : \Omega \to \mathbb{R}$ und der unabhängigen Variable $\boldsymbol{x} = (x_1, ..., x_d) \in \Omega$ wird*

$$F(D^k u(\boldsymbol{x}), D^{k-1} u(\boldsymbol{x}), ..., Du(\boldsymbol{x}), u(\boldsymbol{x}), \boldsymbol{x}) = 0 \tag{2.4}$$

mit

$$F =: \mathbb{R}^{d^k} \times \mathbb{R}^{d^{k-1}} \times \cdots \times \mathbb{R}^d \times \mathbb{R} \times \Omega \to \mathbb{R}$$

als eine gewöhnliche Differentialgleichung k-ter Ordnung bezeichnet, sofern die Gleichung die Ableitung von nur einer Komponente x_i enthält, ansonsten wird Gleichung (2.4) als partielle Differentialgleichung k-ter Ordnung bezeichnet.

Partielle Differentialgleichungen können in unterschiedliche Gruppen unterteilt werden:

Definition 2.2 *Für die gegebenen Funktionen $a_\alpha(|\alpha| \leq k)$ und f wird die partielle Differentialgleichung (2.4) als*

(i) linear *bezeichnet, falls sie die Form*

$$\sum_{|\alpha| \leq k} a_\alpha(\boldsymbol{x}) D^\alpha u = f(\boldsymbol{x})$$

aufweist, als homogen *im Falle von $f \equiv 0$,*

(ii) semilinear, *falls sie die Form*

$$\sum_{|\alpha| = k} a_\alpha(\boldsymbol{x}) D^\alpha u + a_0(D^{k-1}u, ..., Du, u, \boldsymbol{x}) = 0$$

aufweist, als

(iii) quasilinear, *falls sie die Form*

$$\sum_{|\alpha| = k} a_\alpha(D^{k-1}u, ..., Du, u, \boldsymbol{x}) D^\alpha u + a_0(D^{k-1}u, ..., Du, u, \boldsymbol{x}) = 0$$

aufweist und als

(iv) vollkommen nicht-linear, *falls sie die Form*

$$\sum_{|\alpha| = k} a_\alpha(D^\alpha u, ..., Du, u, \boldsymbol{x}) D^\alpha u + a_0(D^{k-1}u, ..., Du, u, \boldsymbol{x}) = 0$$

aufweist.

Eine Funktion u wird als Lösung einer partiellen Differentialgleichung bezeichnet, wenn sie Gleichung (2.4) in jedem Punkt $x \in \Omega$ erfüllt. Um eine eindeutige Lösung zu erhalten,

ist im Allgemeinen die Definition von Randbedingungen für u auf einem Teil des Randes $\Gamma \subset \partial\Omega$ notwendig. Randbedingungen in physikalischen Anwendungen lassen sich oft in zwei Kategorien typisieren:
Die Randbedingung

$$u = u_D \quad \text{auf } \Gamma_D \subset \Gamma \tag{2.5}$$

wird als *Dirichlet*-Randbedingung und

$$\partial_n u = u_N \quad \text{auf } \Gamma_N \subset \Gamma \tag{2.6}$$

wird als *Neumann*-Randbedingung bezeichnet. Hierbei ist $n \in \mathbb{R}^d$, $||n||_2 = 1$ der Normalenvektor auf dem Rand $\partial\Omega$ in Richtung $\Omega^c = \mathbb{R}^d \backslash \Omega$ zeigend. Im Fall $u_N = 0$ spricht man von homogenen Neumannbedingungen.
Nach Hadamard [28] gilt ein Problem als gut-gestellt, wenn es drei Bedingungen erfüllt:

- Es existiert eine Lösung zu diesem Problem,
- diese Lösung ist eindeutig und
- die Lösung hängt kontinuierlich von den Eingangsdaten ab.

Ein Problem wird als schlecht-gestellt bezeichnet, sofern es mindestens eine dieser Forderungen verletzt. Die Wahl der Randbedingungen hat damit einen Einfluss darauf, ob die Lösung partieller Differentialgleichungen ein gut-gestelltes Problem ist [75]. Die Klassifikation von partiellen Differentialgleichungen in die Kategorien *hyperbolisch*, *parabolisch* und *elliptisch* kann dabei helfen, die Randbedingungen zu identifizieren, die in einem gut-gestellten Problem resultieren. Umfassend ist diese Unterteilung für lineare

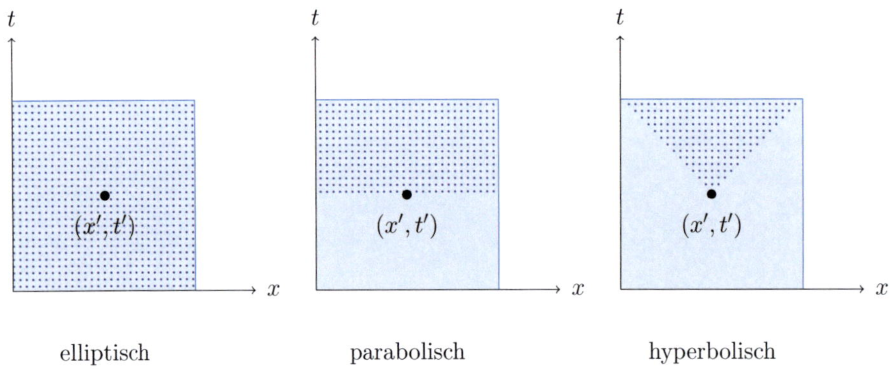

Abbildung 2.1.: Die Darstellung zeigt die Einflussgebiete für den Punkt (x', t') auf die Lösung u partieller Differentialgleichungen der drei Kategorien: elliptisch, parabolisch und hyperbolisch.

Differentialgleichungen zweiter Ordnung im zweidimensionalen Raum $\Omega \subseteq \mathbb{R}^2$

$$c_6\, u_{x_1x_1} + c_5\, u_{x_1x_2} + c_4\, u_{x_2x_2} + c_3\, u_{x_1} + c_2\, u_{x_2} + c_1\, u + c_0, \tag{2.7}$$

mit den Funktionen $c_i : \Omega \longrightarrow \mathbb{R}, i \in \{0, ..., 6\}$.

Definition 2.3 *Eine partielle Differentialgleichung der Form (2.7) wird als*

(i) elliptisch *in* (x_1, x_2) *bezeichnet, falls*

$$4\, c_6(x_1, x_2)\, c_4(x_1, x_2) - c_5^2(x_1, x_2) > 0$$

gilt, als

(ii) hyperbolisch *in* (x_1, x_2), *falls*

$$4\, c_6(x_1, x_2)\, c_4(x_1, x_2) - c_5^2(x_1, x_2) < 0$$

gilt und als

(iii) parabolisch *in* (x_1, x_2), *falls*

$$4\, c_6(x_1, x_2)\, c_4(x_1, x_2) - c_5^2(x_1, x_2) = 0 \quad \textit{und} \quad \textit{Rang} \begin{bmatrix} c_6 & \frac{c_5}{2} & c_3 \\ \frac{c_5}{2} & c_4 & c_2 \end{bmatrix} = 2$$

gilt.

Abbildung 2.1 zeigt eine schematische Darstellung des Informationsflusses der drei Klassen partieller Differentialgleichungen. Durch eine schraffierte Fläche sind die Bereiche gekennzeichnet, in welchen der Punkt $(x', t') \in \Omega$ Einfluss auf die Lösung u aufweisen kann.
Bei einer Differentialgleichung vom elliptischen Typ verbreitet ein Punkt (x', t') Informationen im gesamten Gebiet Ω, umgekehrt betrachtet wird die Lösung in einem Punkt in der Domäne Ω von jedem Punkt auf seinem ganzen Rand beeinflusst. Die Definition von Neumann- oder Dirichletrandbedingungen ist daher auf dem gesamten Rand erforderlich. Für parabolische Differentialgleichungen breiten sich die Informationen entlang einer Richtung $t \geq t'$ aus, bei physikalischen Anwendungen ist dies oftmals der Lauf der Zeit. Die Lösung in einem Punkt (x', t') wird daher von Randbedingungen für $t < t'$ beeinflusst, nicht aber vom Rand $t \geq t'$. Für die Zeit bedeutet dies, dass das aktuell beobachtete, physikalische Phänomen von vorhergehenden Bedingungen beeinflusst wird, nicht aber von zukünftigen. Für parabolische Differentialgleichungen werden Randbedingungen daher auf einer offenen Teilmenge von $\partial\Omega$ vorgeschrieben, nicht aber auf dem gesamten Rand. Bei hyperbolischen Differentialgleichungen breitet sich die Information entlang eines Kegels aus, Punkte außerhalb des Kegels beeinflussen das Ergebnis eines Punktes (x', t') nicht. Auch hier dürfen daher die Randbedingungen nicht auf dem kompletten Rand von Ω definiert werden, sondern nur auf einer Teilmenge.
Die punktweise Klassifizierung in elliptische, hyperbolische und parabolische Differentialgleichungen kann auch auf lineare Differentialgleichungen zweiter Ordnung mit mehr

als zwei unabhängigen Variablen (siehe beispielsweise [27]) und auch auf höhere Ordnungen und quasi- und semilineare partielle Differentialgleichungen ausgeweitet werden. Dazu werden sogenannte charakteristische Flächen des Differentialoperators analysiert. Für weitere Informationen hierzu sei auf Renardy verwiesen [75]. Im folgenden Abschnitt wird die mathematische Beschreibung einer Strömung durch partielle Differentialgleichungen und deren Klassifizierung vorgestellt.

2.2 Mathematische Beschreibung einer Strömung

In diesem Abschnitt erfolgt die Darstellung der mathematischen Beschreibung der Strömung von Fluiden. Bei Fluiden handelt es sich um Stoffe, die sich aufgrund ihrer molekularen Struktur kontinuierlich unter applizierten Scherspannungen verformen. Zu Fluiden gehören hauptsächlich Flüssigkeiten und Gase, die in den allermeisten Fällen als Kontinuum betrachtet werden können. Fluide werden in *inkompressibel* und *kompressibel* unterteilt. Inkompressible Fluide sind sowohl masse- als auch volumenerhaltend, während kompressible Fluide nur masseerhaltend sind. Zumeist sind Flüssigkeiten inkompressible Fluide, während Gase kompressibel sind.

Die mathematische Beschreibung von Strömungen aller Fluide geschieht über die fundamentalen Erhaltungssätze von Masse und Impuls, welche durch

$$\frac{\mathrm{d}m}{\mathrm{d}t} = 0 \tag{2.8}$$

und

$$\frac{\mathrm{d}m\boldsymbol{u}}{\mathrm{d}t} = \sum \boldsymbol{f} \tag{2.9}$$

gegeben sind, hierbei bezeichnet m die Masse, $\boldsymbol{u} = (u, v, w)$ den Strömungsgeschwindigkeitsvektor und $\boldsymbol{f}$ alle wirkenden Kräfte. Die Betrachtung der Energieerhaltung wird hier vernachlässigt. Diese ist in Strömungssituationen angebracht, in denen Temperaturunterschiede die Strömung wesentlich beeinflussen. Die Temperatur in den Atemwegen unterliegt aber keinen derart großen Veränderungen, sodass dieser Einfluss in diesem Rahmen vernachlässigt wird.

Die Beschreibung der Dynamik solider Körper durch die Darstellungen (2.8) und (2.9) ist adäquat, wohingegen sie sich zur Beschreibung von Strömungen weniger eignet, da die Nachverfolgung einzelner Fluidentitäten bestimmter Masse entlang einer Strömung schwierig ist.

Um eine masseunabhängige Variante der Erhaltungsgleichungen zu formulieren, ist es zunächst notwendig, die Masse m durch *intensive* Größen zu ersetzen. Eine physikalische Größe wird als *intensiv* bezeichnet, wenn ihr Wert von der Größe des betrachteten Systems unabhängig ist (z.B. Geschwindigkeit, Dichte, Temperatur). Ist der Wert der

Größe hingegen abhängig von der Größe des Systems, bezeichnet man diese als *extensiv* (z.B. Masse, Volumen, Energie). Die Masse m kann daher wie folgt durch die Verwendung der *intensiven* Größe Dichte ρ ersetzt werden:

$$\frac{\mathrm{d}}{\mathrm{d}t} m = \frac{\mathrm{d}}{\mathrm{d}t} \int\limits_{\Omega_{\mathrm{CM}}} \rho \, \mathrm{d}\Omega_{\mathrm{CM}}, \tag{2.10}$$

hierbei bezeichnet Ω_{CM} das Volumen der betrachteten Kontrollmasse.
Somit kann die Verwendung der Masse m umgangen werden, allerdings unter Betrachtung einer Kontrollmasse. Die Betrachtung eines Kontrollvolumens ist dieser Kontrollmasse aber vorzuziehen, um die Massefreiheit der Gleichungen zu erreichen. Die Betrachtung eines Kontrollvolumens wird als Eulersche Darstellung bezeichnet, während die Betrachtung von Kontrollmassen Lagrange-Darstellung genannt wird.
Eine Umwandlung von der Lagrange- in die Eulersche Darstellung kann wie folgt vorgenommen werden: Die zeitliche Veränderung in der Kontrollmasse entspricht der zeitlichen Veränderung innerhalb eines Kontrollvolumens zuzüglich des Nettofluxes durch den Rand des Kontrollvolumens. Es ergibt sich

$$\frac{\mathrm{d}}{\mathrm{d}t} \int\limits_{\Omega_{\mathrm{CM}}} \rho \, \mathrm{d}\Omega_{\mathrm{CM}} = \frac{\partial}{\partial t} \int\limits_{\Omega_{\mathrm{CV}}} \rho \, \mathrm{d}\Omega_{\mathrm{CV}} + \int\limits_{\partial\Omega_{\mathrm{CV}}} \rho \boldsymbol{u} \cdot \boldsymbol{n} \, \mathrm{d}s, \tag{2.11}$$

hierbei bezeichnet Ω_{CV} das Kontrollvolumen, $\boldsymbol{n}$ den Normaleneinheitsvektor, welcher aus dem Kontrollvolumen herauszeigt, und $s \in \partial\Omega_{CV}$ den Weg auf dem Rand des Kontrollvolumens.
Durch die Verwendung infinitesimal kleiner Kontrollvolumina und unter Anwendung des Gaußschen Divergenztheorems[1] lässt sich die Massererhaltung in massefreier Formulierung zu

$$\frac{\partial \rho}{\partial t} + \nabla \cdot (\rho \boldsymbol{u}) = 0 \tag{2.12}$$

vereinfachen.
Analog lässt sich die Impulserhaltung ebenfalls in der Eulerschen Darstellung angeben. In Integralschreibweise ergibt sich

$$\frac{\partial}{\partial t} \int\limits_{\Omega} \rho \boldsymbol{u} \, \mathrm{d}\Omega + \int\limits_{\partial\Omega} \rho \boldsymbol{u}\boldsymbol{u} \cdot \boldsymbol{n} \, \mathrm{d}s = \int\limits_{\partial\Omega} \boldsymbol{f}_s \, \mathrm{d}s + \int_{\Omega} \boldsymbol{f}_b \, \mathrm{d}\Omega. \tag{2.13}$$

Der Einfachheit halber wird hier und im Folgenden das Kontrollvolumen nun nur noch mit Ω bezeichnet.
Die wirkenden Kräfte auf ein Fluidelement können hierbei in zwei Typen unterschieden werden:

[1]Gaußsches Divergenztheorem für ein kompaktes Volumen Ω mit stückweise glattem Rand $\partial\Omega$ und kontinuierlich differenzierbarem Vektorfeld $\mathbf{F}$: $\int_{\partial\Omega} \mathbf{F} \cdot \boldsymbol{n} \, \mathrm{d}s = \int_{\Omega} \nabla \cdot \mathbf{F} \, \mathrm{d}\Omega$

- Körperkräfte $\boldsymbol{f}_b$ (z.B. Gravitation oder elektromagnetische Kräfte) und
- Oberflächenkräfte $\boldsymbol{f}_s$.

In dem Fall der Atmungsströmung können Effekte der Gravitation und elektromagnetische Kräfte vernachlässigt werden. Die weitere Betrachtung konzentriert sich daher auf Oberflächenkräfte. Die Oberflächenkräfte lassen sich in Druckkräfte und Reibungskräfte und die Reibungskräfte wiederum in Normalspannungen und Scherspannungen unterteilen. Der Spannungstensor **T** fasst diese Kräfte zusammen. Analog zu der Herleitung der Masseerhaltung kann die Impulserhaltung mit intensiven Größen und infinitesimalen Kontrollvolumina als

$$\frac{\partial(\rho \boldsymbol{u})}{\partial t} + \rho \boldsymbol{u} \cdot \nabla \boldsymbol{u} = \nabla \cdot \mathbf{T} \tag{2.14}$$

geschrieben werden.
Der Spannungstensor

$$T_{ij} = -p\delta_{ij} + \sigma_{ij}, \qquad i, j \in \{1, 2, 3\} \tag{2.15}$$

wird aus einem isotropen Druck-Anteil und einem reibungsbehafteten (viskosen) Anteil σ_{ij} gebildet. In der Darstellung (2.15) wird das Kronecker-Symbol

$$\delta_{ij} = \begin{cases} 1 & \text{falls } i = j \\ 0 & \text{sonst} \end{cases} \tag{2.16}$$

verwendet. Der isotrope Anteil sind Spannungen, welche aus der Normalkraft resultieren. Der Reibungsanteil sind Schubspannungen, welche aus den Scherkräften resultieren. Dieser ist nur für strömende Fluide von null verschieden. Die Normalen- und

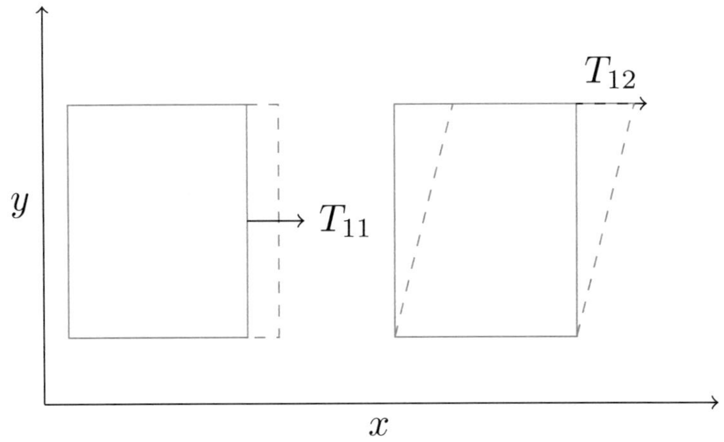

Abbildung 2.2.: Die Darstellung zeigt beispielhaft eine Normalspannung $T_{11} = p$ und eine Schubspannung $T_{12} = \sigma_{12}$, welche auf ein Fluidelement in Strömung wirken.

Schubspannung, die auf ein strömendes Fluidelement wirken, sind in Abbildung 2.2 dar-

gestellt.
Um den viskosen Anteil des Spannungstensors zu definieren, muss die Art des Fluids typisiert werden. Fluide werden in Newtonsche und andere nicht-Newtonsche Fluidtypen unterschieden. Newtonsche Fluide zeichnen sich dadurch aus, dass die auftretende Schubspannung σ_{ij} linear von der Schergeschwindigkeit (auch Scherrate genannt)

$$\dot{\gamma}_{ij} = \frac{\partial u_i}{\partial x_j} + \frac{\partial u_j}{\partial x_i} \tag{2.17}$$

abhängt. In Abbildung 2.3 ist diese Beziehung in einem Schubspannungs-Schergefälle-

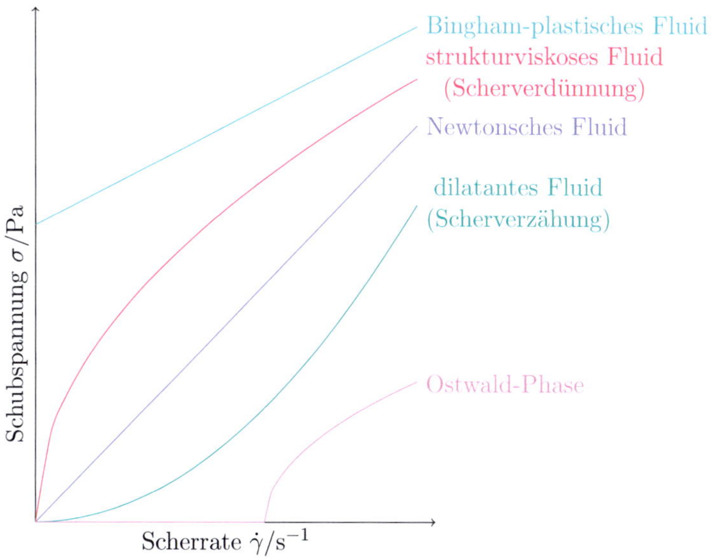

Abbildung 2.3.: Dargestellt ist ein schematisches Schubspannungs-Schergefälle-Diagramm verschiedener Fluidtypen. Newtonsche Fluide zeigen ein lineares Verhalten der Schubspannung zur Scherrate.

Diagramm für Newtonsche und diverse nicht-Newtonsche Fluide dargestellt.
Das Modell eines linearen, viskosen Schubspannungstensors ist durch

$$\sigma_{ij} = \lambda \delta_{ij} (\nabla \cdot \boldsymbol{u}) + \mu \left(\frac{\partial u_i}{\partial x_j} + \frac{\partial u_j}{\partial x_i} \right) \tag{2.18}$$

gegeben, dabei bezeichnet μ den ersten Viskositätskoeffizienten (Scherung), welcher als dynamische Viskosität bezeichnet wird, und λ den zweiten Viskositätskoeffizienten (Dilatation). Im Allgemeinen wird

$$\lambda = -\frac{2}{3}\mu \tag{2.19}$$

angenommen. Dies ist eine akzeptable Approximation ausgenommen z.B. für Schockwellen in hypersonischen Strömungen und Absorptionen von Schallwellen [105].
Aus dem linearen Spannungstensormodell (2.18) folgt, dass die dynamische Viskosität μ

Newtonscher Fluide unabhängig von der Schergeschwindigkeit ist.
Im Gegensatz dazu verändert sich die Viskosität nicht-Newtonscher Fluide in Abhängigkeit von der Schergeschwindigkeit.
Die Strömung von Newtonschen Fluiden kann durch das Gleichungssystem

$$\frac{\partial \rho}{\partial t} + \nabla \cdot (\rho \boldsymbol{u}) = 0$$

$$\underbrace{\frac{\partial(\rho \boldsymbol{u})}{\partial t}}_{\text{Veränderungs-rate}} + \underbrace{\rho \boldsymbol{u} \cdot \nabla \boldsymbol{u}}_{\text{Advektion}} = \underbrace{-\nabla p}_{\text{Druck-diffusion}} + \underbrace{\nabla \cdot \left[\mu \left(\nabla \boldsymbol{u} + (\nabla \boldsymbol{u})^T\right) - \frac{2}{3}\mu (\nabla \cdot \boldsymbol{u}) \mathbf{I}\right]}_{\text{molekulare Diffusion}} \tag{2.20}$$

beschrieben werden. Es handelt sich hierbei um ein Gleichungssystem nicht-linearer partieller Differentialgleichungen zweiter Ordnung, welche nach ihren Entdeckern als Navier-Stokes-Gleichungen bezeichnet werden. Je nach Strömungsart können diese Gleichungen für die Berechnung noch vereinfacht werden.
Strömungen werden in kompressibel und inkompressibel klassifiziert. Die Bezeichnung kompressible Strömung bezieht sich hierbei nicht auf die Materialeigenschaft, sondern darauf, ob relevante Dichteveränderungen in der Strömung im betrachteten Beobachtungsgebiet und -zeitraum gegeben sind. Es kann demnach auch eine Strömung kompressibler Gase inkompressibel sein. Als Maßzahl für die Kompressibilität einer Strömung wird die Machzahl

$$\mathrm{MA} = \frac{\bar{u}}{c} \tag{2.21}$$

betrachtet, welche das Verhältnis der mittleren Strömungsgeschwindigkeit $\bar{u}$ zur Schallgeschwindigkeit innerhalb des Stoffes, bzw. des Fluids, c angibt. Für Machzahlen $\mathrm{MA} > 1$ spricht man von supersonischen Strömungen, auch Überschallströmungen genannt. Bei $\mathrm{MA} < 1$ handelt es sich um subsonische Strömungen. Wenn $\mathrm{MA} < 0{,}3$ gilt, können Kompressibilitätseffekte vernachlässigt werden. Strömungen menschlicher Respiration liegen deutlich unterhalb dieser Grenze und können daher als inkompressible Strömungen angenommen werden.
Mit der Annahme der Inkompressibilität $\partial\rho/\partial t \approx 0$, $\partial\rho/\partial x \approx 0$ vereinfacht sich die Masseerhaltung zu

$$\boldsymbol{\nabla} \cdot \boldsymbol{u} = 0 \tag{2.22}$$

und fordert demnach die Divergenzfreiheit des Geschwindigkeitsfelds. Dadurch vereinfacht sich auch die Impulserhaltung zu

$$\frac{\partial \boldsymbol{u}}{\partial t} + \boldsymbol{u} \cdot \boldsymbol{\nabla} \boldsymbol{u} = -\rho^{-1} \boldsymbol{\nabla} p + \nu \Delta \boldsymbol{u}, \tag{2.23}$$

hierbei bezeichnet $\nu = \rho/\mu$ die kinematische Viskosität. In einigen Strömungssituationen stellen sich stationäre, zeitlich invariante Strömungsmuster ein. Man spricht von statischen Strömungen. Für diese kann die Annahme $\partial \boldsymbol{u}/\partial t \approx 0$ getroffen werden und die Impulserhaltung vereinfacht sich weiter zur statischen, inkompressiblen Impulserhaltung

$$\boldsymbol{u} \cdot \boldsymbol{\nabla} \boldsymbol{u} = -\rho^{-1} \boldsymbol{\nabla} p + \nu \boldsymbol{\Delta} \boldsymbol{u}. \tag{2.24}$$

Im Folgenden werden dimensionslose Größen für die Geschwindigkeit und den Druck eingeführt, indem Normalisierungen mit der mittleren Geschwindigkeit $\bar{u}$ durchgeführt werden:

$$\boldsymbol{u}^* = \frac{\boldsymbol{u}}{\bar{u}}, \quad p^* = \frac{p}{\rho \bar{u}^2}. \tag{2.25}$$

Die mit * markierten Größen bezeichnen die dimensionslosen Größen. Der dimensionslose Druck p^* wird auch als kinematischer Druck bezeichnet. Durch das Einfügen der dimensionslosen Größen in die Impulserhaltungsgleichung (2.24) und die Verwendung einer charakteristischen Länge $\bar{D}$ ergibt sich

$$\begin{aligned}
(\boldsymbol{u}^* \bar{u}) \cdot \boldsymbol{\nabla} (\boldsymbol{u}^* \bar{u}) &= -\rho^{-1} \boldsymbol{\nabla} \left(p^* \rho \bar{u}^2\right) + \nu \boldsymbol{\Delta} (\boldsymbol{u}^* \bar{u}) \\
\bar{u} \boldsymbol{u}^* \cdot \frac{\bar{u}}{\bar{D}} \boldsymbol{\nabla} \boldsymbol{u}^* &= -\frac{\bar{u}^2}{\bar{D}} \boldsymbol{\nabla} p^* + \nu \frac{\bar{u}}{\bar{D}^2} \boldsymbol{\Delta} \boldsymbol{u}^* \qquad \Big| \cdot \frac{\bar{D}}{\bar{u}^2} \\
\boldsymbol{u}^* \cdot \boldsymbol{\nabla} \boldsymbol{u}^* &= -\boldsymbol{\nabla} p^* + \frac{\nu}{\bar{D} \bar{u}} \boldsymbol{\Delta} \boldsymbol{u}^* \\
\boldsymbol{u}^* \cdot \boldsymbol{\nabla} \boldsymbol{u}^* &= -\boldsymbol{\nabla} p^* + \frac{1}{\mathrm{Re}} \boldsymbol{\Delta} \boldsymbol{u}^*.
\end{aligned} \tag{2.26}$$

Hierbei bezeichnet

$$\mathrm{Re} = \frac{\bar{u} \bar{D}}{\nu} = \frac{\bar{u} \bar{D} \rho}{\mu} \tag{2.27}$$

die Reynoldszahl, eine dimensionslose Kennzahl für strömende Fluide. Wie in Gleichung (2.26) ersichtlich ist, lässt sich die Impulserhaltung für Fluide ausschließlich durch dimensionslose physikalische Größen darstellen. Ebenso kann mit der Masseerhaltung verfahren werden, um

$$\boldsymbol{\nabla} \cdot \boldsymbol{u}^* = 0 \tag{2.28}$$

zu erhalten. Dies verdeutlicht die Bedeutung der Reynoldszahl als Kenngröße für Strömungen. Statische Strömungssituationen mit gleichen Reynoldszahlen verhalten sich gleich, das heißt, sie bilden die selben Strömungsmuster aus und die normalisierten Druck- und Geschwindigkeitsfelder stimmen überein. Dies bietet insbesondere bei experimentellen Strömungsuntersuchungen Vorteile. So können Versuche beispielsweise an verkleinerten oder vergrößerten Objekten durchgeführt werden, wenn über das Anpassen der Geschwindigkeit auf ein Gleichbleiben der Reynoldszahl geachtet wird. Dies ermöglicht Untersuchungen an kleinen Flugzeugmodellen zur Vorhersage des späteren Flugverhaltens. Es können zudem Messungen mit einem anderen Fluid durchgeführt werden, die Viskositätsveränderung kann dann ebenfalls wieder über Geschwindigkeits- oder Dimensionsanpassung des Modells erfolgen.

Die charakteristische Länge $\bar{D}$ ist von dem betrachteten Untersuchungsobjekt abhängig. Bei Tragflügeln wird als charakteristische Länge in der Regel die Profilsehne, also die Verbindungslinie zwischen Profilnase und Hinterkante gewählt. Für Röhren mit kreisförmigem Querschnitt entspricht die charakteristische Länge dem Durchmesser. Für Röhren mit einem nicht-kreisförmigen Querschnitt wird als Alternative der hydraulische Durchmesser

$$D_{\text{hyd}} = \frac{4A}{C} \tag{2.29}$$

verwendet, hierbei bezeichnet A die Querschnittsfläche und C den Umfang der Querschnittsfläche.

Die Reynoldszahl dient oftmals einer weiteren Typisierung der Strömung hinsichtlich ihrer Turbulenz. Der Namensgeber, Osborne Reynolds, führte Untersuchungen zur Innenströmung in geradlinigen Röhren mit kreisförmigem Querschnitt unter Verwendung von Farbinjektionen durch [76]. Je nach Strömungsgeschwindigkeit stellte Reynolds unterschiedliche Vermischungseigenschaften der injizierten Farbe mit dem strömenden Medium fest, diese sind in Abbildung 2.4 dargestellt. Bei kleineren Geschwindigkei-

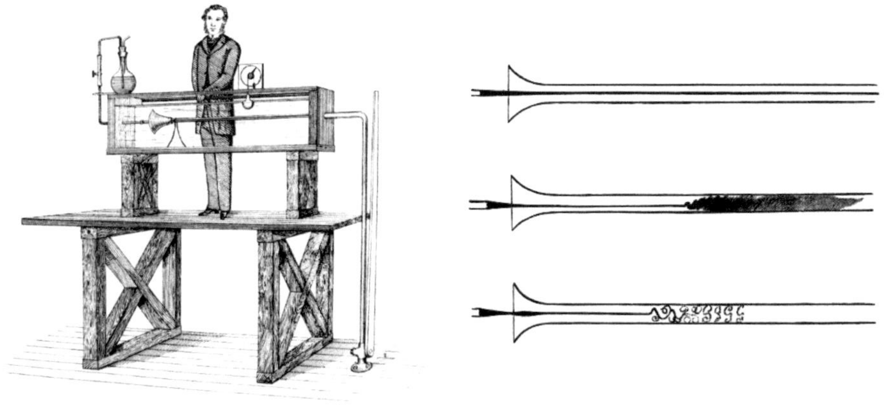

Abbildung 2.4.: Die Darstellung zeigt den experimentellen Aufbau (links) von Reynolds und drei verschiedene Flüssigkeitszustände: ein laminarer Zustand (oben), in diesem fließt die injizierte Farbe geradlinig durch die Röhre, ein Transitionszustand (Mitte), in welchem ab einem Punkt eine deutliche Durchmischung der Farbe mit der umgebenden Flüssigkeit auftritt und einen turbulenten Zustand (unten), in welchem die Farbe turbulente Wirbel aufzeigt [76].

ten findet wenig Durchmischung statt und die Flüssigkeitsschichten fließen parallel zueinander. Man nennt diesen Zustand laminar (lat. *lamina* „Platte"). Bei höheren Geschwindigkeiten und damit dem Erreichen eines kritischen Werts Re_{krit} wird die laminare Strömung instabil gegenüber kleinen Störungen und der Anteil von Querströmungen nimmt zu, die Durchmischung wird erhöht. Der kritische Umschwenkpunkt Re_{krit} ist modellabhängig. Reynolds bestimmte ihn in seinen Röhren-Experimenten auf $\text{Re}_{\text{krit}} = 2\,320$. Der Umschwenkpunkt hängt aber auch von der Stärke der Störungen in

der Strömung ab. Kerswell et al. [45] berichtet für Röhren mit kreisförmigen Querschnitt kritische Umschwenkpunkte im Bereich $1\,760 \leq \mathrm{Re}_{\mathrm{krit}} \leq 2\,300$ in Abhängigkeit des Störungslevels. Oftmals wird der Bereich $\mathrm{Re} < 2\,300$ als laminar angenommen, im Bereich $2\,300 < \mathrm{Re} \leq 4\,000$ wird die Transition erwartet und der Bereich $\mathrm{Re} > 4\,000$ wird als turbulent bezeichnet [97].
Es gibt keine klare Definition für Turbulenz, stattdessen wird dieses Phänomen über seine Eigenschaften charakterisiert [91]. Turbulenz ist durch sechs Charakteristika gekennzeichnet:

Irregularität: Turbulente Strömungen sind irregulär und chaotisch. Sie agieren auf einem breiten Skalenbereich (Wirbelgrößen), wobei die größten Strukturen in der Größenordnung des Strömungsmodells liegen. Die kleinsten Strukturen können aber viele Größenordnungen kleiner sein. Obwohl Turbulenz ein chaotischer Prozess ist, wird er durch die deterministischen Navier-Stokes-Gleichungen hinreichend gut beschrieben.

Diffusivität: In turbulenten Strömungen erhöht sich die Diffusivität, das heißt die Durchmischung nimmt zu. Der Impulsaustausch innerhalb des strömenden Mediums wird größer.

Große Reynoldszahlen: Turbulentes Verhalten zeigen Strömungen mit hohen Reynoldszahlen. Ab einem kritischen Punkt treten turbulente Charakteristika stärker hervor.

Drei-Dimensionalität: Turbulente Strömungen agieren immer in allen drei Raumrichtungen.

Dissipation: Turbulente Strömungen sind dissipativ. Kinetische Energie wird über einen kaskadischen Prozess von größeren zu kleineren Wirbelstrukturen transportiert und in den kleinsten Wirbeln über viskose Spannungen in interne Energie umgewandelt.

Kontinuum: Obwohl auch sehr kleine Wirbelstrukturen in turbulenten Strömungen präsent sein können, liegen auch die kleinsten Wirbelstrukturen weit oberhalb molekularer Domänen. Auch Fluide in turbulenten Strömungen können daher als Kontinuum betrachtet werden.

Zur Abschätzung der kleinsten Wirbelstrukturen in turbulenten Strömungen bestimmte Kolmogorov die nach ihm benannten Größenordnungen für Raum und Zeit [72]

$$\eta_{\mathrm{kol}} = \left(\frac{\nu^3 \bar{D}}{\bar{u}^3}\right)^{1/4} \tag{2.30}$$

$$\tau_{\mathrm{kol}} = \left(\frac{\nu \bar{D}}{\bar{u}^3}\right)^{1/2} . \tag{2.31}$$

Ein besonderes Phänomen stellt die Strömung an Wänden in turbulenten Gebieten dar. Durch die Viskosität überträgt ein Fluid Impuls auf die Wand. Die Wandschubspannung für Newtonsche Fluide

$$\tau_W = \mu \frac{\partial u_{\parallel}}{\partial y}\bigg|_{y=0} \tag{2.32}$$

ist die Schubspannung auf die Wand, die aus der Kraft des vorbeifließenden Mediums resultiert. Hierbei bezeichnet y den absoluten Abstand zur Wand und $u_{\parallel}$ die Geschwindigkeit parallel zur Wand. Die Wandschubspannung bekommt insbesondere Bedeutung, wenn Wände durch vorbeifließende Fluide verformt oder beschädigt werden können. So dient sie beispielsweise als Indikator für die Bildung und Ruptur von Aneurysmen [42, 60, 82]. Über die Wandschubspannung lässt sich die Schubspannungsgeschwindigkeit

$$\hat{u} = \sqrt{\frac{\tau_W}{\rho}} \tag{2.33}$$

definieren, mit welcher wiederum dimensionslose Größen für die Geschwindigkeit

$$u^+ = \frac{u}{\hat{u}} \tag{2.34}$$

und die Wanddistanz

$$y^+ = \frac{y\hat{u}}{\nu} \tag{2.35}$$

betrachtet werden können. Die Wanddistanz y^+ kann als eine Art lokale Reynoldszahl in Wandnähe interpretiert werden. Prandtl [73] postulierte, dass es für große Reynoldszahlen in unmittelbare Nähe zu einer Wand eine innere Schicht geben müsse, in welcher das Geschwindigkeitsprofil nur durch viskose Kräfte bestimmt ist. Diese Schicht wird als viskose Unterschicht bezeichnet, hier gilt die Beziehung

$$u^+ = y^+. \tag{2.36}$$

In größerer Distanz zur Wand gleicht die Geschwindigkeit einem logarithmischen Verlauf, dies wird als logarithmisches Wandgesetz (engl.: *log-law of the wall*) bezeichnet [94]. Mit der Von-Kármán-Konstante κ gilt hier die Beziehung

$$u^+ = \frac{1}{\kappa}\ln(y^+) + B. \tag{2.37}$$

Es gibt in der Literatur leichte Variationen der Konstanten κ und B des logarithmischen Wandgesetzes, diese weichen um maximal 5 % von den Werten

$$\kappa = 0{,}41 \qquad \text{und} \qquad B = 5{,}2 \tag{2.38}$$

ab. Die Annäherung der viskosen Unterschicht mit dem linearen Verlauf kann für dimensionslose Wanddistanzen von $y^+ < 5$ angenommen werden. Die Approximation des logarithmischen Verlaufs ist für $y^+ > 30$ adäquat [72]. Dies ist auch in Abbildung 2.5

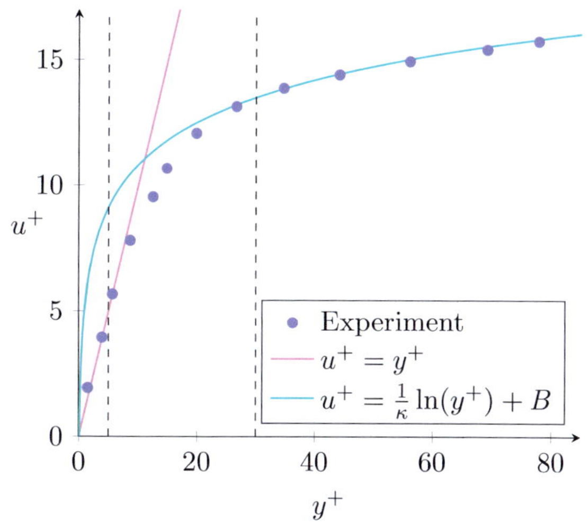

Abbildung 2.5.: Die Darstellung zeigt den Zusammenhang zwischen der normalisierten Geschwindigkeit u^+ und dem normalisierten Wandabstand y^+. Experimentelle Werte von Kim et al. [46] sind den theoretischen Verläufen des linearen und des logarithmischen Anstiegs gegenübergestellt.

veranschaulicht. Es ergibt sich demnach die Unterteilung des Geschwindigkeitsprofils

Tabelle 2.1.: Darstellung der verschiedenen Wandschichten

Region	Ort	Anmerkung
Viskose Unterschicht	$y^+ < 5$	Das Geschwindigkeitsprofil wird durch viskose Reibung bestimmt.
Puffer-Schicht	$5 < y^+ < 30$	Die Region zwischen linearem und logarithmischem Verlauf.
Logarithmische Grenzschicht	$y^+ > 30$	Das logarithmische Wandgesetz gilt.

in Wandnähe in drei Abschnitte, wie sie in Tabelle 2.1 dargestellt sind.
Um das Nahwandprofil realistisch darstellen zu können, sind je nach verwendeter Turbulenzmodellierung besondere Anforderungen an das Gitter in Randnähe zu erfüllen. Im folgenden Abschnitt werden verschiedene Turbulenzmodelle eingeführt.

2.3 Turbulenzmodellierung

Turbulenz ist ein allgegenwärtiges Phänomen, das für die numerische Strömungsmechanik Schwierigkeiten birgt. Turbulente Fluktuationen können in unterschiedlichen Skalenbereichen sowohl zeitlich als auch räumlich auftreten. Um das Strömungsgeschehen adäquat darstellen zu können, werden daher sehr hohe Anforderungen

an die räumliche und zeitliche Diskretisierung gestellt. Diese sind mit den heutigen technischen Möglichkeiten kaum oder gar nicht zu erfüllen.
Die Turbulenzmodellierung zielt darauf ab, den Einfluss turbulenter Fluktuationen in einem gewissen Ausmaß zu modellieren, anstatt einzelne Fluktuationen aufzulösen. Im Gegensatz dazu steht die direkte numerische Simulation (DNS), welche mit hoher zeitlicher und räumlicher Feinheit das gesamte Strömungsgeschehen darstellt.
Die am weitesten verbreiteten Turbulenzmodellierungstechniken basieren auf einem statistischen Ansatz, welchen Reynolds 1895 einführte [77]. In dieser Theorie werden turbulente Fluktuationen durch zeitliche Mittelung aus den Gleichungen entfernt und über turbulente Kenngrößen, wie die turbulente kinetische Energie, modelliert. Diese Klasse der Turbulenzmodellierungen wird als Reynolds gemittelte Navier-Stokes-Gleichungen (engl.: *Reynolds Averaged Navier Stokes*, RANS) bezeichnet.
Ein anderer Ansatz verwendet statt der zeitlichen Mittelung eine räumliche Filterung, um die Größe der aufzulösenden Wirbel auf ein Mindestmaß einzuschränken. Da sie somit größere Wirbel aufzulösen vermag, wird diese Technik als Große-Wirbel-Simulation (engl.: *Large Eddy Simulation*, LES) bezeichnet. Im Folgenden ist zunächst die RANS-Methodik und dann das LES-Verfahren beschrieben.

2.3.1 RANS-Modellierung

Die Geschwindigkeit wird in der RANS-Modellierung als Komposition einer mittleren Geschwindigkeit

$$\bar{\boldsymbol{u}}(\boldsymbol{x}) = \lim_{T\to\infty} \frac{1}{T} \int_{t}^{t+T} \boldsymbol{u}(\boldsymbol{x}, t)\,\mathrm{d}t \tag{2.39}$$

und einen fluktuierenden Anteil $\boldsymbol{u}'$ durch

$$\boldsymbol{u}(\boldsymbol{x}, t) = \bar{\boldsymbol{u}}(\boldsymbol{x}) + \boldsymbol{u}'(\boldsymbol{x}, t) \tag{2.40}$$

dargestellt. Die zeitliche Mittelung der Navier-Stokes-Gleichungen (2.20) liefert mit den Näherungen

$$\overline{\frac{\partial \rho}{\partial t}} \approx \frac{\partial \bar{\rho}}{\partial t} \quad \text{und} \quad \overline{\frac{\partial \boldsymbol{u}}{\partial t}} \approx \frac{\partial \bar{\boldsymbol{u}}}{\partial t} \tag{2.41}$$

die gemittelten Navier-Stokes-Gleichungen

$$\begin{aligned} \frac{\partial \bar{\rho}}{\partial t} + \nabla \cdot (\bar{\rho}\bar{\boldsymbol{u}}) &= 0 \\ \frac{\partial (\bar{\rho}\bar{\boldsymbol{u}})}{\partial t} + \nabla \cdot \left(\bar{\rho}\,\overline{\boldsymbol{u} \otimes \boldsymbol{u}}\right) &= -\nabla \bar{p} + \nabla \cdot \left[\bar{\mu}\left(\nabla \bar{\boldsymbol{u}} + (\nabla \bar{\boldsymbol{u}})^T\right) - \frac{2}{3}\bar{\mu}\,(\nabla \cdot \bar{\boldsymbol{u}})\,\mathbf{I}\right], \end{aligned} \tag{2.42}$$

wobei der Operator $\otimes$ das dyadische Produkt[2] bezeichnet. Dies gleicht den ursprünglichen Navier-Stokes-Gleichungen mit dem Ersatz der Variablen durch ihr gemitteltes Gegenstück, welche durch einen Überstrich markiert werden. Es gibt aber einen entscheidenden Unterschied: die Korrelation der Geschwindigkeit im Konvektionsterm

$$\begin{aligned}\overline{\boldsymbol{u} \otimes \boldsymbol{u}} &= \overline{(\bar{\boldsymbol{u}} + \boldsymbol{u}') \otimes (\bar{\boldsymbol{u}} + \boldsymbol{u}')} \\ &= \overline{\bar{\boldsymbol{u}} \otimes \bar{\boldsymbol{u}}} + \overline{\bar{\boldsymbol{u}} \otimes \boldsymbol{u}'} + \overline{\boldsymbol{u}' \otimes \bar{\boldsymbol{u}}} + \overline{\boldsymbol{u}' \otimes \boldsymbol{u}'} \\ &= \bar{\boldsymbol{u}} \otimes \bar{\boldsymbol{u}} + \overline{\boldsymbol{u}' \otimes \boldsymbol{u}'}.\end{aligned} \tag{2.43}$$

In dieser Betrachtung wird verwendet, dass durch die zeitliche Mittelung die Geschwindigkeit $\bar{\boldsymbol{u}}$ zeitunabhängig ist, ebenso wie das dyadische Produkt dieser Variable mit sich selbst und daher für die Autokorrelation $\overline{\bar{\boldsymbol{u}} \otimes \bar{\boldsymbol{u}}} = \bar{\boldsymbol{u}} \otimes \bar{\boldsymbol{u}}$ gilt.
Die zufälligen, turbulenten Fluktuationen heben sich im zeitlichen Mittel gegeneinander auf, sodass die zeitliche Mittelung über die turbulenten Fluktuationen null entspricht, $\overline{\boldsymbol{u}'} = 0$. Dies gilt auch, wenn sie mit dem zeitlich invarianten Mittelwert $\bar{\boldsymbol{u}}$ multipliziert werden, also folgt für die Kreuzkorrelation $\overline{\bar{\boldsymbol{u}} \otimes \boldsymbol{u}'} = 0$. Das heißt, es besteht keine Korrelation zwischen den zufälligen Fluktuationen und dem zeitinvarianten Mittelwert der Geschwindigkeit.
Im Gegensatz dazu kann aber eine Autokorrelation der turbulenten Fluktuationen mit sich selbst nicht ausgeschlossen werden und es gilt im Allgemeinen $\overline{\boldsymbol{u}' \otimes \boldsymbol{u}'} \neq 0$.
Die Autokorrelation des Geschwindigkeitsfelds $\overline{\boldsymbol{u} \otimes \boldsymbol{u}}$ setzt sich daher aus dem dyadischen Produkt der mittleren Geschwindigkeit $\bar{\boldsymbol{u}} \otimes \bar{\boldsymbol{u}}$ und der Autokorrelation der turbulenten Fluktuationen $\overline{\boldsymbol{u}' \otimes \boldsymbol{u}'}$ zusammen. Daher enthält die Impulserhaltung in den Reynolds-gemittelten Navier-Stokes-Gleichungen ebenfalls die Autokorrelation der turbulenten Fluktuationen:

$$\frac{\partial(\bar{\rho}\bar{\boldsymbol{u}})}{\partial t} + \nabla \cdot \left(\bar{\rho}\, \bar{\boldsymbol{u}} \otimes \bar{\boldsymbol{u}} + \bar{\rho}\, \overline{\boldsymbol{u}' \otimes \boldsymbol{u}'}\right) = -\nabla \bar{p} + \nabla \cdot \left[\bar{\mu}\left(\nabla \bar{\boldsymbol{u}} + (\nabla \bar{\boldsymbol{u}})^T\right) - \frac{2}{3}\bar{\mu}\,(\nabla \cdot \bar{\boldsymbol{u}})\,\mathbf{I}\right]. \tag{2.44}$$

Der Term $\tau = \bar{\rho}\, \overline{\boldsymbol{u}' \otimes \boldsymbol{u}'}$ wird auch als Reynoldsspannung bezeichnet.
Mit diesem Term enthalten die Gleichungen sechs neue Unbekannte, ohne dass zusätzliche Gleichungen eingeführt wurden. Diese Prozedur ist daher durch ein unterbestimmtes Problem gekennzeichnet. Dies bildet den Startpunkt für eine Vielzahl an Turbulenzmodellen, welche die unbekannten Reynoldsspannungen zu approximieren versuchen. Je nach Anzahl der zusätzlichen Differentialgleichungen, welche aus Modellierungsaspekten eingeführt werden, können verschiedene Klassen von Turbulenzmodellen unterschieden werden. Die einfachste Klasse der Nullgleichungsmodelle zielt auf die Approximation durch algebraische Gleichungen ab, welche in der Regel aus Experimenten motiviert werden. Ein großer Nachteil dieser Modelle ist, dass sie die Wirkungsgeschichte der Turbulenzen nicht berücksichtigen und die Turbulenzen

[2] $(\boldsymbol{u} \otimes \boldsymbol{w})_{ij} = \boldsymbol{u}_i \boldsymbol{w}_j$: dyadisches Produkt zweier Vektoren $\boldsymbol{u}, \boldsymbol{w}$. Es gilt: $\boldsymbol{u} \cdot \nabla \boldsymbol{u} = (\boldsymbol{u} \cdot \nabla)\boldsymbol{u} = \nabla \cdot (\boldsymbol{u} \otimes \boldsymbol{u})$.

am Entstehungsort bereits dissipieren. In Eingleichungsmodellen wird eine zusätzliche partielle Differentialgleichung eingeführt, welche den Transport der turbulenten Geschwindigkeit (häufig in Form der turbulenten kinetischen Energie) modelliert. In Zweigleichungsmodellen wird zusätzlich zu dieser Differentialgleichung noch eine weitere Differentialgleichung für den Transport turbulenter Längen- oder Zeitmaße eingesetzt.

Im Rahmen dieser Arbeit wird die Klasse der am meisten vertretenen RANS-Turbulenzmodelle, die Klasse der Zweigleichungsmodelle, verwendet. Diese Modelle gehen von der Boussinesq-Approximation zur turbulenten Viskosität aus. Dabei handelt es sich um eine Näherung, die von Boussinesq in 1877 beschrieben wurde, in welcher die Reynoldsspannungen mit einer turbulenten Viskosität μ_τ (engl.: *eddy viscosity*) durch

$$\bar{\rho}\,\overline{\boldsymbol{u}' \otimes \boldsymbol{u}'} = \mu_\tau \left[\left(\nabla\bar{\boldsymbol{u}} + (\nabla\bar{\boldsymbol{u}})^T\right) - \frac{2}{3}(\nabla\cdot\bar{\boldsymbol{u}})\,\mathbf{I}\right] + \frac{2}{3}\bar{\rho}k\mathbf{I} \tag{2.45}$$

approximiert werden [6]. Hierbei bezeichnet

$$k = \frac{1}{2}|\bar{\boldsymbol{u}}|^2 \tag{2.46}$$

die turbulente kinetische Energie, also die mittlere kinetische Energie der turbulenten Verwirbelungen. Anders dargestellt wird demnach der spurfreie Reynoldsspannungstensor $\bar{\rho}\,\overline{\boldsymbol{u}' \otimes \boldsymbol{u}'} - 2/3\bar{\rho}k\mathbf{I}$ in eine lineare Relation zu der mittleren Diffusionsspannung gesetzt. Ähnlich der Reibung zwischen Festkörpern vergrößert die Viskosität den Widerstand gegen Bewegungen zwischen Fluidschichten und dissipiert Bewegungsenergie in innere Energie (Wärme). In turbulenten Strukturen wird kinetische Energie über einen kaskadischen Prozess von größeren auf kleinere Wirbel übertragen und in den kleinsten Strukturen über viskose Spannungen zu innerer Energie dissipiert. Die Boussinesq-Approximation modelliert den Effekt der Turbulenz als lokale Erhöhung der Viskosität um die turbulente Viskosität μ_τ. Dies bewirkt eine lokale Steigerung der Diffusion, welches die angepasste Darstellung der RANS-Impulserhaltung mit Boussinesq-Approximation verdeutlicht:

$$\frac{\partial(\bar{\rho}\bar{\boldsymbol{u}})}{\partial t} + \nabla\cdot(\bar{\rho}\,\bar{\boldsymbol{u}} \otimes \bar{\boldsymbol{u}}) = -\nabla\bar{p} + \nabla\cdot(\bar{\mu} + \mu_\tau)\left[\left(\nabla\bar{\boldsymbol{u}} + (\nabla\bar{\boldsymbol{u}})^T\right) - \frac{2}{3}(\nabla\cdot\bar{\boldsymbol{u}})\,\mathbf{I}\right]. \tag{2.47}$$

Tatsächlich entstammen die Reynoldsspannungen aber der Mittelung des nicht-linearen Advektionsanteils und werden bei der Boussinesq-Approximation durch lineare Diffusionsterme ersetzt. Die Addition zusätzlicher Diffusionsterme kann zur Erhöhung der Dissipativität der Gleichungen führen. Aus numerischer Sicht begünstigt dies, das Konvergieren von numerischen Simulationen, wirkt sich allerdings negativ auf die Vorhersage der Transition von laminaren zu turbulenten Strömungen aus, da aufkeimende Turbulenzen dissipativ unterdrückt werden.

Die Boussinesq-Approximation bildet eine lineare Beziehung zwischen dem Reynolds-

spannungstensor und dem gemittelten Geschwindigkeitstensor.
Man kann den Geschwindigkeitstensor in einen symmetrischen[3] $(\nabla\bar{\boldsymbol{u}})^s$ und einen antisymmetrischen Term $(\nabla\bar{\boldsymbol{u}})^a$ aufteilen:

$$\nabla\bar{\boldsymbol{u}} = (\nabla\bar{\boldsymbol{u}})^s + (\nabla\bar{\boldsymbol{u}})^a = \frac{1}{2}\left(\nabla\bar{\boldsymbol{u}} + (\nabla\bar{\boldsymbol{u}})^T\right) + \frac{1}{2}\left(\nabla\bar{\boldsymbol{u}} - (\nabla\bar{\boldsymbol{u}})^T\right). \tag{2.48}$$

Dadurch wird deutlich, dass nur der symmetrische Anteil in den Modellierungsgleichungen (2.47) Berücksichtigung findet. Der antisymmetrische Term beschreibt die Geschwindigkeitsveränderung aufgrund von Rotationen. Als Konsequenz haben diese RANS-Approximationen Schwierigkeiten bei der Darstellung rotierender Systeme, zentrifugaler Kräfte, stark kurvigen Geometrien und Strömungsabrissen [72].
Es gibt eine Vielzahl von Zweigleichungsmodellen, welche sich in den modellierten Parametern und den Darstellungen der Gleichungen unterscheiden. Zu den bekanntesten und im Ingenieursbereich weit verbreiteten Modellen gehören Varianten der k-ϵ- und k-ω-Turbulenzmodelle [97].
In beiden Modellen wird eine partielle Differentialgleichung hinzugefügt, welche den Transport der turbulenten kinetischen Energie k modelliert. Die exakte Transportgleichung kann aus den Navier-Stokes-Gleichungen hergeleitet werden und ist durch

$$\frac{\mathrm{d}k}{\mathrm{d}t} = \frac{\partial k}{\partial t} + \bar{\boldsymbol{u}} \cdot \nabla k = -\nabla \cdot \boldsymbol{T} + \boldsymbol{P} - \epsilon \tag{2.49}$$

gegeben. Hierbei bezeichnet

$$\boldsymbol{T} = \nu\nabla k - \frac{1}{2}\overline{\boldsymbol{u}'(\boldsymbol{u}' \otimes \boldsymbol{u}')} - \frac{1}{\rho}\overline{p'\boldsymbol{u}'} \tag{2.50}$$

den Fluss und

$$\boldsymbol{P} = (\bar{\boldsymbol{u}} \cdot \bar{\boldsymbol{u}})(\nabla \cdot \bar{\boldsymbol{u}}) \tag{2.51}$$

den Produktions- bzw. Quellterm von k. Die Dissipationsrate

$$\epsilon = \nu(\overline{\nabla\boldsymbol{u}' \cdot \boldsymbol{u}'}) \tag{2.52}$$

bemisst die Rate der Umwandlung kinetischer Energie in innere Energie. Die Terme $\frac{\mathrm{d}k}{\mathrm{d}t}$ und $\boldsymbol{P}$ liegen in geschlossener Form vor, das heißt, sie werden ausschließlich durch die Lösungsvariablen $\bar{\boldsymbol{u}}$ und k beschrieben. Der Flussterm $\boldsymbol{T}$ allerdings enthält weitere Unbekannte, welche auch durch den erweiterten Satz partieller Differentialgleichungen nicht abgedeckt werden. Der Fluss von k wird daher durch eine Gradienten-Diffusionshypothese

$$\boldsymbol{T} = -\frac{\bar{\rho}\mu_\tau}{\sigma_k}\nabla k \tag{2.53}$$

[3] Ein Tensor T heißt *symmetrisch*, wenn bei Indexvertauschung $T_{ij} = T_{ji}$ gilt und *antisymmetrisch*, wenn dabei ein Vorzeichenwechsel auftritt: $T_{ij} = -T_{ji}$

modelliert. Die Konstante σ_k wird als turbulente Prandtl-Zahl bezeichnet und im Kontext von RANS-Modellierungen als $\sigma_k = 1.0$ verwendet [72]. Es wird demnach die physikalisch motivierte Annahme getroffen, dass sich ein Fluss von k entlang des Gradientenabstiegs ausbildet.
Die zweite Differentialgleichung in Zweigleichungsmodellen stellt ebenfalls eine Transportgleichung eines turbulenten Parameters dar. Üblicherweise wird die turbulente Dissipation ϵ oder die spezifische Dissipationsrate $\omega = k/\epsilon$ gewählt.
Im Gegensatz zur k-Transportgleichung basiert die ϵ-Gleichung nicht auf einer exakten physikalischen Gleichung, sondern ist rein empirisch [72]. Sie ist durch

$$\frac{\mathrm{d}\epsilon}{\mathrm{d}t} = \nabla \cdot \left(\frac{\bar{\rho}\mu_\tau}{\sigma_\epsilon}\right) + C_{\epsilon 1}\frac{P\epsilon}{k} - C_{\epsilon 2}\frac{\epsilon^2}{k} \tag{2.54}$$

gegeben. Die turbulente Viskosität wird mit

$$\mu_\tau = C_\mu \frac{k^2}{\epsilon\bar{\rho}} \tag{2.55}$$

abgeschätzt.
Mit den empirisch nach Launder und Spalding [50] bestimmtem Koeffizienten

$$C_\mu = 0{,}09,\ C_{\epsilon 1} = 1{,}44,\ C_{\epsilon 2} = 1{,}92,\ \sigma_\epsilon = 1{,}3 \tag{2.56}$$

wird dieses Verfahren als Standard-k-ϵ-Modell bezeichnet. Die empirische Bestimmung der Konstanten erfolgt durch Anwenden des Modells auf einfache, fundamentale Strömungssituationen, wie zum Beispiel Kanal- oder Röhrenströmungen.
Das Vorhandensein von Wänden hat einen deutlichen Einfluss auf die Strömung. Resultierende Effekte sind maßgeblich durch die lokale Reduktion der Reynoldszahl bestimmt. Die Reynoldszahl tendiert zu null bei Annäherung an Wände, da die Geschwindigkeit des fließenden Mediums an der Wand auch null entspricht. Die Strömungssituation in Wandnähe ist daher eine entscheidend andere als in größerer Entfernung zu begrenzenden Wänden. Die empirische Modellierung, welche für weite Bereiche turbulenter Strömungen, also großen Reynoldszahlen, durchgeführt wurde, limitiert daher die Vorhersagegenauigkeit im Randbereich. Für eine bessere Darstellung der wandnahen Geschwindigkeitsprofile sind Anpassungen der Modellierungsgleichungen erforderlich. Eine mögliche Herangehensweise ist die Begrenzung der Berechnungsdomäne auf den völlig turbulenten Bereich. Die Modellierung der wandnahen Schichten wird aus der Betrachtung ausgeschlossen und durch sogenannte Wandfunktionen modelliert. Die Grundlage für die Wandfunktionen stellt dabei der logarithmische Verlauf des Geschwindigkeitsprofils in Wandnähe dar, siehe Abschnitt 2.2. Es muss dabei als wanddichtester Berechnungspunkt, ein Punkt in der logarithmischen Grenzschicht gewählt werden, also $y^+ > 30$. Nach oben wird der erste Gitterpunkt in der Regel mit $y^+ < 300$ abgegrenzt, um eine

Position innerhalb der logarithmischen Grenzschicht zu gewährleisten. Für diesen ersten Gitterpunkt wird das Geschwindigkeitsfeld über den Abstand zur Wand aus dem logarithmischen Gesetz analytisch berechnet. Die Verwendung von Wandfunktionen hat insbesondere Vorteile in stark turbulenten Regionen, hier ist die Wandschicht sehr schmal. Im Rahmen von Atemsimulationen handelt es sich aber um den Übergangsbereich zwischen laminarer zu turbulenter Strömung, also moderaten Reynoldszahlen. Die Wandschichten sind daher stärker ausgeprägt als für hohe Reynoldszahlen und stark turbulente Strömungssituationen. Das Platzieren des ersten Gitterpunktes in einer Distanz $y^+ \approx 30$ zur Wand würde einen verhältnismäßig großen räumlichen Abstand zur Wand bedeuten und keine adäquate Repräsentation der komplexen Wandstruktur erlauben. Des Weiteren sind im Rahmen von Atemwegsverformungen die aerodynamischen Kräfte auf die Außenwände von besonderem Interesse, eine möglichst genaue Auflösung der Wandschichten bis in die viskose Unterschicht ist daher wünschenswert. Auf die im Ingenieursbereich weit verbreitete Anwendung von Wandfunktionen wird daher im Rahmen dieser Arbeit nicht genauer eingegangen.

Eine andere Möglichkeit zur Berücksichtigung der wandnahen Effekte stellt die Anpassung der modellierenden Gleichungen mit Hinblick auf die Wanddistanz dar. Turbulenzmodelle, welche ihre Modellierungsgleichungen zur Auflösung aller Wandschichten anpassen, werden auch als Kleine-Reynoldszahl-Modelle (engl.: *low Reynolds number models*) bezeichnet. Die Bezeichnung bezieht sich auf die kleinen Reynoldszahlen in Wandnähe und nicht auf kleine oder moderate Reynoldszahlen in der Gesamtströmung. Um eine adäquate Auflösung der Wandschichten zu ermöglichen, ist für diese Modelle die Platzierung mehrerer Gitterpunkte in der viskosen Unterschicht, $y^+ < 5$ notwendig. Im Allgemeinem wird daher empfohlen, den ersten Gitterpunkt bei $y^+ \approx 1$ zu platzieren. Ein weit verbreitetes Modell, welches auch im Rahmen dieser Arbeit Anwendung findet, stellt das Launder-Sharma-k-ϵ-Modell (LSKE) dar [49]. Dieses Modell löst nach einer modifizierten, wandabhängigen Dissipation $\tilde{\epsilon}$. Außerdem integriert es Dämpfungsfunktionen f und f_μ, welche in der Berechnung der turbulenten Viskosität und der Dissipation Wandeffekte berücksichtigen. Die Modellierungsgleichungen für die turbulente Viskosität und die modifizierte Dissipation lauten

$$\begin{aligned}\frac{\mathrm{d}\tilde{\epsilon}}{\mathrm{d}t} &= \nabla \cdot \left(\frac{\bar{\rho}\mu_\tau}{\sigma_\epsilon}\right) + C_{\epsilon 1}\frac{P\tilde{\epsilon}}{k} - C_{\epsilon 2} f \frac{\tilde{\epsilon}^2}{k} + E \\ \mu_\tau &= C_\mu f_\mu \frac{k^2}{\epsilon\bar{\rho}} \\ \epsilon &= \tilde{\epsilon} + D, \end{aligned} \tag{2.57}$$

mit

$$\begin{aligned} f_\mu &= e^{\left(\frac{-3,4}{(1+R_T/50)^2}\right)} \\ f &= 1 - 0,3e^{-R_T^2} \\ D &= 2\bar{\mu}\left(\frac{\partial\sqrt{k}}{\partial y}\right)^2 \\ E &= 2\bar{\mu}\frac{\mu_\tau}{\bar{\rho}}\left(\frac{\partial^2\bar{u}}{\partial y^2}\right)^2 \\ R_T &= \frac{k^2}{\bar{\rho}\bar{\mu}\tilde{\epsilon}}. \end{aligned} \tag{2.58}$$

Die zusätzlichen Quellterme E und D sind dergestalt, dass sie nur in Wandnähe aktiv sind und mit größerer Distanz zur Wand gegen null tendieren, sodass:

$$\left.\begin{aligned} \lim_{y\to\infty} D \longrightarrow 0 \\ \lim_{y\to\infty} E \longrightarrow 0 \end{aligned}\right\} \Rightarrow \tilde{\epsilon} \longrightarrow \epsilon. \tag{2.59}$$

Ein weiteres Zweigleichungsmodell der RANS-Turbulenzmodellierung findet häufig Verwendung, welches statt der Dissipation die spezifische Dissipationsrate $\omega \equiv \epsilon/k$ als zweite Modellierungsgleichung verwendet. Neben der Transportgleichung für k (2.49) und der turbulenten Viskosität (2.55), verwendet das Standard-k-ω-Turbulenzmodell nach Wilcox [97] die Modellierungsgleichung

$$\frac{\mathrm{d}\omega}{\mathrm{d}t} = \nabla \cdot \left(\frac{\bar{\rho}\mu_\tau}{\sigma_\omega}\nabla\omega\right) + C_{\omega 1}\frac{P\omega}{k} - C_{\omega 2}\omega^2 \tag{2.60}$$

mit

$$C_{\omega 1} = \frac{5}{9},\ C_{\omega 2} = 0,075,\ \sigma_\omega = 2. \tag{2.61}$$

Die Umformung der ϵ-Transportgleichung des Standard-k-ϵ-Modells nach ω würde mit den Näherungen $\sigma_k \approx \sigma_\epsilon \approx \sigma_\omega$, $C_{\omega 1} \approx 1 - C_{\epsilon 1}$, $C_{\omega 2} \approx 1 - C_{\epsilon 2}$

$$\frac{\mathrm{d}\omega}{\mathrm{d}t} = \nabla \cdot \left(\frac{\bar{\rho}\mu_\tau}{\sigma_\omega}\nabla\omega\right) + C_{\omega 1}\frac{P\omega}{k} - C_{\omega 2}\omega^2 + \frac{2\bar{\rho}\mu_\tau}{\sigma_\omega k}\nabla\omega \cdot \nabla k \tag{2.62}$$

liefern und weicht damit von (2.60) um den finalen Term ab. Für homogene Turbulenz ist $\nabla\omega \parallel \nabla k$ und die Modellierungen sind identisch, dies gilt aber nicht für inhomogene Turbulenz, wie sie in Randbereichen vorherrscht. Dadurch erzielt dieses Modell in wandbegrenzten Strömungen bessere Resultate im Nahwandbereich und kann auch ohne Wandadaption zum Einsatz kommen [97]. Allerdings zeigen die Simulationsergebnisse eine starke Sensitivität bezüglich des als Randbedingung vorgeschriebenen Einströmwertes für ω [97]. Da die Randbedingungen der turbulenten Parameter in

vielen Fällen nicht exakt bekannt sind, können schlechte Approximationen hier einen nachteiligen Einfluss haben.
Ein von Menter [56] präsentiertes Turbulenzmodell behilft sich durch die Kombination beider Modelle, mit dem Ziel, die Vorteile beider Modelle zu vereinigen und die Nachteile auszugleichen. Über eine Mischfunktion werden die Transportgleichungen für ϵ und ω miteinander kombiniert. Dazu wird die Gleichung (2.60) verwendet, wobei der finale Term mit der Mischfunktion multipliziert wird. Diese Mischfunktion entspricht an Wänden null, womit dort nur die ω-Transportfunktion des Standard-k-ω-Modells vorherrscht. In Distanz zur Wand approximiert die Mischfunktion 1, sodass die ω-Transportfunktion der Herleitung aus dem Standard-k-ϵ-Modell entspricht. Die gute Wandauflösung der ω-Modellierung wird dadurch mit der Robustheit gegenüber Randbedingungen der ϵ-Modellierung kombiniert. Dieses Modell wird als Scher-Spannungstransportmodell (engl.: *Shear stress transport*, SST) bezeichnet, da es angepasst ist, um den Transport der turbulenten Scherspannungen (Reynoldsspannungen) im wandnahen Bereich besser zu modellieren.

2.3.2 LES-Modellierung

Die LES-Modellierung basiert wie die RANS-Modellierung auch auf den Navier-Stokes-Gleichungen. Anders als die RANS-Modellierung verwendet sie aber keine zeitliche Mittelung der Gleichungen. Die Modellierung der Turbulenz erfolgt hier größenabhängig: größere Verwirbelungen werden aufgelöst, der Beitrag kleinerer Turbulenzen auf die Strömung wird modelliert. Durch die explizite Auflösung größerer turbulenter Bewegungen in der Strömung kann die LES-Modellierung die simulierten RANS-Strömungen in der Genauigkeit übertreffen, wenn die turbulente Unstetigkeit signifikant ist.
Die direkte numerische Simulation benötigt einen Großteil der Rechenleistung zur Auflösung kleiner, dissipativer Bewegungen, wohingegen die meiste Bewegungsenergie und Anisotropie der Strömung hauptsächlich in den größeren turbulenten Wirbeln enthalten sind [72]. In der LES-Modellierung wird die Dynamik der größeren Wirbel explizit berechnet. Diese werden wesentlich durch die Flussgeometrie bestimmt und sind nicht universal. Kleinere Verwirbelungen, welche bis zu einem gewissen Ausmaß eine universelle Form aufweisen, werden durch einfache Modelle repräsentiert. Von der Genauigkeit sowie vom Berechnungsaufwand ist die LES-Modellierung daher zwischen der direkten numerischen Simulation und der RANS-Simulation einzuordnen, wie in Abbildung 2.6 indiziert.
Mathematisch wird die Einschränkung der Betrachtung auf größere Wirbel durch räum-

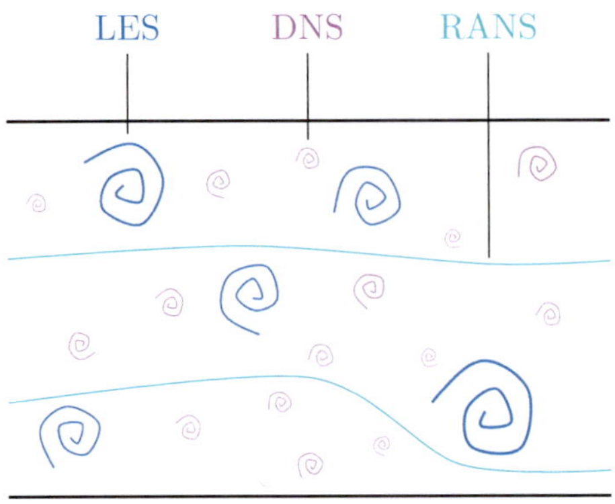

Abbildung 2.6.: Die Darstellung zeigt die aufgelösten Strukturen einer Strömung in Abhängigkeit von dem gewählten Turbulenzmodellierungsverfahren: DNS, LES oder RANS. Der Anteil an Modellierung nimmt von DNS (keine) über LES (kleine Wirbel) bis zur RANS-Modellierung (kleine und große Wirbel) zu, in gleicher Richtung nimmt im Allgemeinen die Genauigkeit der berechneten Lösung aber auch der Berechnungsaufwand ab.

liche Filterung erreicht:

$$\bar{\boldsymbol{u}}(\boldsymbol{x},t) = \int G(\boldsymbol{r},\boldsymbol{x})\boldsymbol{u}(\boldsymbol{x}-\boldsymbol{r},t)\,\mathrm{d}\boldsymbol{r} \tag{2.63}$$

wobei mit

$$\int G(\boldsymbol{r},\boldsymbol{x})\,\mathrm{d}\boldsymbol{r} = 1 \tag{2.64}$$

die Filterfunktion bezeichnet wird, welche eine Ausdehnung Δ aufweist. Verwirbelungen, welche kleiner als die Filterausdehnung Δ sind, müssen modelliert werden und die Berechnung wird auf die größeren Turbulenzen eingeschränkt. Man spricht bei den Strömungsstrukturen (z.B. Turbulenzen), welche größer als die Filterausdehnung sind und somit direkt berechnet werden von den aufgelösten Strukturen. Diejenigen, die kleiner als die Filterausdehnung sind und daher der Modellierung unterliegen, werden als nicht-aufgelöst oder Untergitter-Strukturen bezeichnet. Häufig verwendete Filterfunktionen sind Rechteck- oder Gauss-Filter, welche in Abbildung 2.7 dargestellt sind. In der Regel wird die Filtergröße Δ gleich der lokalen Berechnungsgittergröße h gewählt. Daraus folgt die Terminologie von nicht-aufgelösten Strukturen als Untergitter-Größen. Das Residuum, welches die kleinen turbulenten Fluktuationen enthält, ist durch

$$\boldsymbol{u}'(\boldsymbol{x},t) = \boldsymbol{u}(\boldsymbol{x},t) - \bar{\boldsymbol{u}}(\boldsymbol{x},t) \tag{2.65}$$

definiert. Dies erscheint in Analogie zu der RANS-Definition, der Komposition aus gemitteltem Geschwindigkeitsfeld und turbulenten Fluktuationen. Ein wesentlicher Unterschied ist aber, dass $\bar{\boldsymbol{u}}$ für die LES-Modellierung abhängig von der Zeit ist und bis zu einem gewissen Ausmaß das zufällige, turbulente Verhalten beinhaltet.

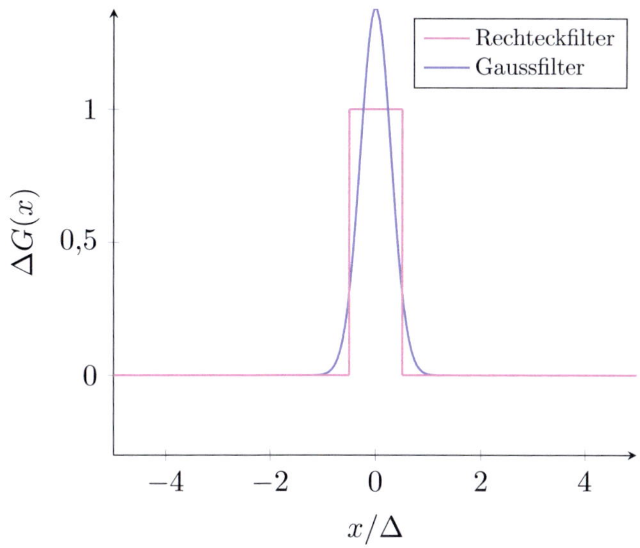

Abbildung 2.7.: Darstellung verschiedener, häufig verwendeter, räumlicher Filterfunktionen für die LES-Modellierung im eindimensionalen Beispiel.

Ganz ähnlich zu den Reynolds-Gleichungen erscheinen auch die gefilterten Navier-Stokes-Gleichungen

$$\begin{aligned} \frac{\partial \bar{\rho}}{\partial t} + \nabla \cdot (\bar{\rho}\bar{\boldsymbol{u}}) &= 0 \\ \frac{\partial (\bar{\rho}\bar{\boldsymbol{u}})}{\partial t} + \nabla \cdot \left(\bar{\rho}\,\overline{\boldsymbol{u} \otimes \boldsymbol{u}}\right) &= -\nabla \bar{p} + \nabla \cdot \left[\bar{\mu}\left(\nabla \bar{\boldsymbol{u}} + (\nabla \bar{\boldsymbol{u}})^T\right) - \frac{2}{3}\bar{\mu}\,(\nabla \cdot \bar{\boldsymbol{u}})\,\mathbf{I}\right]. \end{aligned} \tag{2.66}$$

Auch hier entstehen zusätzliche Unbekannte

$$\tau^s = \bar{\rho}\,\overline{\boldsymbol{u}' \otimes \boldsymbol{u}'} \tag{2.67}$$

welche in Analogie zu der RANS-Modellierung als Untergitter-Reynolds-Spannungen (engl.: *subgrid-scale Reynolds stress*) bezeichnet werden.
Auch hier greift die Boussinesq-Approximation und die Untergitter-Spannungen werden durch eine turbulente Viskosität μ_τ approximiert. Im Gegensatz zu den RANS-Gleichungen werden zur Bestimmung der turbulenten Viskosität aber keine zusätzlichen partiellen Differentialgleichungen hinzugenommen, sondern die Untergitter-Anteile aus den aufgelösten Strukturen geschätzt.
Ein weit verbreitetes Modell dafür ist das Smagorinsky-Modell [86], bei welchem der spurfreie Untergitter-Spannungstensor durch

$$\tau^s - \frac{1}{3}\mathrm{spur}(\tau^s)\boldsymbol{I} = \mu_\tau \bar{\boldsymbol{S}} \tag{2.68}$$

und die turbulente Viskosität durch

$$\mu_\tau = C_S^2 \bar{\rho} \Delta^2 |\bar{\boldsymbol{S}}| \tag{2.69}$$

mit der empirischen Konstante C_S bestimmt wird. Hierbei bezeichnet

$$\bar{\boldsymbol{S}} = \nabla \bar{\boldsymbol{u}} + (\nabla \bar{\boldsymbol{u}})^T \tag{2.70}$$

den symmetrischen Term des Spannungstensors. Der Spannungstensors, welcher auch die Spannungen resultierend aus den aufgelösten turbulenten Verwirbelungen enthält, wird bei der Modellierung kleinerer Turbulenzen verwendet. Daher werden die Untergitter-Wirbel aus den berechneten größeren Verwirbelungen geschätzt.

Die empirische Konstante C_S wird häufig als $C_S \approx 0{,}2$ gewählt. Allerdings ist C_S nicht wirklich konstant und kann in Präsenz von Scherströmungen oder in Wandnähe um etwa eine Größenordnung abweichen. Zur Modellierung der Turbulenzen in Wandnähe benötigt dieses Verfahren daher zusätzliche Wanddämpfungsprozesse. Ein weiterentwickeltes Modell, welches die Anpassung der Gegebenheiten in Wandnähe ohne zusätzliche Dämpfungsverfahren enthält, stellt das wand-adaptierende lokale Wirbelviskositätsmodell (engl.: *Wall-Adapting Local Eddy-viscosity*, WALE) dar. Im Gegensatz zum Smagorinsky-Modell basiert die Modellierung der Turbulenzen hier nicht nur auf dem symmetrischen Term des Spannungstensors $\bar{S}$, welcher die Dehnungsrate beinhaltet, sondern auch auf dem antisymmetrischen Term

$$\bar{\Omega} = \nabla \bar{\boldsymbol{u}} - (\nabla \bar{\boldsymbol{u}})^T, \tag{2.71}$$

welcher die Rotation berücksichtigt. Die Modellierung der turbulenten Viskosität ist hierbei durch

$$\mu_\tau = C_W^2 \bar{\rho} \Delta^2 \frac{|\boldsymbol{G}|^3}{|\bar{\boldsymbol{S}}|^5 + |\boldsymbol{H}|^5} \tag{2.72}$$

gegeben, wobei der Tensor

$$\boldsymbol{H} = \boldsymbol{S}\boldsymbol{S}^T + \Omega \boldsymbol{S}^T - \frac{1}{3}\left(\boldsymbol{S}\boldsymbol{S}^T - \Omega\Omega^T\right) \circ \boldsymbol{I} \tag{2.73}$$

und die Konstante $C_W = 0{,}5$ verwendet wird [62]. Hier bezeichnet der Operator $\circ$ das Hadamard-Produkt [4].

Im Rahmen dieser Arbeit findet das WALE-Modell aufgrund seiner besseren Wandgenauigkeit auch in komplexen Geometrien Anwendung.

Durch die Wahl der Filtergröße wird der Anteil der aufgelösten Wirbel bestimmt. Das LES-Verfahren arbeitet am effizientesten bei einem Anteil aufgelöster turbulenter kinetischer Energie k_{resol} zur gesamten turbulenten kinetischen Energie $k_{\text{tot}} = k_{\text{resol}} + k_{\text{mod}}$ von 80 %, hierbei bezeichnet k_{mod} den modellierten Anteil der turbulenten kinetischen

[4] $(\boldsymbol{A} \circ \boldsymbol{B})_{ij} = \boldsymbol{A}_{ij}\boldsymbol{B}_{ij}$ ist das Hadamard-Produkt (elementweises Produkt) zweier Matrizen $\boldsymbol{A}$ und $\boldsymbol{B}$.

Energie, also der kleinen Wirbelstrukturen [72].

2.4 Randbedingungen

Zur Lösung partieller Differentialgleichungen wie den Navier-Stokes-Gleichungen, bzw. deren Abwandlungen durch Turbulenzmodellierung, ist die Definition von Randbedingungen erforderlich. Erst Randbedingungen spezifizieren eine konkrete Lösung aus der unendlich großen Menge von möglichen Lösungen einer partiellen Differentialgleichung und gewährleisten somit die Gut-Gestelltheit des Problems.
Abhängig von der Strömungssituation können die Navier-Stokes-Gleichungen in die Kategorien elliptisch, parabolisch oder hyperbolisch klassifiziert werden. Eine qualitative Unterscheidung wurde von Ferziger und Perić durchgeführt [20], welche in Tabelle 2.2 zusammengefasst ist. Im Falle, dass die Atmung durch eine statische Strömungssitua-

Tabelle 2.2.: Klassifikation von Strömungen nach typischen Merkmalen partieller Differentialgleichungen.

<table>
<tr><td rowspan="6">statisch</td><td rowspan="2">inkompressibel</td><td>viskos</td><td rowspan="2">subsonisch</td><td rowspan="5">elliptisch</td></tr>
<tr><td>nicht-viskos</td></tr>
<tr><td rowspan="4">kompressibel</td><td rowspan="2">viskos</td><td>subsonisch</td></tr>
<tr><td>supersonisch</td></tr>
<tr><td rowspan="2">nicht-viskos</td><td>subsonisch</td></tr>
<tr><td>supersonisch</td><td>hyperbolisch</td></tr>
<tr><td rowspan="6">transient</td><td rowspan="2">inkompressibel</td><td>viskos</td><td rowspan="2">subsonisch</td><td rowspan="4">parabolisch</td></tr>
<tr><td>nicht-viskos</td></tr>
<tr><td rowspan="4">kompressibel</td><td rowspan="2">viskos</td><td>subsonisch</td></tr>
<tr><td>supersonisch</td></tr>
<tr><td rowspan="2">nicht-viskos</td><td>subsonisch</td><td rowspan="2">hyperbolisch</td></tr>
<tr><td>supersonisch</td></tr>
</table>

tion angenähert wird, handelt es sich also um eine statische, inkompressible, viskose, subsonische Strömung und kann daher als elliptisch beschrieben werden. An allen Rändern müssen Randbedingungen definiert werden. Im transienten Betrachtungsfall der Atmung ist eine transiente, inkompressible, viskose, subsonische Strömung gegeben, welche parabolischen Charakter hat. Die Definition der Ränder muss um einen Startpunkt ergänzt werden, in welchem das gesamte Geschwindigkeits-Druckgebiet definiert ist: ein Initialzustand.
Man kann die Ränder von Berechnungsdomänen strömender Fluide des Weiteren in zwei Kategorien typisieren:

- natürliche Ränder und
- künstliche bzw. artifizielle Ränder.

Die physikalische Interpretation natürlicher Ränder sind jegliche physische Grenzen des Strömungsgebiets. Dies können beispielsweise für das Fluid undurchdringliche Wände sein oder Grenzschichten zwischen sich nicht-vermischenden Fluiden, z.B. die Grenze der Wasseroberfläche zur Luft. In der hier betrachteten Problemstellung des Luftstroms in den oberen Atemwegen des Menschen werden natürliche Ränder stets durch Wände gebildet. Es handelt sich hierbei um die äußeren Begrenzungen der Atemwege, also die Pharynx- und Nasenhöhlenwände.

Bei artifiziellen Rändern handelt es sich um jene, welche aus der künstlichen Einschränkung der Berechnungsdomäne hervorgehen, d.h. für die Strömung besteht hier keine natürliche Grenze, die Strömung geht über die künstliche Grenze hinweg. Sollen wie im hier gegebenen Fall Innenströmungen modelliert werden, treten Zu- und Abläufe auf. Im Gegensatz zu natürlichen Rändern müssen künstliche Ränder hinsichtlich ihrer Lage festgelegt werden. Wären die Strömungsgrößen an den artifiziellen Rändern bekannt und könnten somit entsprechende Randbedingungen für die numerische Simulation vorgegeben werden, wäre die Berechnung zu einer mit unendlich ausgedehnten Gebieten, welche nur theoretisch möglich ist, identisch. Aufgrund der Ellipzität der statischen Navier-Stokes-Gleichungen im Raum hat aber auch die zu berechnende Lösung im Inneren der Berechnungsdomäne Einfluss auf die Randbedingungen. Sie können daher stets nur näherungsweise bekannt sein. Somit hat für artifizielle Randbedingungen sowohl die Definition der Strömungsgrößen am Rand als auch die Positionierung des Randes einen möglichen Einfluss auf die zu simulierende Strömung. Daher sollte die Positionierung der Ränder so gewählt werden, dass die Unsicherheit in den Strömungsgrößen möglichst klein ist oder einen geringen Einfluss auf die gesuchte Lösung hat. Letzteres ist aufgrund der nichtlinearen Kopplung der Strömung im Inneren und am Rand a priori in der Regel schwer vorherzusagen.

Besondere Bedeutung erhält die Problematik von künstlichen Rändern auch in der Modellierung von Turbulenzen, da neben den statistisch gemittelten Strömungsgrößen auch Informationen über die Turbulenz an den artifiziellen Rändern definiert werden müssen. Bei den Turbulenzgrößen, wie z.B. Turbulenzintensität, turbulente kinetische Energie oder Dissipation, handelt es sich um Größen, welche schwierig zu messen sind und für die es in der Regel keine direkte Messmethodik gibt. Insbesondere hinsichtlich der Untersuchung von Strömungsgrößen in vivo am Patienten können diese Strömungsgrößen nicht gemessen werden. Es müssen daher Modellierungen dieser Randbedingungen vorgenommen werden.

Für die hier betrachtete Innenströmung in den menschlichen Atemwegen werden also drei Typen von Rändern betrachtet: ein natürlicher, die Wände der Atemwege $\partial\Omega_{\text{Wand}}$, und zwei künstliche, der Einström- $\partial\Omega_{\text{in}}$ und der Ausströmrand $\partial\Omega_{\text{aus}}$. Aus der räumlichen Elliptizität der inkompressiblen Navier-Stokes-Gleichungen folgend müssen für alle drei Typen von Rändern Randbedingungen definiert werden. Die Definition von Dirichlet-Randbedingungen für $\boldsymbol{u}$ und p auf dem gleichen Teil Γ des Randgebiets $\partial\Omega$ ist

dabei technisch nicht möglich, da durch die Definition von $\boldsymbol{u}$ zwangsläufig zur Erfüllung der Erhaltungsgesetze auch die Werte für p abgesehen von einer additiven Konstante festgelegt werden.
Zusätzlich zu den physikalischen Randbedingungen, d.h. den Randbedingungen, welche aus physikalischer Sicht das Problem eindeutig beschreiben, müssen auch numerische Randbedingungen ergänzt werden, um ein geschlossenes und damit gut-gestelltes Problem zu definieren. Im Folgenden werden die herkömmlichen Randbedingungen beschrieben.

2.4.1 Randbedingungen an der Wand

Für reibungsbehaftete Strömungen entspricht die Strömungsgeschwindigkeit an der Wand derjenigen der Wand selbst. Für die Annahme von rigiden Atemwegen während der Inspiration bedeutet dies $\boldsymbol{u}(\boldsymbol{x}) \equiv 0,\ \boldsymbol{x} \in \partial\Omega_{\text{Wand}}$.
Die Definition des Druckes erfolgt mit einer verschwindenden Neumann-Randbedingung $\partial_n p(\boldsymbol{x}) = 0,\ \boldsymbol{x} \in \partial\Omega_{\text{Wand}}$.
Für die turbulente kinetische Energie k und damit auch für die Dissipation ϵ folgt aus der verschwindenden Wandgeschwindigkeit auch $k(\boldsymbol{x}) = 0$ und $\epsilon(\boldsymbol{x}) = 0,\ \boldsymbol{x} \in \partial\Omega_{\text{Wand}}$. Da beide Turbulenzgrößen in den Berechnungen im Nenner erscheinen (vgl. z.B. Gleichungen (2.55) und (2.60)) wird zur Vermeidung numerischer Fehler ein Wert nahe null gewählt. In dieser Arbeit wird der Wert 10^{-18} verwendet. Im Gegensatz zu den beiden genannten Turbulenzgrößen verschwindet der Wert für die spezifische Dissipationsrate ω an der Wand nicht. Theoretisch würde sie unendliche Größe erreichen, ein nur theoretisch möglicher Ansatz liegt also in der Dirichlet-Randbedingung $\omega(\boldsymbol{x}) = \infty,\ \boldsymbol{x} \in \partial\Omega_{\text{Wand}}$. Für die numerische Berechnung entspricht die Definition dieser Randbedingung der Festlegung des Wertes für ω im ersten Gitterpunkt im Innern der Berechnungsdomäne von der Wand aus betrachtet. Für jeden wandnahen Gitterpunkt, d.h. zugehörig zu einem Berechnungselement, welches die Wand berührt, sei der kürzeste Abstand zur Wand hier mit y bezeichnet. Wie auch das Profil der Geschwindigkeit in Wandnähe weist auch das Profil der spezifischen Dissipationsrate einen charakteristischen Verlauf auf. In der laminaren (viskosen) Grenzschicht sowie in der logarithmischen Grenzschicht kann die Dissipationsrate mit

$$\omega_{\text{vis}} = \frac{6\nu}{0{,}075y^2} \quad \text{bzw.} \quad \omega_{\log} = \frac{u_\tau}{\sqrt{C_\mu}\kappa y} \tag{2.74}$$

approximiert werden [56].

2.4.2 Randbedingungen am Ausströmrand

Für den Ausströmrand liegen in der Regel die geringsten Informationen zur Definition von Randbedingungen vor, da diese von der Lösung innerhalb der Berechnungsdomäne abhängig sind. Fehler durch Approximationen der Ausströmrandbedingungen können auch stromaufwärts die Simulationen beeinflussen. Daher ist das Setzen der Ausströmgrenze mit möglichst größter Distanz zum interessierenden Berechnungsgebiet vorzuziehen.
Herkömmlicherweise wird für die Geschwindigkeit eine verschwindende Neumann-Randbedingung gewählt, da die Wahl einer Dirichlet-Randbedingung schwer ist. Eine Definition der Randwerte der Geschwindigkeit, welche zur internen Lösung passt, ohne die interne Lösung a priori zu kennen, ist nahezu ausgeschlossen.
Da in diesem Fall Neumann-Randbedingungen für die Geschwindigkeit gewählt werden, kann für den Druck eine Dirichlet-Randbedingung definiert werden. Dabei handelt es sich um den statischen Druck des Ausströmgebiets außerhalb der Berechnungsdomäne. Während der Druck in den Navier-Stokes-Gleichungen nur im Gradienten Anwendung findet und damit nur bis auf eine additive Konstante bestimmt ist, kann durch die Druckrandbedingung in Dirichlet-Form der Druck in Absolutwerten festgelegt werden. Da aber durch die Verwendung des Druckgradienten in den Navier-Stokes-Gleichungen nur die Veränderung des Druckes, nicht aber der skalare Wert selbst, einen Einfluss auf die anderen Parameter hat, fällt die Wahl des Druckniveaus am Ausströmrand üblicherweise der Einfachheit halber auf $p(\boldsymbol{x}) = 0\,\mathrm{Pa},\ \boldsymbol{x} \in \partial\Omega_{\mathrm{aus}}$.
Für die Turbulenzgrößen werden analog zum Geschwindigkeitsfeld auch verschwindende Neumannrandbedingungen gewählt.

2.4.3 Randbedingungen am Einströmrand

Die Definition des Geschwindigkeitsprofils am Einströmrand erfolgt im Allgemeinen über Dirichlet-Randbedingungen $\boldsymbol{u}(\boldsymbol{x}) = \boldsymbol{u}_{\mathrm{in}}(\boldsymbol{x}),\ \boldsymbol{x} \in \partial\Omega_{\mathrm{in}}$. In diesem Fall wird für den Druck wieder die verschwindende Neumann-Randbedingung als numerische Bedingung gesetzt. Alternativ ist auch die Definition des totalen Drucks

$$p_{\mathrm{tot}}(\boldsymbol{x}) = p_{\mathrm{stat}}(\boldsymbol{x}) + \frac{\rho}{2} \cdot |\boldsymbol{u}_{\mathrm{in}}(\boldsymbol{x})|^2,\ \boldsymbol{x} \in \partial\Omega_{\mathrm{in}} \tag{2.75}$$

und die Rekonstruktion des Geschwindigkeitsfeldes aus dieser Definition möglich. Da der totale Druck in den hier beschriebenen Versuchen aber im Allgemeinen unbekannt ist, konzentriert sich die Betrachtung auf den erstgenannten Typ von Randbedingung.
Im Gegensatz zu den zuvor beschriebenen Randbedingungen für Wände und Ausström-

rand unterscheidet sich die Definition des Geschwindigkeitsfelds am Einströmrand für den Fall von RANS-Modellierungen zu dem Fall von LES- oder DNS-Modellierungen. Dies liegt darin begründet, dass für die Lösung des zeitlich gemittelten Geschwindigkeitsfelds in den RANS-Verfahren auch die Definition eines zeitlich gemittelten Einströmprofils ausreichend ist und das Einbinden zeitlicher Variation, d.h. in diesem Fall der Turbulenz, über die turbulenten Größen k, ϵ und ω erfolgen kann. Die Kenntnis der Turbulenzgrößen am Einströmrand kann im Allgemeinen nicht vorausgesetzt werden, da die Messung dieser Parameter aufwändig ist. Die Messung dieser Größen am bzw. im Patienten ist daher ausgeschlossen. Es können aber Näherungswerte für diese Größen bestimmt werden mit Hilfe der Turbulenzintensität

$$I = \frac{|\boldsymbol{u}'|}{|\boldsymbol{u}|} \equiv \frac{\sqrt{\frac{1}{3}\left(u'^2 + v'^2 + w'^2\right)}}{\sqrt{u^2 + v^2 + w^2}}. \tag{2.76}$$

Aus der Turbulenzintensität kann direkt die turbulente kinetische Energie abgeschätzt werden:

$$k = \frac{3}{2}\left(|\boldsymbol{u}| \cdot I\right)^2. \tag{2.77}$$

Zur Schätzung der anderen Turbulenzgrößen ϵ bzw. ω wird ein turbulentes Längenmaß L verwendet. Das Längenmaß L beschreibt die räumliche Ausdehnung der größten Wirbel. Die Abschätzung dieser Größe erfolgt aus der Dimension der betrachteten Berechnungsdomäne. Damit können Einströmwerte der Turbulenzparameter durch

$$\epsilon = C_\mu^{3/4} \frac{k^{3/2}}{L} \tag{2.78}$$

und

$$\omega = \frac{k^{1/2}}{C_\mu^{1/4} L} \tag{2.79}$$

angenähert werden [72]. Die Turbulenzgrößen können dadurch als Dirichlet-Randbedingungen auf dem Gebiet der Einströmöffnung $\boldsymbol{x} \in \partial\Omega_{\text{in}}$ definiert werden.

Im Gegensatz zu der RANS-Modellierung lässt sich die einströmende Turbulenz in Simulationen mit LES-Verfahren oder in DNS-Simulationen nicht direkt über die Turbulenzgrößen einbinden, da diese nicht als freie Variablen in den Gleichungen enthalten sind. Turbulente Einströmrandbedingungen können hierbei nur über das Geschwindigkeitsfeld definiert werden. Dies wird durch die Definition eines zeitlich variierenden Geschwindigkeitsfelds erreicht. Eine einfache Möglichkeit stellt hierbei die Wahl eines zeitlich zufällig variierenden Geschwindigkeitsfeldes dar, wobei die Stärke der Fluktuationen mit der Turbulenzintensität I gesteuert werden. Das Geschwindigkeitsfeld $\boldsymbol{u}$ am Einströmrand zum Zeitpunkt t kann über

$$\boldsymbol{u}(\boldsymbol{x}, t) = (1 - \gamma)\boldsymbol{u}(\boldsymbol{x}, t-1) + \gamma\left(\bar{\boldsymbol{u}}(\boldsymbol{x}) + I\, C_{\text{RMS}}\, \bar{\boldsymbol{u}}(\boldsymbol{x})\right), \; \boldsymbol{x} \in \partial\Omega_{\text{in}} \tag{2.80}$$

definiert werden. Hierbei bezeichnet $\boldsymbol{u}(\boldsymbol{x}, t-1)$ das Geschwindigkeitsfeld im vorhergehenden Zeitschritt und $\bar{u}$ ist das gemittelte Geschwindigkeitsfeld am Einströmrand. Mit dem Parameter γ wird die Abhängigkeit vom vorhergehenden Zeitschritt festgelegt. $C_{\mathrm{RMS}} \in [0, 1]$ ist eine Zufallszahl.
Eine Schwachstelle dieser Geschwindigkeitsdefinition ist, dass das resultierende Geschwindigkeitsfeld im Allgemeinen nicht divergenzfrei ist. Damit verletzt die Definition des Einströmrands das Masseerhaltungsgesetz der inkompressiblen Navier-Stokes-Gleichungen. Dies kann numerische Fehler in der Lösung hervorrufen. Um dem vorzubeugen muss eine Methode verwendet werden, welche ein divergenzfreies Einströmprofil entwickeln kann. Eine Möglichkeit stellt dabei die divergenzfreie synthetische Wirbelmethode (engl.: *divergence free synthetic eddy method*, DFSEM) von Poletto et al. [70] dar. Diese Methode konstruiert Wirbel am Einströmrand, welche Divergenzfreiheit aufweisen. Im Rahmen dieser Arbeit wurde die Theorie und Anwendung dieser Methode untersucht. Eine ausführliche Darstellung hierzu findet sich in Kapitel 4.

2.5 Diskretisierung

Die analytische Lösung der Navier-Stokes-Gleichungen auf einem kontinuierlichen Gebiet ist bis auf wenige Ausnahmen ausgeschlossen. Insbesondere in komplexen Berechnungsgebieten sind analytische Verfahren zur Lösungsberechnung nicht möglich. Dieser Abschnitt ist daher in drei Teile aufgeteilt: In dem ersten Teil wird die räumliche Diskretisierung der Navier-Stokes-Gleichungen mit der Finiten-Volumen-Methode anhand des Beispiels einer allgemeinen Erhaltungsgleichung illustriert. Im zweiten Abschnitt wird die verwendete Methodik zur Erstellung von Berechnungsgittern basierend auf dreidimensionalen Oberflächendateien dargestellt. Abschließend wird in diesem Abschnitt die zeitliche Diskretisierung der partiellen Differentialgleichungen vorgestellt.

2.5.1 Finite-Volumen-Methode

Zur Diskretisierung im Bereich der numerischen Strömungsmechanik sind drei verschiedene Verfahren etabliert:

- Die Finite-Elemente-Methode,
- die Finite-Differenzen-Methode und
- die Finite-Volumen-Methode.

Die Finite-Elemente-Methode unterteilt ein Berechnungsgebiet in viele einzelne Elemente, in denen sogenannte Testfunktionen definiert werden, welche außerhalb des jeweiligen Elements null sind. Über diese werden die Navier-Stokes-Gleichungen in ein System gewöhnlicher Differentialgleichungen überführt. Die Finite-Elemente-Methode findet in vielen Bereichen des Ingenieurwesens Anwendung, beispielsweise in Wärmeleitungsfragen oder der Strukturmechanik. Sie wird aber viel seltener für die numerische Strömungsmechanik angewendet als die beiden anderen genannten Verfahren [105].
Die Finite-Differenzen-Methode diskretisiert die kontinuierliche Lösung auf diskreten Gitterpunkten. Es ist die älteste Methode, Vermutungen nach wurde sie bereits von Euler im 18. Jahrhundert eingeführt. Sie ist auf einfache Geometrien limitiert [20].
Die Finite-Volumen-Methode hat gegenüber der Finite-Differenzen-Methode den Vorteil, dass sie einfach auf komplexen Geometrien anzuwenden ist. Für die Anwendung in der numerischen Strömungsmechanik hat sie die weiteste Verbreitung der genannten Methoden und findet auch in dieser Arbeit Anwendung. Sie ist daher im Folgenden explizit dargestellt.
Die zeitliche Diskretisierung wird in Abschnitt 2.6 durchgeführt. In diesem Fall wird daher von einer zeitlich invarianten Gleichung ausgegangen, um die räumliche Diskretisierung der Finiten-Volumen-Methode zu veranschaulichen. Die Illustration der Methode erfolgt am Beispiel einer allgemeinen stationären Konvektions-Diffusionsgleichung mit Quellterm q und einer intensiven Größe ϕ:

$$\underbrace{\int_{\partial\Omega} \rho\phi\boldsymbol{u}\cdot\boldsymbol{n}\,\mathrm{d}s}_{\text{Konvektion}} = \underbrace{\int_{\partial\Omega} \mathbf{T}\cdot\boldsymbol{n}\,\mathrm{d}s}_{\text{Diffusion}} + \underbrace{\int_{\Omega} q\,\mathrm{d}\Omega}_{\text{Quelle}}\,. \tag{2.81}$$

Durch die Wahl der Geschwindigkeit als intensive Größe $\phi = \boldsymbol{u}$ sowie der Verwendung der Körperkräfte $\boldsymbol{f}_b$ als Quellterm q ergäbe sich beispielsweise die Impulserhaltungsgleichung in Integralschreibweise (2.13) ohne zeitliche Veränderungsrate, die Oberflächenkräfte $\boldsymbol{f}_s$ sind hier schon über den Spannungstensor T formuliert.
Die Berechnungsdomäne wird in eine finite Anzahl von kleinen Kontrollvolumina unterteilt, dies ist der Einfachheit halber in Abbildung 2.8 mit einem zweidimensionalen kartesischen Gitter veranschaulicht. Die Oberfläche eines Kontrollvolumens $\partial\Omega$ (bzw. einer Kontrollfläche im zweidimensionalen Beispiel) besteht aus vier planaren Kanten (n,o,s,w) im zweidimensionalen und aus sechs planaren Flächen im dreidimensionalen Fall. Im Folgenden werden die für den dreidimensionalen Fall passenden Bezeichnungen der Kontrollvolumina und Oberflächen als Ränder verwendet.
Der Mittelpunkt eines jeden Kontrollvolumens wird als Knotenpunkt bezeichnet. Der Nettoflux durch die Oberfläche $\partial\Omega$ eines Kontrollvolumens kann durch die Summe der

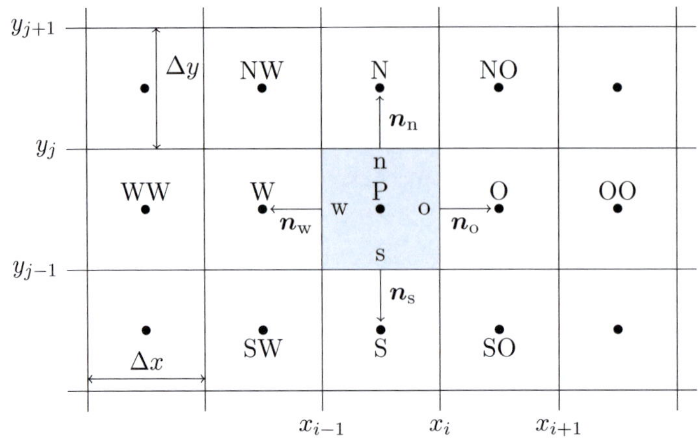

Abbildung 2.8.: Die Darstellung zeigt die Zerteilung der Berechnungsdomäne in Kontrollvolumina (bzw. in Kontrollflächen in diesem zweidimensionalen Beispiel). Mit Großbuchstaben werden die Knotenpunkte bezeichnet, welche sich in der Mitte der Kontrollvolumina befinden. Mit kleinen Buchstaben werden die Oberflächen der Kontrollvolumina bezeichnet, passend zu ihrer Richtung bezogen auf den zentralen Knotenpunkt P. Die Vektoren n geben die Normalenrichtungen der Oberflächen wieder.

Anteile seiner verschiedenen Oberflächen $S_k \in \partial\Omega$ berechnet werden

$$\int_{\partial\Omega} f \,\mathrm{d}s = \sum_k \int_{S_k} f \,\mathrm{d}s, \tag{2.82}$$

wobei f entweder den Konvektionsterm $(\rho\phi\boldsymbol{u}\cdot\boldsymbol{n})$ oder den Diffusionsterm $(\mathbf{T}\cdot\boldsymbol{n})$ beschreibt.

Um dieses Oberflächenintegral exakt berechnen zu können, müsste der Integrand f auf der gesamten Oberfläche $\partial\Omega$ bekannt sein. Diese Information ist aber nicht gegeben, da die diskrete Lösung der Differentialgleichung in diesem numerischen Verfahren nur an den Knotenpunkten berechnet wird. Das Integral wird daher durch einen Wert auf der Fläche approximiert. Das Integral F_w einer beispielhaften Fläche w wird durch die Mittelpunktsregel

$$F_w = \int_{S_w} f \,\mathrm{d}s \approx f_w |S_w| \tag{2.83}$$

approximiert, hierbei bezeichnet f_w den Wert in der Mitte der betrachteten Oberfläche und $|S_w|$ den Flächeninhalt. Die Werte der anderen Flächen ergeben sich analog. Auch Approximationen höherer Interpolationsordnung wären möglich, finden aber in dieser Arbeit keine Anwendung.

Zur Interpolation des Volumenintegrals wird die Approximation über den Wert am Knotenpunkt q_P vorgenommen

$$Q_P = \int_\Omega q \,\mathrm{d}\Omega \approx q_P \,\Delta\Omega, \tag{2.84}$$

hierbei bezeichnet $\Delta\Omega$ den Volumeninhalt. Auch hier wären höhere Interpolationsordnungen möglich, wurden aber aufgrund des höheren Berechnungsaufwands nicht in Betracht gezogen.
Für die Berechnung des Volumenintegrals wird nur die Lösung an den Knotenpunkten verwendet. Diese werden im numerischen Berechnungsprozess bestimmt und können daher in der Berechnung als aus dem vorherigen Iterationsschritt bekannt angesehen werden. Im Gegensatz dazu benötigt die Berechnung der Oberflächenintegrale die Interpolation des Lösungswertes am Mittelpunkt der jeweiligen Fläche aus den Knotenwerten.
Zur Interpolation einer der Lösungsvariablen ϕ_w (z.B. $\phi = \boldsymbol{u}$) in der Mitte der Fläche w gibt es viele verschiedene Möglichkeiten. Im Rahmen dieser Arbeit sind dabei vier von Interesse, welche im Folgenden vorgestellt werden:

Aufwindinterpolation Bei der Aufwindinterpolation (engl.: *upwind interpolation*) wird der Wert ϕ_w durch den nächsten Knotenwert in Strömungsrichtung interpoliert

$$\phi_w = \begin{cases} \phi_P & \text{für } (\boldsymbol{u}\cdot\boldsymbol{n})_w \geq 0 \\ \phi_W & \text{für } (\boldsymbol{u}\cdot\boldsymbol{n})_w < 0. \end{cases} \tag{2.85}$$

Dies ist die einzige Interpolationsmethode, welche bedingungslos das Kriterium der Beschränktheit erfüllt, d.h. es werden keine starken Oszillationen in der Lösung zugelassen [20]. Die Unterdrückung der Oszillationen wird durch numerische Diffusivität erreicht, was durch eine Taylorentwicklung gezeigt werden kann:

$$\phi_w = \phi_P + (x_P - x_w)\left(\frac{\partial\phi}{\partial x}\right)_P + O\left[(x_w - x_P)^2\right]. \tag{2.86}$$

Das Aufwindschema enthält nur den ersten Term auf der rechten Seite der Gleichung, es ist daher ein Interpolationsschema erster Ordnung. Der führende Interpolationsfehler (der zweite Term auf der rechten Seite) ähnelt einem Diffusionsterm, z.B. der Druckdiffusion ($-\nabla p$) in den Navier-Stokes-Gleichungen (2.20). Extrema oder schnelle Veränderungen in den gesuchten Variablen werden durch die numerische Diffusion geglättet. Dies stabilisiert den Lösungsprozess, da starke Oszillationen vermieden werden, die zu einem Abbruch der Berechnungen führen können, wenn beispielsweise zu hohe oder zu niedrige Werte in dem unbeschränkten Lösungsprozess auftreten. Aufgrund der niedrigen Rate der Fehlerreduktion des Verfahrens erster Ordnung sind aber feinere Berechnungsgitter notwendig.

Lineare Interpolation Bei der linearen Interpolation wird der Mittelpunktswert der Fläche w durch die Knotenwerte in P und W approximiert

$$\phi_w = \phi_W \lambda_w + \phi_P (1 - \lambda_w), \tag{2.87}$$

dabei ist

$$\lambda_w = \frac{x_P - x_w}{x_P - x_W} \tag{2.88}$$

der Interpolationsfaktor. Betrachtet man die Taylorentwicklung von ϕ_W um den Punkt P

$$\phi_W = \phi_P + (x_P - w_W)\left(\frac{\partial \phi}{\partial x}\right)_P + O\left((x_P - x_W)^2\right) \tag{2.89}$$

und löst sie nach der ersten Ableitung auf, um diese in die Taylorentwicklung von ϕ_w (2.86) einzusetzen, so ergibt sich

$$\phi_w = \phi_W \lambda_w + \phi_P (1 - \lambda_w) + O\left((x_P - x_w)(x_P - x_W)\right). \tag{2.90}$$

Dies verdeutlicht, dass es sich bei der linearen Interpolation um ein Schema zweiter Ordnung handelt. Im Gegensatz zum Aufwindschema erster Ordnung unterdrückt es auftretende Oszillationen nicht. Es ist daher genauer aber instabiler. Es gibt Verfahren, die die Vorteile beider Interpolationsschemata zu kombinieren versuchen:

Lineare Aufwindinterpolation Die lineare Aufwindinterpolation nach Warming und Beam [96] verwendet das Aufwindschema, korrigiert dieses aber abhängig vom anliegenden Gradienten zu

$$\phi_w = \begin{cases} \phi_P + (x_P - x_w)(\phi_P - \phi_W) & \text{für } (\boldsymbol{u} \cdot \boldsymbol{n}) \geq 0 \\ \phi_W + (x_W - x_w)(\phi_P - \phi_W) & \text{für } (\boldsymbol{u} \cdot \boldsymbol{n}) < 0. \end{cases} \tag{2.91}$$

Es kann damit Oszillationen reduzieren, ist aber nicht beschränkt. Es gewährleistet etwas mehr Stabilität als das lineare Verfahren und ist präziser als das Aufwindverfahren.

Limitierte lineare Interpolation Das Verfahren der limitierten linearen Interpolation nach Sweby [89] versucht die Vorteile linearer und Aufwindinterpolation direkt miteinander zu kombinieren, indem es beide Verfahren miteinander vermischt

$$\phi_w = (1 - \Psi)\,\phi_w^{\text{aufwind}} + \Psi \phi_w^{\text{linear}}, \tag{2.92}$$

hierbei bezeichnet ϕ_w^{aufwind} die berechnete Interpolation mit dem Aufwindverfahren und ϕ_w^{linear} entsprechend diejenige mit linearer Interpolation. Der Limitierungsfaktor $0 < \Psi < 1$ balanciert die Anteile der jeweiligen Interpolation basierend auf der Änderungsrate des Gradienten: in Regionen mit schnellen Änderungen tendiert das Verfahren in Richtung Aufwindinterpolation ($\Psi \downarrow$) und kann dort durch die artifizielle Diffusion stabilisierend einwirken. In Regionen mit einer langsamen Veränderung des Gradienten wird der Anteil der linearen Interpolation verstärkt ($\Psi \uparrow$) und präzisere Lösungen können berechnet werden. Gegenüber der Aufwinddiskretisierung hat diese Interpolation den Vorteil, flexibel auf die Gegebenheiten in der gesuchten Lösungsvariable reagieren zu können und die Interpolationsform dort anzupassen, wo es notwendig ist. Allerdings hat die lineare Aufwindinterpolation den Vorteil, über das gesamte Gebiet eine Interpolation zweiter Ordnung zu sein. Die limitierte lineare Interpolation kann stellenweise zur Aufwindinterpolation erster Ordnung reduziert werden.

Durch die Summation aller Fluxapproximationen und Quellterme wird ein algebraisches System erzeugt, welches die Variablenwerte im Zellzentroid eines Kontrollvolumens in Relation zu einigen seiner benachbarten Zellmittelpunkte setzt. Die Anzahl von Gleichungen und Unbekannten entspricht der Anzahl an Kontrollvolumina. Die daraus konstruierbare Lösungsmatrix ist spärlich, die Anzahl an von null verschiedenen Elementen einer Reihe entspricht der Anzahl an Nachbarn des betreffenden Kontrollvolumens. Der Abschnitt 2.6 befasst sich näher mit der numerischen Lösung des Gleichungssystems. Im folgenden Abschnitt wird das Verfahren zur Erstellung von Berechnungsgittern näher beleuchtet.

2.5.2 Berechnungsgitter

Die Finite-Volumen-Methode generiert räumlich diskretisierte Varianten der Navier-Stokes-Gleichungen basierend auf einem Berechnungsgitter. Ein Berechnungsgitter bezeichnet hierbei eine Zerlegung der Berechnungsdomäne in ein Set aus Elementen und Knotenpunkten, oft auch als Triangulierung der Berechnungsdomäne bezeichnet. Prinzipiell gibt es für die Form der Elemente keine Einschränkungen, in der Praxis haben sich aber Elemente von tetraedischem oder hexaedrischem Typ etabliert. Im Folgenden wird das Vorgehen zur Erzeugung von Berechnungsgittern hexaedrischer Elemente dargestellt, wie es in OpenFOAM implementiert ist und in dieser Arbeit Anwendung findet. Daneben gibt es viele weitere Möglichkeiten zur Erzeugung von Berechnungsgittern mit unterschiedlichen Elementtypen. Für ausführlichere Darstellungen sei auf [69] verwiesen.
Der Algorithmus zur Erstellung hexaedrischer Berechnungsgitter in OpenFOAM wird als schnappender Hex-Gitter-Algorithmus (engl.: *snappy hex mesh*) bezeichnet. Der Algorithmus versucht dabei, ein bestehendes Hintergrundgitter an eine Oberflächentriangulierung der Berechnungsdomäne anzupassen. Die Oberfläche der

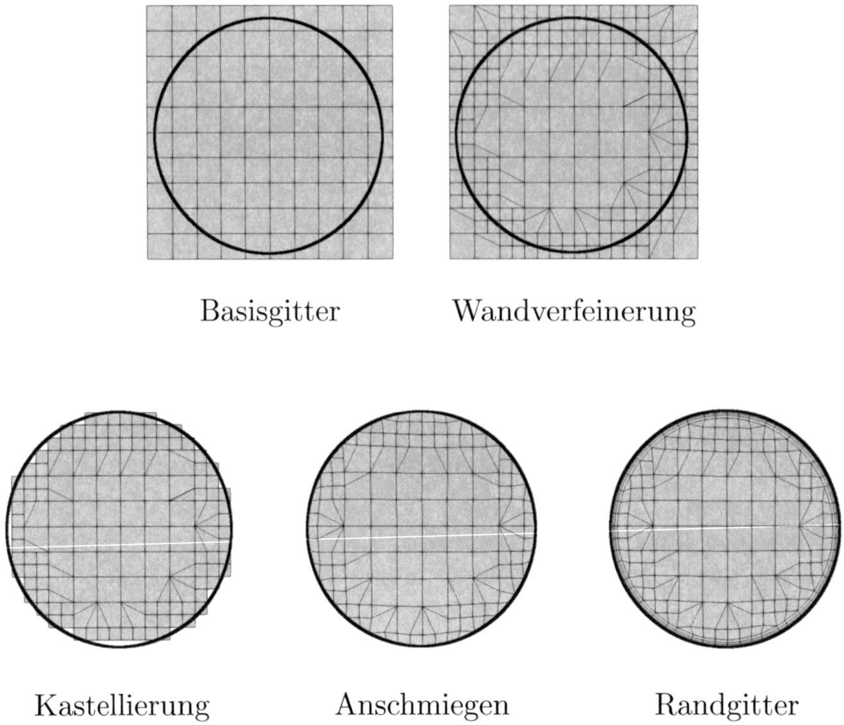

Abbildung 2.9.: Darstellung des Prozesses der Erzeugung von Berechnungsgittern am zweidimensionalen Beispiel eines Kreises. Die Oberflächendatei, in diesem Fall der Kreis, ist mit einer kräftigen schwarzen Linie dargestellt. Oben ist das Basisgitter und die Wandverfeinerung visualisiert. Unten sind die Ergebnisse der drei Herstellungsschritte gezeigt: Durch Herauslöschen der Elemente außerhalb der STL-Datei entsteht ein zinnenartiger Kreis im Kastellierungsschritt, im Anschmiegeschritt werden die Oberflächen der Hexaeder an die Objektoberfläche angeschmiegt. Im finalen Schritt werden Randelemente hinzugefügt.

Berechnungsdomäne muss daher als diskrete Triangulierung vorliegen, diese kann als Standard-Triangulierungs-Datei (engl.: *standard triangulation language*, STL) eingelesen werden. Der Prozess der Erstellung des Berechnungsgitters besteht aus drei Teilen:

1. **Die Kastellierung:** Im Teil der Kastellierung (vom Lateinischen *castellum* Festung, Burg abgeleitet) wird zunächst eine vorgegebene Anzahl von Wandverfeinerungsschritten durchgeführt. In jedem Schritt werden dafür die hexaedrischen Elemente, welche die Oberflächen-STL-Datei schneiden, in den Kanten halbiert, sodass aus einem Element acht entstehen. Im Anschluss werden alle Elemente aus dem Berechnungsgitter gelöscht, welche außerhalb der durch die STL-Datei vorgegeben Oberfläche liegen. Es entsteht ein Gitter, welches durch die am Rand liegenden Hexaeder eine zinnenartige Oberfläche hat und damit an Burgen erinnert.

2. Anschmiegen: Im zweiten Teil werden die Kanten der äußeren Hexaeder an die Oberfläche der STL-Datei angeschmiegt, im Original als schnappen (engl.: *snapping*) bezeichnet. Dazu werden in mehreren Iterationsschritten die äußeren Knotenpunkte in Richtung der Oberfläche verschoben. Die Verschiebung wird in abgeschwächter Form in das innere Gitter weitergegeben. Dies wird als Relaxation bezeichnet.

3. Randgitter: Im letzten Teil wird eine vorgegebene Anzahl an Randberechnungselementen hinzugefügt. Dazu wird die vorgegebene Anzahl an Elementen mit einem zu definierenden Wachstumsfaktor (oft 1,3-1,5) von der Oberfläche in mehreren Iterationen sukzessive ins Innere des Berechnungsgitters geschoben. Auch hier werden die Berechnungen im inneren Gitter relaxiert. Die Dicke des äußersten Randelements wird als Bruchteil der Größe des äußersten Gitterelements definiert, welches nicht zu den hinzugefügten Randschichten gehört.

In Abbildung 2.9 ist der Berechnungsprozess beispielhaft für einen zweidimensionalen Kreis visualisiert. Das Hinzufügen von Randelementen begünstigt die feine Auflösung der Veränderungen in Wandrichtung. Dies erlaubt eine bessere Darstellung des Geschwindigkeitsgradienten, welcher typischerweise in Wandnähe groß ist.
Die Verschiebung von Knotenpunkten und die Relaxation im Inneren der Berechnungsgitter wird sukzessive über mehrere Einzelschritte ausgeführt, wobei die Knotenpunkte Stück für Stück auf die Zielposition geschoben werden. Hierbei ist jeder Schritt umkehrbar, damit das Berechnungsgitter eine hohe Qualität aufweist. Es gibt dabei drei wesentliche Merkmale, die die Qualität eines Berechnungsgitters bemessen:

Das Seitenverhältnis S: Das Seitenverhältnis von größter zu kleinster Seite eines Elements im zweidimensionalen Fall, bzw. das Flächenverhältnis von größter zu kleinster Fläche im dreidimensionalen Fall sollte nahe dem Wert eins sein, wie in Abbildung 2.10 links dargestellt. Langgezogene Elemente mit einem geringen Volumen können den Lösungsprozess behindern und die Genauigkeit der Lösung verschlechtern.

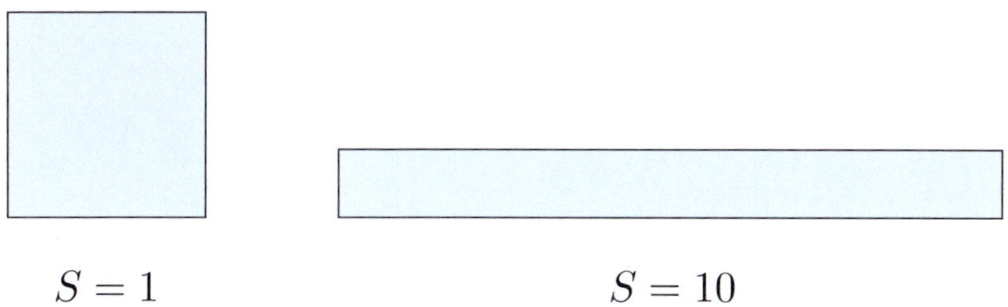

Abbildung 2.10.: Elemente mit unterschiedlichen Seitenverhältnis S.

Die Nicht-Orthogonalität θ: Die Orthogonalität des Berechnungsgitters bezieht sich auf den Winkel zwischen der Verknüpfungslinie d zwischen zwei benachbarten

Zellmittelpunkten und der Oberflächennormalen der Fläche zwischen den beiden Mittelpunkten, dies ist in Abbildung 2.11 für zwei Beispiele im zweidimensionalen Fall verdeutlicht. In der Approximation der diffusiven Terme auf dem Mittelpunkt der Oberfläche nach Gleichung (2.83) wird eine Aufspaltung des Normalenvektors $n_k = n_{\parallel} + n_{\nparallel}$ in einen orthogonalen Vektor $n_{\parallel}$ parallel zu d und einen nicht-orthogonalen Vektor $n_{\nparallel}$ vorgenommen. Die Berechnungen des parallelen Anteils erfolgt in jedem Iterationsschritt des Lösungsalgorithmus, während der nicht-parallele Anteil nach jedem Iterationsschritt als Korrekturterm angewendet wird. Je größer dieser Korrekturwert ist, desto instabiler werden die Berechnungen. Es wird daher ein möglichst kleiner Wert für die Nicht-Orthogonalität angestrebt. Ein Wert von $\theta = 0°$ entspricht orthogonalen Elementen, also vollständig parallelen Vektoren d und n_k.

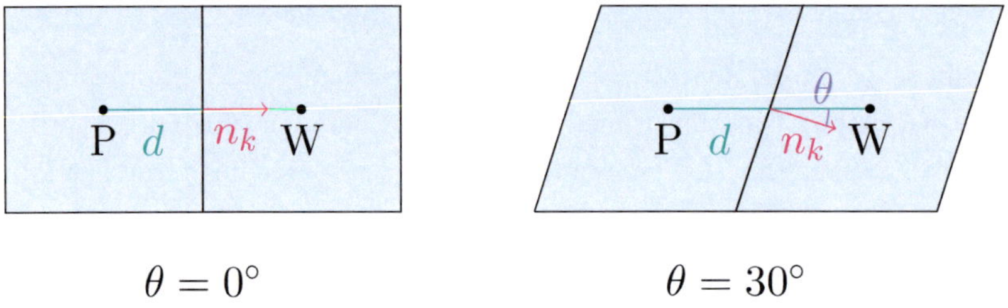

Abbildung 2.11.: Elemente mit unterschiedlicher Nicht-Orthogonalität θ.

Die Schiefheit δ: Die Schiefheit $\delta = w - w'$ ist definiert als die Distanz zwischen dem Schnittpunkt w′ der Verbindungslinie zweier benachbarter Zellmittelpunkte mit der gemeinsamen Fläche zwischen beiden und dem Mittelpunkt w dieser Fläche. Dies ist in Abbildung 2.12 visualisiert. Kleine Werte für die Schiefheit sind vorteilhaft. Größere Werte haben einen negativen Einfluss auf die Genauigkeit der Lösung.

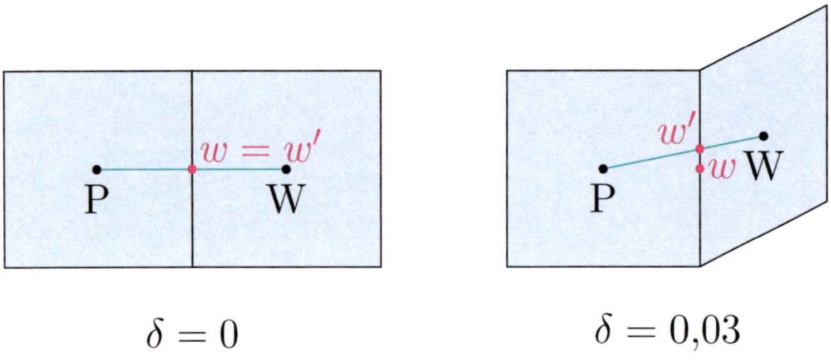

Abbildung 2.12.: Elemente mit unterschiedlicher Schiefheit δ.

Für diese Arbeit wurden Berechnungsgitter gewählt, die den Gütekriterien aus Tabelle

2.3 genügen. Die Gütekriterien entsprechen dabei den Standardeinstellungen aus der

Tabelle 2.3.: Verwendete Gütekriterien zur Erzeugung von Berechnungsgittern

Merkmal	Wert
Seitenverhältnis	$S \leq 1000$
Nicht-Orthogonalität	$\theta \leq 65$
Schiefheit	$\delta \leq 4$

Implementierung der Gittererzeugung in OpenFOAM.
Neben der Gitterqualität hat auch die Gitterfeinheit einen Einfluss auf die Genauigkeit der berechneten Lösung. Im Allgemeinen wird die Abhängigkeit der Lösung von der verwendeten Gittergröße h bestimmt, indem die Berechnung auf einem verfeinerten Gitter wiederholt wird. Sind die Veränderungen in den Lösungsvariablen klein, spricht man von einer gitterunabhängigen Lösung. Man bezeichnet den Vorgang auch als Gitterkonvergenztest.

2.5.3 Zeitliche Diskretisierung

Betrachtet man eine einfache gewöhnliche Differentialgleichung mit Anfangsbedingung

$$\frac{\mathrm{d}\phi(t)}{\mathrm{d}t} = f(t, \phi(t)), \quad \phi(t_0) = \phi^0, \tag{2.93}$$

so gibt es verschiedene Möglichkeiten, die Lösung $\phi^{n+1} = \phi(t_{n+1})$ zu einem Zeitschritt $n+1$ aus einer bekannten Lösung ϕ^n mit $\Delta t = t_{n+1} - t_n$ zu approximieren. Drei Möglichkeiten werden im Folgenden angegeben:

$$\phi^{n+1} = \phi^n + f(t_n, \phi^n)\Delta t \tag{2.94}$$

ist als Vorwärts-Eulermethode bekannt,

$$\phi^{n+1} = \phi^n + f(t_{n+1}, \phi^{n+1})\Delta t \tag{2.95}$$

wird als Rückwärts-Eulermethode bezeichnet und

$$\phi^{n+1} = \phi^n + f(t_{n+1/2}, \phi^{n+1/2})\Delta t \tag{2.96}$$

wird Mittelpunktsregel genannt. Die verschiedenen Methoden sind in 2.13 graphisch veranschaulicht. Es gibt einen wesentlichen Unterschied, welcher die erste Methode von den beiden anderen unterscheidet: Die Vorwärts-Eulermethode ist nur von der bekannten Lösung zum Zeitpunkt t_n abhängig, während die anderen Lösungen bei $t > t_n$ in die

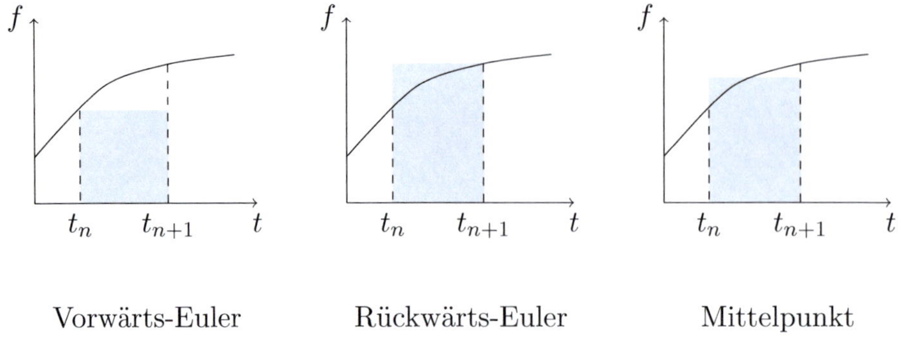

Abbildung 2.13.: Die Darstellung zeigt die zeitliche Diskretisierung der Funktion $f(t)$ mit den drei genannten Diskretisierungsmethoden. Die Höhe des grauen Rechtecks markiert dabei den für $f(t)$ verwendeten Interpolationswert.

Betrachtung miteinbeziehen. Man bezeichnet Diskretisierungen des Typs der Vorwärts-Eulermethode als *explizite* Diskretisierung, die Rückwärts-Eulermethode oder die Mittelpunktsmethode als *implizite* Diskretisierung. Eine zeitliche Diskretisierungsmethode ist nach Definition stabil, wenn sie nur beschränkte Lösungen generiert, sofern die zugrunde liegenden Differentialgleichungen beschränkt sind. Für die explizite Vorwärts-Eulermethode liegt Stabilität im Zusammenhang mit Gleichungen der Strömungsmechanik nach dieser Definition nur dann vor, wenn

$$u\frac{\Delta t}{\Delta x} < 1 \tag{2.97}$$

gilt [9]. Hierbei bezeichnet u die Geschwindigkeit der Strömung und Δx die räumliche Diskretisierung, d.h. die Gittergröße. Die Bedingung (2.97) wird nach ihren Erfindern Courant-Friedrichs-Lewy-Bedingung, kurz CFL-Bedingung, genannt und das Verhältnis

$$\text{CFL} = u\frac{\Delta t}{\Delta x} \tag{2.98}$$

als CFL-Zahl oder Courant-Zahl bezeichnet. Die CFL-Bedingung bedeutet im Kontext numerischer Strömungsmechanik, dass die zeitliche Diskretisierung für die explizite Vorwärts-Eulermethode so klein gewählt werden muss, dass sich die Strömung in jedem Zeitschritt nur ein Gitterelement weiter bewegen darf.

Die anderen genannten impliziten Diskretisierungsmethoden sind bedingungslos stabil, d.h. es müssen keine Einschränkungen an die gewählte Zeitschrittgröße gestellt werden, um die Beschränktheit der Lösung zu gewährleisten. Dafür müssen aber iterative Lösungsmethoden eingesetzt werden, um die Lösungen für $t > t_n$ zu extrapolieren. Die expliziten Methoden auf der einen Seite benötigen weniger Computerspeicherplatzressourcen und weniger Berechnungszeit pro Zeitschritt, reagieren aber instabil auf große Zeitschritte. Die impliziten Methoden auf der anderen Seite benötigen mehr Arbeitsspeicher und höhere Berechnungszeiten sind aber stabil auch für große Zeitschritte. Für Probleme der numerischen Strömungsmechanik haben sich daher Verfahren etabliert, welche explizite und implizite Diskretisierungen miteinander kombinieren, sie werden als *semi-implizit* bezeichnet. Hier wird zunächst ein expliziter Prädiktor berechnet, welcher dann durch implizite Methoden korrigiert wird. Das Verfahren ist im folgenden Abschnitt erläutert.

2.6 Numerische Berechnung

Die diskretisierte Impulserhaltungsgleichung mit implizierter Methodik kann durch

$$a_p(\boldsymbol{u})u_{i,P} + \sum_l a_{l,P}(\boldsymbol{u})u_{i,l} = -\left(\frac{\delta p}{\delta x_i}\right)_P \tag{2.99}$$

beschrieben werden, hierbei bezeichnet $u_{i,P}$ ein Element des gesuchten diskreten Lösungsvektors $\boldsymbol{u}$ der Geschwindigkeit im Kontrollvolumen P in Raumrichtung i. Die symbolische Darstellung $\delta p/\delta x_i$ bezeichnet die diskretisierte partielle Ableitung. Die Koeffizienten $a_p(\boldsymbol{u})$ resultieren aus der räumlichen Diskretisierung und hängen von der gewählten Methodik ab. Der Summationsindex l läuft über alle Nachbarzellen, welche für die Diskretisierung verwendet werden. Die Nicht-Linearität der Impulserhaltung zeigt sich in der Abhängigkeit der Koeffizienten $a_p(\boldsymbol{u})$ vom Lösungsvektor $\boldsymbol{u}$.

Die besondere Herausforderung der numerischen Lösung von Gleichungssystemen, die aus Diskretisierungen der Navier-Stokes-Gleichungen hervorgehen, besteht in der Kopplung von Impuls- und Masseerhaltungsgleichungen. Im Rahmen dieser Arbeit werden Lösungsalgorithmen vorgestellt, welche zur Klasse der Druck-Korrektur-Algorithmen gehören. Diese werden auch als Projektionsalgorithmen bezeichnet. Die Berechnung der numerischen Lösung des folgenden Zeitschritts $t+1$, basierend auf einer Lösung des vorhergehenden Zeitschritts t, wird dabei in zwei Iterationsschritte unterteilt. Im ersten dieser Schritte erfolgt die Berechnung der Geschwindigkeit basierend auf der Impulserhaltungsgleichung, wobei der Druckgradient entweder vernachlässigt oder approximiert wird. Die somit berechnete Lösung kann noch nicht als Lösung für den nächsten Zeitschritt $t+1$ genommen werden, da die berechnete Geschwindigkeit im Allgemeinen die Massererhaltung verletzen wird. Daher wird im zweiten Schritt die Druckverteilung bestimmt und mit dieser die berechnete Geschwindigkeit korrigiert. Es handelt sich also um ein zweischrittiges Verfahren bei dem zunächst ein Impulserhaltungsprädiktor berechnet wird und anschließend eine Druckkorrektur vorgenommen wird. Der Begriff Projektion bezieht sich dabei darauf, dass zunächst eine vorläufige Lösung (Prädiktor) bestimmt wird, welche im Anschluss in den Raum der divergenzfreien Vektorfunktionen projiziert wird.

Die iterative Lösung eines statischen Problems kann nach der selben Strategie erfolgen wie die Lösung eines zeitabhängigen Problems. Während eine zeitabhängige Simulation eine Lösung für jeden diskreten Zeitschritt sucht, fasst eine statische Simulation diese Zeitschritte als Iterationsschritte auf, dann werden sie häufig als äußere Iterationsschritte bzw. als äußere Schleife bezeichnet. Nach jedem äußeren Iterationsschritt wird die Abfrage nach Erfüllung von Konvergenzkriterien getätigt.

Im Allgemeinen kann daher das Vorgehen eines Projektionsalgorithmus zur Lösung statischer oder zeitabhängiger Navier-Stokes-Probleme wie folgt zusammengefasst werden:

Schritt 1: Berechne aus den aktuellen Lösungen $\boldsymbol{u}_i^t$ und p^t die Koeffizienten a und die Ableitung $(\delta p/\delta x_i)$.

Schritt 2: Löse die diskretisierte Impulserhaltungsgleichung (2.99), um den Prädiktor u^* zu erhalten. Dieser erfüllt die Masseerhaltung noch nicht.

Schritt 3: Löse die Druckgleichung, um die neue Druckverteilung p^{t+1} zu erhalten.

Schritt 4: Verwende den Druck p^{t+1} zur Korrektur des Geschwindigkeitsfelds, um die neue Lösung $\boldsymbol{u}_i^{t+1}$ zu erhalten.

Schritt 5: Für statische Verfahren teste auf Konvergenz, bei Nichterfüllung oder zeitabhängigen Berechnungen fahre mit Schritt 1 für den nächsten Zeitschritt fort.

In der genauen Umsetzung dieses allgemeinen Algorithmus unterscheiden sich eine Vielzahl an Verfahren, welche heutzutage im Einsatz sind. Die im Rahmen dieser Arbeit angewendeten Verfahren werden im Folgenden genauer dargestellt: Eine Methode stellt die semi-implizite Methode für druckverbundene Gleichungen (engl.: *Semi-Implicit Method for Pressure Linked Equations*, SIMPLE) nach Caretto [7] dar. Für die Lösungen von Geschwindigkeit und Druck werden die Darstellungen

$$u_i^{t+1} = u_i^* + u_i^{'}, \qquad p^{t+1} = p^t + p^{'} \tag{2.100}$$

verwendet. Diese neuen Lösungen sollen die diskretisierte Impulserhaltung erfüllen

$$a_p(\boldsymbol{u}^t)u_{i,P}^{t+1} + \sum_l a_{l,P}(\boldsymbol{u}^t)u_{i,l}^{t+1} = -\left(\frac{\delta p^{t+1}}{\delta x_i}\right)_P . \tag{2.101}$$

Die diskretisierte Impulserhaltungsgleichung wird auch von u_i^* und p^t erfüllt. Durch Subtraktion erhält man daher

$$a_P(\boldsymbol{u}^t)u_{i,P}^{'} + \sum_l a_{l,P}(\boldsymbol{u}^t)u_{i,l}^{'} = -\left(\frac{\delta p^{'}}{\delta x_i}\right)_P . \tag{2.102}$$

Formal wird die Lösung durch

$$u'_{i,P} = \tilde{u}'_{i,P} - \frac{1}{a_P(\boldsymbol{u}^t)} \left(\frac{\delta p'}{\delta x_i} \right)_P \tag{2.103}$$

repräsentiert, wobei $\tilde{u}'_{i,P}$ eine unbekannte Funktion ist, welche durch (2.103) definiert ist. Durch Einsetzen in die Massererhaltungsgleichung

$$\left. \frac{\delta u_i^{t+1}}{\delta x_i} \right|_P = 0 \tag{2.104}$$

ergibt sich

$$\frac{\delta}{\delta x_i} \left(\frac{1}{a_P(\boldsymbol{u}^t)} \frac{\delta p'}{\delta x_i} \right)_P = \left(\frac{\delta u_i^*}{\delta x_i} \right)_P + \left(\frac{\delta \tilde{u}'_i}{\delta x_i} \right)_P, \tag{2.105}$$

wobei Summation über gleiche Indizes angenommen wird. Im SIMPLE-Algorithmus wird nun der Term $\tilde{u}'_i$ vernachlässigt, um aus den somit vereinfachten Gleichungen (2.103) und (2.105) p' und $u'_{i,P}$ zu berechnen. Es gibt keine theoretische Grundlage, auf welcher diese Vereinfachung erfolgt, dennoch konvergiert dieses Verfahren für viele Anwendungen. Die Konvergenz kann aber beschleunigt werden, indem statt des völligen Löschens der Terme $\tilde{u}'_i$ aus den Gleichungen Approximationen für diese Terme eingeführt werden. Dazu wird Gleichung (2.102) nach $u'_{i,P}$ aufgelöst und in Gleichung (2.103) eingesetzt, um

$$\tilde{u}'_{i,P} = -\frac{\sum_l a_{l,P}(\boldsymbol{u}^t) u'_{i,l}}{a_P(\boldsymbol{u}^t)} \tag{2.106}$$

zu erhalten. Nun wird der Wert u'_i im Kontrollvolumen P durch benachbarte Werte approximiert

$$\sum_l al, P(\boldsymbol{u}^t) u'_{i,l} \approx u'_{i,P} \sum_l a_{l,P}(\boldsymbol{u}^t). \tag{2.107}$$

Dadurch kann die gewünschte Approximation

$$\tilde{u}'_{i,P} \approx -u'_{i,P} \frac{\sum_l a_{l,P}(\boldsymbol{u}^t)}{a_P(\boldsymbol{u}^t)} \tag{2.108}$$

gebildet werden und für die Berechnung des Druckfelds und der Geschwindigkeitskorrektur verwendet werden. Diese Abwandlung des Algorithmus bezeichnet man als SIMPLE konsistent (engl.: *SIMPLE consistent*, SIMPLEC). Er wurde von Doormall und Raithby 1984 entwickelt [92].

Eine andere Methode verfolgt zunächst die Strategie des SIMPLE-Verfahrens ohne den Term $\tilde{u}'_i$, um in einem ersten Korrekturschritt das Geschwindigkeitsfeld zu berechnen.

Basierend auf diesem werden die $u_i^{'}$ berechnet, über welche

$$\tilde{u}_{i,P}^{'} = -\frac{\sum_l al, P(\boldsymbol{u}^t)u_{i,l}^{'}}{a_P(\boldsymbol{u}^t)} \tag{2.109}$$

bestimmt werden kann und somit als zweiter Korrekturschritt durch

$$u_{i,P}^{''} = \tilde{u}_{i,P}^{'} - \frac{1}{a_P(\boldsymbol{u}^t)}\left(\frac{\delta p^{''}}{\delta x_i}\right)_P \tag{2.110}$$

und

$$\frac{\delta}{\delta x_i}\left(\frac{1}{a_P(\boldsymbol{u}^t)}\frac{\delta p^{''}}{\delta x_i}\right)_P = \left(\frac{\delta \tilde{u}_i^{'}}{\delta x_i}\right)_P \tag{2.111}$$

mit einbezogen werden kann. Dieser Algorithmus wurde von Issa entwickelt und als Druck-implizit mit Operatortrennung (engl.: *Pressure Implicit with Splitting Operators*, PISO) bezeichnet [40].

Die Lösungsalgorithmen für den SIMPLE, SIMPLEC und PISO-Algorithmus ist im Folgenden in einzelne Schritte unterteilt und gegenüber gestellt:

1. Definiere initiale Druck- und Geschwindigkeitsfelder p^0, $\boldsymbol{u}^0$.
2. Berechne Koeffizienten $a(\boldsymbol{u}^t)$.
3. Löse

$$a_P(\boldsymbol{u}^t)u_{i,P}^* + \sum_l a_{l,P}(\boldsymbol{u}^t)u_{i,l}^* = -\left(\frac{\delta p^t}{\delta x_i}\right)_P$$

   , um den Prädiktor $u_{i,P}^*$ zu bestimmen.
4. **SIMPLE/PISO**: Löse die approximierte Druckgleichung

$$\frac{\delta}{\delta x_i}\left(\frac{1}{a_P(\boldsymbol{u}^t)}\frac{\delta p^{'}}{\delta x_i}\right)_P$$

   SIMPLEC: Löse die konsistente Druckgleichung

$$\frac{\delta}{\delta x_i}\left[\frac{1}{a_P(\boldsymbol{u}^t) + \sum_l a_{l,P}(\boldsymbol{u}^t)}\left(\frac{\delta p^{'}}{\delta x_i}\right)\right]_P = \left(\frac{\delta u_i^*}{\delta x_i}\right)_P.$$

5. **SIMPLE/PISO**: Berechne Geschwindigkeitskorrekturfaktor

$$u_{i,P}^{'} = -\frac{1}{a_P(\boldsymbol{u}^t)}\left(\frac{\delta p^{'}}{\delta x_i}\right)_P$$

SIMPLEC: Berechne Geschwindigkeitskorrekturfaktor

$$u_{i,P}^{'} = -\frac{1}{a_P(\boldsymbol{u}^t) + \sum_l a_{l,P}(\boldsymbol{u}^t)} \left(\frac{\delta p^{'}}{\delta x_i}\right)_P$$

6. **PISO**: Berechne zweite Druckkorrektur

$$\frac{\delta}{\delta x_i}\left(\frac{1}{a_P(\boldsymbol{u}^t)}\frac{\delta p^{''}}{\delta x_i}\right)_P = \left(\frac{\delta \tilde{u}_i^{'}}{\delta x_i}\right)_P$$

und Geschwindigkeitskorrektur

$$u_{i,P}^{''} = \tilde{u}_{i,P}^{'} - \frac{1}{a_P(\boldsymbol{u}^t)}\left(\frac{\delta p^{''}}{\delta x_i}\right)_P$$

7. Aktualisiere die Geschwindigkeits- und Druckfelder

$$u_{i,P}^{t+1} = u_{i,P}^{*} + u_{i,P}^{'},\ p^{t+1} = p^t + p^{'} \text{ bzw. } u_{i,P}^{t+1} = u_{i,P}^{*} + u_{i,P}^{''},\ p^{t+1} = p^t + p^{''}$$

8. Falls $t \geq t_{\text{end}}$ bzw. $res < tol$: ENDE, sonst weiter mit Schritt 2.

Hierbei bezeichnet t_{end} den letzten gewünschten Zeitschritt und *res* das Residuum, welches für eine statische Berechnung kleiner als *tol* sein soll. In dieser Arbeit wird in der Regel tol $= 10^{-3}$ gewählt. In der Implementierung der Algorithmen in OpenFOAM wird das Residuum wie folgt definiert: Gesucht sei die Lösung eines linearisierten Gleichungssystems

$$Ax = b. \tag{2.112}$$

Ein solches Gleichungssystem folgt aus der Linearisierung der Impulsgleichung für die Geschwindigkeit und der Massererhaltung für den Druck in jedem Zeitschritt bzw. Iterationsschritt. Das Residuum

$$r = b - Ax \tag{2.113}$$

wird mit

$$n = \sum \left(|Ax - A\bar{x}| + |b - A\bar{x}|\right) \tag{2.114}$$

normalisiert, wobei $\bar{x}$ den gemittelten Lösungsvektor bezeichnet. Das Residuum ergibt sich als

$$res = \frac{1}{n}\sum |b - Ax|. \tag{2.115}$$

Die Berechnungen in den Schritten 4 und 6 erfordert jeweils die Lösung linearer Gleichungssysteme, welche spärlich besetzt sind und durch verschiedene Methoden effizient gelöst werden können, auf welche in dieser Arbeit nicht näher eingegangen wird.

Die SIMPLE- und SIMPLEC-Varianten werden oft zur Lösung statischer Fluidprobleme

eingesetzt, während der PISO-Algorithmus für dynamische Strömungen bevorzugt wird. Prinzipiell eignen sich aber alle vorgestellten Varianten für statische und dynamische Strömungen. Eine Variante, welche den SIMPLE- oder SIMPLEC-Algorithmus mit dem PISO-Algorithmus kombiniert, ist der PIMPLE-Algorithmus. Der PIMPLE-Algorithmus ist für dynamische Strömungen konzipiert. Er verfolgt zunächst das gleiche Vorgehen wie der PISO-Algorithmus, jedoch wird zusätzlich in jedem Zeitschritt die Impulserhaltungsgleichung und die Masseerhaltungsgleichung unter Vernachlässigung der zeitlichen Veränderungsrate als statisches Problem mit dem SIMPLE- oder SIMPLEC-Algorithmus gelöst. Im PIMPLE-Algorithmus kann somit für jeden Zeitschritt ein genaueres Ergebnis erzielt werden, bzw. durch ein Residuum die gewünschte Genauigkeit jedes Zeitschritts definiert werden. Dies erhöht in der Regel die Stabilität des Lösungsprozesses und erlaubt daher die Verwendung größerer Zeitschritte.
In dieser Arbeit wird für die Lösung statischer Probleme der SIMPLEC-Algorithmus und für die Lösung dynamischer Probleme der PIMPLE-Algorithmus verwendet.
Die Betrachtung der mathematisch-physikalischen Grundlagen zur Simulation von Strömungen im Kontext der Luftströmung in den oberen Atemwegen ist damit abgeschlossen. Im nachfolgenden Abschnitt wird auf eine Methode zur Geschwindigkeitsmessung als experimentelle Validierungsmodalität eingegangen.

2.7 Flusssensitive Magnetische Resonanztomographie

Bei der flusssensitiven magnetischen Resonanztomographie handelt es sich um ein Verfahren zur quantitativen Geschwindigkeitsmessung von strömenden Fluiden mit Magnetresonanztomographen (MRT). Man bezeichnet diese Technik auch als Phasenkontrast-Magnetresonanztomographie (engl.: *phase contrast magnetic resonance imaging*, PC-MRI) [13, 66]. Die bildgebende Eigenschaft von Magnetresonanztomographen basiert auf den effektiven Kernspins, welche allen Atomen mit ungerader Anzahl an Kernteilchen eigen ist. Es handelt sich dabei um eine quantenmechanische Eigenschaft, welche oftmals mit dem Drehimpuls der klassischen Mechanik verglichen wird. Anders als jener ist sein Betrag aber unveränderlich. Der Kernspin ist atomar spezifisch und resultiert aus den Spins der einzelnen Kernteilchen nach dem Pauli-Prinzip [21]. Ein Atom mit einem Kernspin ist immer magnetisch, es hat ein magnetisches Moment m. Im feldfreien Raum ist die Ausrichtung dieses magnetischen Moments jedes Atoms zufällig, eine Gesamtmagnetisierung eines Ensembles von Atomen ist daher nicht festzustellen. Wird jedoch ein Magnetfeld angelegt, richten sich die magnetischen Momente parallel oder antiparallel zur Feldrichtung aus. Ein kleiner Überschuss bildet sich bei den parallelen Spins aus und formt daher eine makroskopische Magnetisierung des Ensembles. Dies ist in Abbildung 2.14 dargestellt.

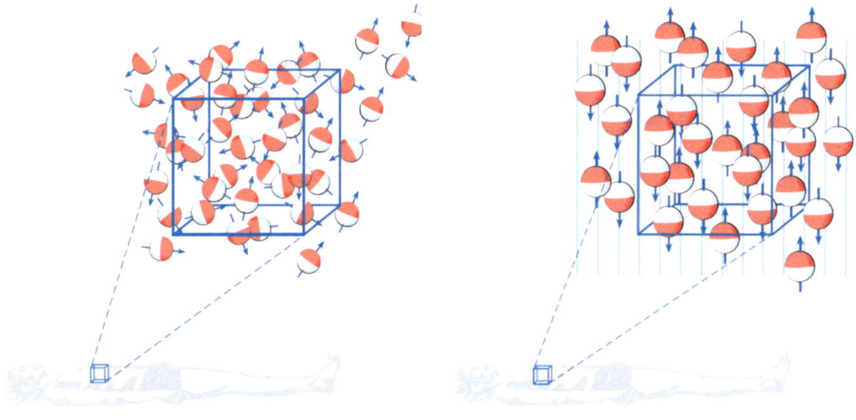

feldfreier Raum | senkrechtes Magnetfeld

Abbildung 2.14.: Darstellung der Orientierung der Spinmagnete beispielhaft im menschlichen Körper visualisiert mit und ohne angelegtem Magnetfeld. Die Darstellungen stammen aus [85].

Neben der parallelen oder antiparallelen Ausrichtung beginnen die Spins auch um ein angelegtes Magnetfeld B_0 zu präzedieren mit der Lamorfrequenz

$$\omega = \gamma B_0, \tag{2.116}$$

hierbei bezeichnet γ das gyromagnetische Verhältnis, welches teilchenspezifisch ist. Mit einem in der Lamorfrequenz rotierenden, hochfrequentem, magnetischen Wechselfeld (HF-Puls) können Spins beeinflusst werden und ihre Ausrichtung verändert werden. Während bei der klassischen Bildgebung mit dem MRT gewebespezifische Relaxationszeiten der Magnetisierung in longitudinaler und Querrichtung eine Rolle spielen, konzentriert sich die Phasenkontrast-Bildgebung auf die Phase der Präzessionsbewegung. Die Phase der Präzessionsbewegung eines Atoms ist zufällig. Da die Lamorfrequenz aber von der Stärke des Magnetfelds abhängt, kann durch Veränderung des statischen Magnetfelds eine Phasenverschiebung der Präzessionsbewegung erreicht werden. Bei einem homogenen Magnetfeld erfahren alle Spins eine homogene Phasenverschiebung, unabhängig davon, ob sich die betrachteten Atome in Ruhe oder Bewegung befinden. Dies ändert sich durch Verwendung eines Gradientenfelds $\boldsymbol{G}$, dabei handelt es sich um ein statisches Magnetfeld, dessen Magnetfeldstärke in einer Richtung ansteigt. Die Lamorfrequenz der Spins ist nun ortsabhängig, dementsprechend erfahren sie eine Phasenverschiebung je nach Lage. Bewegt sich ein Atom entlang des Gradienten, erfährt es eine Phasenverschiebung, welche abhängig von der Geschwindigkeit des bewegenden Spins ist. Dies ist in Abbildung 2.15 visualisiert.

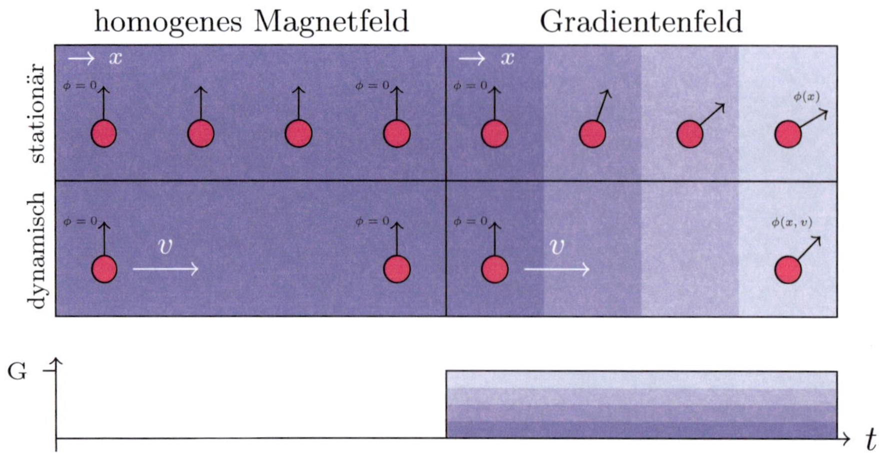

Abbildung 2.15.: Die Darstellung zeigt die Beeinflussung der Phasenverschiebung ϕ der Spins in Ruhe (oben) und in Bewegung (unten) in einem homogenen Magnetfeld (links) und bei einem Gradientenmagnetfeld der Stärke G (rechts). Das homogene Magnetfeld bewirkt bei stehenden und sich bewegenden Spins keine unterschiedliche Phasenverschiebung. Im Gegensatz dazu resultiert aus dem Gradientenfeld eine Phasenverschiebung, welche für stationäre Spins vom Ort (und daher von der Gradientenstärke) abhängig ist. Im Falle von dynamischen Spins ist die Phasenverschiebung sowohl vom Ort als auch von der Geschwindigkeit des Spins abhängig. Die Darstellung ist an die Originaldarstellung angelehnt [53].

Sei die Position eines Spins näherungsweise durch

$$\boldsymbol{r}(t) = \boldsymbol{r}_0 + \boldsymbol{v}_0 t + \frac{1}{2}\boldsymbol{a}_0 t^2 + \dots \tag{2.117}$$

beschrieben, mit der Startgeschwindigkeit $\boldsymbol{v}_0$ und der Beschleunigung $\boldsymbol{a}_0$. Die Phase kann im Beisein des Gradientenfelds durch

$$\begin{aligned}\phi(t) =& \phi_0(\boldsymbol{r}) + \int_0^t \omega(t')\,\mathrm{d}t' \\ =& \phi_0(\boldsymbol{r}) + \gamma \int_0^t \boldsymbol{G}(t') \cdot \boldsymbol{r}(t')\,\mathrm{d}t'\end{aligned} \tag{2.118}$$

angegeben werden [66], hierbei ist ϕ_0 die initiale Phasenverschiebung. Nach Taylorentwicklung ergibt sich

$$\begin{aligned}\phi(t) =&\phi_0(\boldsymbol{r}) + \gamma \int_0^t \boldsymbol{G}(t') \cdot \boldsymbol{r}(t')\,\mathrm{d}t' \\ =&\phi_0(\boldsymbol{r}) + \boldsymbol{r}_0 \cdot \gamma \int_0^t \boldsymbol{G}(t')\,\mathrm{d}t' + \boldsymbol{v}_0 \cdot \gamma \int_0^t t'\boldsymbol{G}(t')\,\mathrm{d}t' + \frac{1}{2}\boldsymbol{a}_0 \cdot \gamma \int_0^t (t')^2\boldsymbol{G}(t')\,\mathrm{d}t' + \dots\end{aligned} \tag{2.119}$$

Die magnetischen Momente $\boldsymbol{M}_i$ sind durch

$$\boldsymbol{M}_i = \int_0^t (t')\boldsymbol{G}(t')\,\mathrm{d}t' \tag{2.120}$$

gegeben [66]. Hieraus ergibt sich für die Phasenverschiebung

$$\phi(t) = \phi_0(\boldsymbol{r}) + \boldsymbol{r}_0 \cdot \gamma\boldsymbol{M}_0 + \boldsymbol{v}_0 \cdot \gamma\boldsymbol{M}_1 + \frac{1}{2}\boldsymbol{a}_0 \cdot \gamma\boldsymbol{M}_2 + \dots \tag{2.121}$$

Um ein geschwindigkeitskodiertes Bild zu erhalten, wird eine Sequenz eines Pärchens bipolarer Gradienten genutzt, d.h. es wird zunächst für eine Zeit τ ein Gradient in eine Richtung angelegt, im Anschluss wird ein gleich starker Gradient in umgekehrter Richtung angelegt. Dadurch werden Phasenverschiebungen der statischen Atome, welche positionsabhängig sind, wieder zurückgenommen. Dies ist in Abbildung 2.16 dargestellt. Ein bipolarer Gradient, wie dort visualisiert, hat eine Nettofläche von null, daher ein verschwindendes Nullmoment $M_0 = 0$, man spricht auch von Momentauslöschung (engl.: *moment nulling*). Unter Vernachlässigung der Beschleunigung und höherer Terme ergibt sich für die Phasenverschiebung

$$\phi(t) = \phi_0(\boldsymbol{r}) + \boldsymbol{v}_0 \cdot \gamma\boldsymbol{M}_1. \tag{2.122}$$

Aus den gemessen Phasenverschiebungen lassen sich daher die Flussgeschwindigkeiten strömender Medien berechnen.
Die gemessene Phase einer einzelnen Akquisition ist allerdings noch nicht alleinig auf die Anwendung des bipolaren Gradienten zurückzuführen. Der Phasenterm ϕ_0 ist voxelspezifisch und hängt beispielsweise von B_0-Inhomogenitäten, Suszeptibilitätsunterschieden, Wirbelströmen und Pulsinhomogenitäten ab [65]. Durch den Vergleich mit einer weiteren Akquisition mit unterschiedlichem bipolarem Gradienten, kann der Einfluss von ϕ_0 aus der Phasenverschiebung subtrahiert werden. Ein wichtiger Parameter

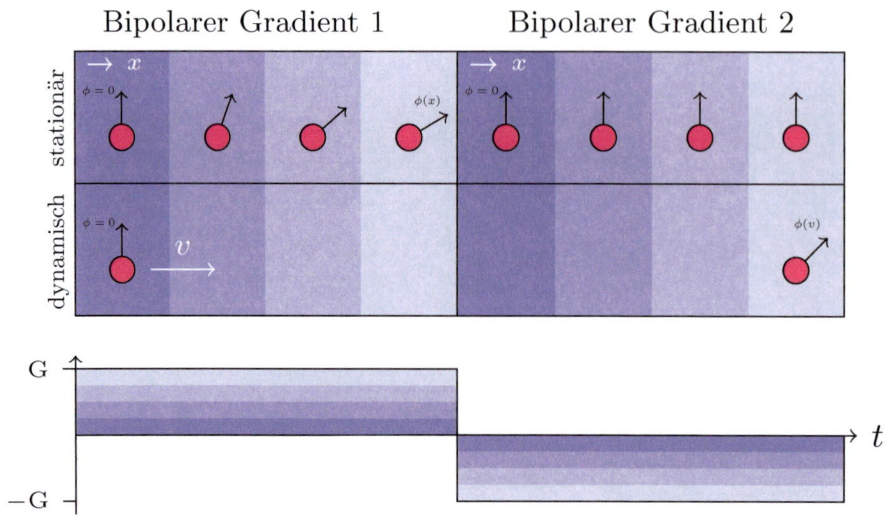

Abbildung 2.16.: Die Darstellung zeigt die resultierende Phasenverschiebung ϕ unter Verwendung eines bipolaren Gradientenfelds. Die stationären Spins erfahren durch den ersten Teil des bipolaren Gradienten eine positionsabhängige Phasenverschiebung, welche durch den zweiten Teil des umgekehrten bipolaren Felds wieder genullt wird. Die dynamischen Spins weisen hingegen am Ende des bipolaren Gradienten eine Phasenverschiebung auf, welche proportional zur Geschwindigkeit des Spins ist.

stellt dabei der Geschwindigkeitskodierungswert (engl.: *Velocity ENCoding value*, VENC)

$$\mathrm{VENC} = \frac{\pi}{\gamma M_1} \tag{2.123}$$

dar, er beschreibt die Geschwindigkeit, welche eine Verschiebung um π Radianten hervorruft. Geschwindigkeitsmessungen können nur für Phasenverschiebungen zwischen $\pm\pi$ erfolgen. Die Wahl des VENC ist also ein vorher einzustellender Parameter, welcher im Regelfall etwas oberhalb der größten zu erwartenden Geschwindigkeit festgelegt wird.

Eine gute mathematische Darstellung der Phasenkontrast-MRT-Bildgebung und des Zusammenhangs zum Signal-Rausch-Verhältnis findet sich bei Elkins [15].

In der medizinischen Anwendung kommt dieses Verfahren hauptsächlich zur MR-basierten Angiografie zum Einsatz, als strömendes Medium wird das Blut untersucht. Im Rahmen dieser Arbeit ist die quantitative Auswertung von Strömungen in den oberen Atemwegen das Ziel. Um mittels MRT-Technologien einen guten Bildkontrast erreichen zu können, ist eine deutliche Magnetisierung notwendig, da diese signalgebend ist. Für die morphologische Darstellung menschlicher Körper ist der Wassergehalt des Gewebes entscheidend, denn das Wasserstoffatom ist Hauptsignalgeber im menschlichen Körper, man spricht in diesem Zusammenhang oft von der Protonendichte des Gewebes.

Die Protonendichte im Atemfluss ist allerdings nicht ausreichend zur flusssensitiven Darstellung. Es gibt Möglichkeiten die Atemluft mit hyperpolarisiertem Helium anzureichern und somit den Kontrast des strömenden Mediums im MRT zu erhöhen [11]. Da dies aber für Probanden eine erhöhte Belastung bedeutet, stellt die Möglichkeit der Untersuchung von antropomorphen Nachbildungen eine risikoarme Alternative dar. In diesen Atemwegsphantomen kann ein Fluss von Wassergemischen aufgrund der hohen Protonendichte als signalgebendes Medium dienen.
Im Rahmen dieser Arbeit kommt eine Wasser-Glycerin-Mischung zum Einsatz, da die verwendete, MR-kompatible Flusspumpe (CardioFlow 5000 MR Programmable Physiological Flow Pump, Shelley Medical Imaging Technologies, Toronto, Kanada) für diese Mischung optimiert ist. Durch die Veränderung der Dichte des strömenden Fluids, kann durch die Anpassung der Flussgeschwindigkeit die gleiche Reynoldszahl erreicht werden, es bilden sich demnach in beiden Strömungssituationen sowohl für Luft als auch für die Wasser-Glycerin-Mischung gleiche Strömungsmuster aus.
es gibt drei Parameter, die den Kontrast der resultierenden Geschwindigkeitsbilder maßgeblich beeinflussen:

Die Repetitionszeit TR bezeichnet die Zeit zwischen zwei aufeinander folgenden Anregungen,

die Echozeit TE bezeichnet die Zeitspanne nach der Anregung bis zur Messung des Signals und

der Kippwinkel (engl.: *flip angle*) bezeichnet den Winkel, um welchen die Magnetisierung aus der Longitudinalen gekippt wird.

Je länger die Repetitionszeit ist, um so stärker finden die Spins wieder zurück in die parallel bzw. antiparallele Ausrichtung zurück. Je größer der Anteil an longitudinaler Magnetisierung, desto größer auch die Anregung durch den nachfolgenden HF-Impuls. Für eine kurze Echozeit sind schwache Signale zu messen, da die Relaxation der Spins noch nicht weit fortgeschritten ist, bei zunehmender Echozeit und damit Relaxation vergrößert sich das Signal und verbessert damit das Signal-zu-Rausch-Verhältnis. Die messbare Magnetisierung, ist diejenige, die auf der longitudinalen Ebene gekippt wurde, der Kippwinkel beeinflusst damit das Signal-zu-Rausch-Verhältnis. Adäquate Werte des Kippwinkels hängen von der Echozeit, der Repetitionszeit der Schichtdicke und der Geschwindigkeit des strömenden Mediums ab.
Die Werte von TE und TR hängen eng miteinander zusammen und werden in Abhängigkeit von dem betrachteten Medium, der Puls-Sequenz und der Bilddomäne durch eine Kalibrierungsmessung bestimmt. Ein adäquaten Wert für den Kippwinkel kann basierend darauf berechnet werden [17].
Die Geschwindigkeitsmessungen mit Phasenkontrast-MRT-Technik werden im Rahmen dieser Arbeit zur Validierung simulierter Geschwindigkeiten in Atemwegsmodellen von Schlafapnoe-Patienten eingesetzt. Im folgenden Kapitel ist die Aufbereitung medizini-

scher Datensätze zu digitalen und Hardware-Modellen für numerische und physische Experimente beschrieben. Außerdem wird eine vereinfachte, idealisierte Atemwegsgeometrie beschrieben.

Kapitel 3

Datengrundlage

Diese Arbeit befasst sich mit der numerischen Simulation von Strömungen in den oberen Atemwegen in Bezug auf die obstruktive Schlafapnoe-Erkrankung. In diesem Kontext finden insgesamt drei verschiedene Modelle Anwendung zur Beurteilung der Strömungssituationen. Bei einem der drei Modelle handelt es sich um einen idealisierten Atemweg. Die beiden anderen Modelle sind anthropomorphe Rekonstruktionen individueller Atemwegsgeometrien von zwei Schlafapnoe-Patienten.

3.1 Beschreibung des idealisierten Atemwegs

Reversible Weichteilverformungen, welche zu Atemaussetzern während des Schlafens führen können, finden bei Schlafapnoe-Patienten im pharyngealen Bereich statt. Der Pharynx kann vereinfacht als eine röhrenförmige Struktur mit variierendem Durchmesser angenommen werden. Als vereinfachtes, idealisiertes Modell findet in dieser Arbeit eine Röhre mit kreisförmigem Querschnitt $D = 25{,}9\,\mathrm{mm}$ Anwendung, welche eine sinusförmige Verengung auf eine Mindestfläche von 75 % aufweist. Die Form des Modells

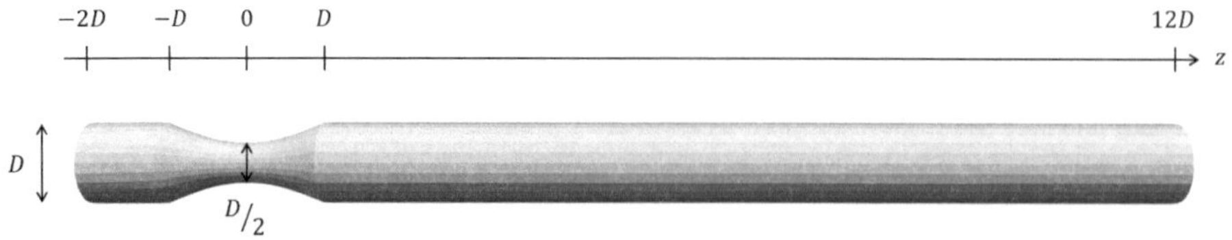

Abbildung 3.1.: Die Darstellung zeigt das idealisierte Atemwegsmodell als eine Röhre mit kreisförmigen Querschnitt, welche unverengt einen Durchmesser von $D = 25{,}9\,\mathrm{mm}$ aufweist und eine sinusförmige Engstelle mit minimalem Durchmesser von $D/2$ enthält. Ein kurzer Einlassbereich befindet sich vor und ein längerer Ausströmbereich hinter der Verengung.

orientiert sich an einem Modell, welches von Ahmed und Giddens [2] zur Erforschung von Strömungsmustern in stenotischen Arterien verwendet wurde. Für dieses idealisierte Modell liegen Geschwindigkeitsmessungen mit Laser-Doppler-Anemometrie von Ahmed und Giddens vor. Auch bei Arterien kann von röhrenartigen Strukturen mit einem kreisförmigen Querschnitt ausgegangen werden. Der wesentliche Unterschied zwischen den beiden idealisierten Modellen liegt neben dem strömenden Medium in der Größe der zu untersuchenden Strukturen. Auch Ahmed und Giddens bedienen sich hier dem Reynoldszahläquivalent, welches erlaubt, die Strömungssituation in einem vergrößerten Modell und mit einem Strömungsmedium anderer Viskosität zu untersuchen, sofern durch Anpassen der Strömungsgeschwindigkeit dieselbe Reynoldszahl wie in der In-vivo-Situation eingehalten wird. Die Messergebnisse von Ahmed und Giddens stellen daher eine gute Basis zum Vergleich für die hier erzielten Ergebnisse dar.

Zum Vergleich von Strömungssituationen im Blutkreislauf und im respirativen System muss noch auf die Unterschiedlichkeit der strömenden Medien hingewiesen werden. Im Gegensatz zum Newtonschen Fluid Luft handelt es sich bei Blut um ein strukturviskoses (scherverdünnendes) Medium. Bei größeren Scherkräften nimmt die Viskosität von Blut ab. Dem liegt die Verformung der roten Blutkörperchen zugrunde, welche für höhere Scherkräfte eine längliche Form annehmen und dadurch leichter durch kleine Gefäße transportiert werden können. Ahmed und Giddens verwendeten für ihre Experimente eine Wasser-Glycerin-Mischung als strömendes Medium. Hierbei handelt es sich auch um ein Newtonsches Fluid. Für größere Blutgefäße ist die Näherung mit diesem Medium hinreichend gut. Für die hier betrachtete Anwendung als idealisiertes Modell des Pharynx spielen nicht-Newtonsche Fluide aber keine Rolle und die Daten von Ahmed und Giddens eignen zum Vergleich.

In Abbildung 3.1 ist das digitale Modell des idealisierten Atemwegs gezeigt. Der Durchmesser von $D = 25{,}9\,\mathrm{mm}$ liegt im Bereich der menschlichen Anatomie. Zur Erstellung des physischen Modells wurde im 3D-Druckverfahren mit dem ProJet3510 HD (3D Systems, Rock Hill, USA) ein dem digitalen Modell entsprechendes, sinusförmiges Teilstück der Verengung von $-D$ bis D gedruckt und in eine Kunststoffröhre des Durchmessers D

eingeführt.

In der Abbildung 3.2 sind photographische Aufnahmen der Strömungssituation im idealisierten Modell von Ahmed und Giddens bei unterschiedlichen Strömungsgeschwindigkeiten dargestellt. Die Aufnahmen zeigen die Ausbildung eines Strahlstroms (engl.: *jet-*

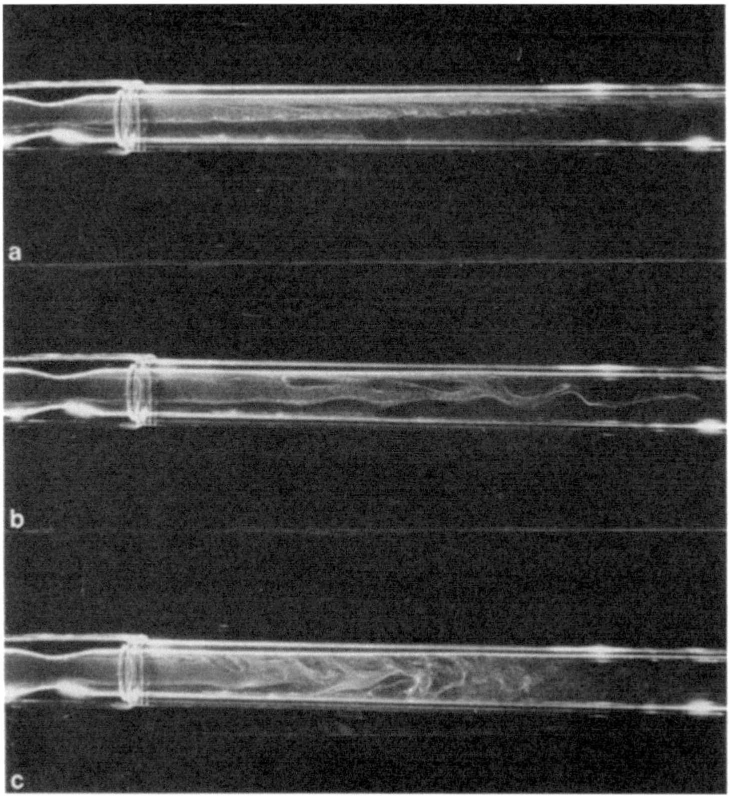

Abbildung 3.2.: Die Strömungsexperimente von Ahmed und Giddens [2] zeigen die Ausbildung eines Strahlstroms hinter der Verengung. Mit zunehmender Strömungsgeschwindigkeit von oben nach unten in der Darstellung nimmt die turbulente Fluktuation des Strahlstroms zu und der Zerfallsbereich nähert sich der Verengung an, d.h. der Strahlstrom wird verkürzt.

stream), eines scharf begrenzten Bandes hoher Geschwindigkeiten, nach dem Durchtritt durch den Verengungsbereich. Es zeigt sich hier, dass der Zerfall im weiteren Verlauf der Röhrenströmung abhängig von der gewählten Geschwindigkeit ist. Die Länge des Strahlstroms dient daher in dieser Arbeit als Parameter zur Verifikation von Simulationsergebnissen.

3.2 Beschreibung der anatomischen Atemwegsmodelle

Neben der Veranschaulichung durch das vereinfachte Modell werden zwei anthropomorphe Modelle von Schlafapnoe-Patienten betrachtet. Dabei handelt es sich um anatomisch-getreue Daten, welche aus tomographischen Bildern rekonstruiert werden. Im Folgenden werden die zugrunde liegenden Patientendaten beschrieben sowie die Erstellung der digitalen und physischen Modelle.

3.2.1 Patientendaten

Im Rahmen dieser Arbeit wurden zwei Patientenmodelle aus medizinischen Daten rekonstruiert. Hinweise zum Umgang mit Patientendaten finden sich im Anhang A.2. Zur Unterscheidung der beiden Modelle werden die Bezeichnungen Patient A und Patient B verwendet. Datengrundlage für den Patienten A bildet eine Volumen-CT-Aufnahme (Voxelgröße: $0{,}6 \times 0{,}6 \times 0{,}6\,\text{mm}^3$). Diese stammt aus dem Bestand eines Dentalmediziners zur Anfertigung einer Unterkieferprotrusionsschiene als Schlafapnoetherapie und wurde von der Firma HICAT GmbH, Bonn, zur Verfügung gestellt.
Die Datengrundlage des anthropomorphen Modells von Patient B stellt eine MRT-Aufnahme dar (Ingenia, Philips, Amsterdam, Voxelgröße: $0{,}58 \times 0{,}58 \times 0{,}58\,\text{mm}^3$).

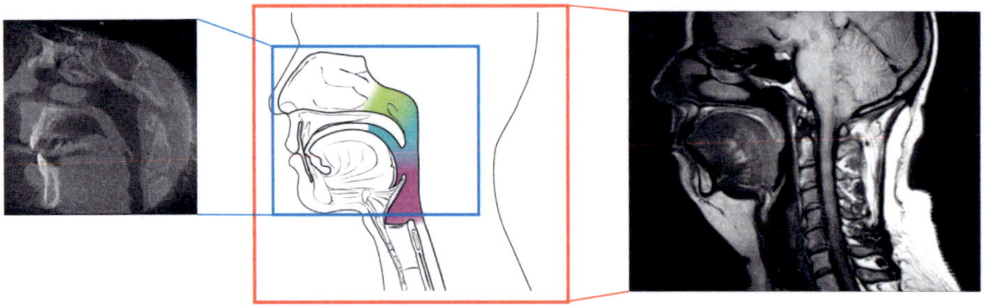

Abbildung 3.3.: Die Darstellung zeigt examplarische Sagittalschnitte der zur Erstellung der anthropomorphen Atemwegsmodelle verwendeten tomographischen Bilddaten. Der anatomische Ausschnitt für das Modell von Patient A aus dem Volumen-CT (links) ist in der schematischen Darstellung (Mitte) in blau markiert. Derjenige Ausschnitt der MR-Aufnahme von Patient B (rechts) ist dagegen in rot eingezeichnet. Die schematische Darstellung ist angelehnt an die Originaldarstellung [64], der farblich markierte Bereich zeigt von kranial nach kaudal den Naso-, Oro- und Laryngopharynx als für Schlafapnoe relevante Bereiche.

Exemplarische Schnittbilder der Patientenanatomien sind in Abbildung 3.3 dargestellt. Im Gegensatz zum Volumen-CT, welches den Fokus auf den dentalen und den

Mandibularbereich legt, enthält die MRT-Aufnahme von Patient B auch den weiteren kranialen sowie kaudalen Verlauf der respirativen Anatomie und ermöglicht somit das Inkludieren des Nasen- und unteren Rachenraums in das Modell.

3.2.2 Erstellung digitaler Modelle

Die Rekonstruktion der Modelle aus den tomographischen Bilddaten beinhaltet drei Schritte:

1. die Segmentierung des relevanten Bereichs in den Bilddaten,
2. die Oberflächentriangulierung aus dem segmentierten Bereich und
3. die Nachbearbeitung bzw. Neuvernetzung der Oberflächentriangulierung.

Für die Segmentierung bei Patient A wird der interessante Bereich zunächst durch anatomische Landmarken eingeschränkt: kranial wird der betrachtete Pharynx durch den harten Gaumen begrenzt, kaudal durch die Mitte des zweiten Halswirbels. In diesem Bereich wird eine automatische Segmentierung mit einem Wasserscheidenalgorithmus (engl.: *watershed*) durchgeführt. Die Idee dieses Verfahrens basiert darauf, sich das Grauwertbild als topographische Landkarte vorzustellen, bei welcher hohe Werte Berge und kleine Werte Täler repräsentieren. Diese Fläche wird gedanklich sukzessive mit Wasser gefüllt beginnend bei den Minima. Sobald sich die Wasserbassins mischen würden, wird eine Trennlinie zwischen diesen beiden eingefügt. So entstehen durch die unterschiedlichen Wasserbassins die Segmentierungen der verschiedenen Areale des Bildes. Mögliche Implementierungen dieses Algorithmus wurden von Meyer [58] beschrieben. Im Rahmen dieser Arbeit wird die Implementierung der MeVisLab-Software verwendet. MeVisLab ist eine Software-Entwicklungsumgebung für medizinische Bildverarbeitung und Visualisierung der MeVis Medical Solutions AG und des Fraunhofer Instituts MEVIS in Bremen [57].

Für Patient B wurde die kaudale Begrenzung im weiteren Verlauf des Pharynx am Ende des fünften Halswirbels gewählt. Die Nasenhöhle weist eine dünnkanalige, komplexe Struktur auf, welche sich nicht zufriedenstellend automatisch segmentieren lässt. Für Patient B wird daher ein semi-automatisches Segmentierungsverfahren der Software ITK-SNAP [102] verwendet, welches durch Experten der Klinik für Radiologie und Nuklearmedizin der Universitätsklinik Schleswig-Holstein in Lübeck angewendet wird. Dieses Verfahren ist zweischrittig: Im ersten Schritt wird ein sogenanntes Geschwindigkeitsbild $g(x)$ erzeugt, welches aus unterschiedlichen Bildinformationen berechnet werden kann. Im Rahmen dieser Arbeit wird für jede Voxelposition x anhand des Vergleichs des zugehörigen Grauwertes mit einem Schwellenwert der Geschwindigkeitswert erzeugt, welches für kleine Grauwerte (dunkle Areale, z.B. Luft) einen positiven Wert aufweist und für große Werte (helle Areale, z.B. Weichteilgewebe) einen negativen Wert aufweist. Im anschließenden Schritt wird die Segmentierung mit einer aktiven Kontur (engl.: *active contour segmentation*) fortgeführt. Dabei handelt es sich um einen iterativen Ansatz, in welchem eine parametrisierte Kontur C, welcher die Grenze der zu segmentierenden Region repräsentiert, anhand der Gleichung

$$\frac{\partial C}{\partial t} = [g(C) + \alpha \kappa_C] \boldsymbol{n}_C \tag{3.1}$$

mit jedem Zeit- bzw. Iterationsschritt t verändert wird. Hierbei bezeichnet κ_C die mittlere Krümmung von C, $\boldsymbol{n}_C$ den Einheitsnormalenvektor nach außen zeigend und α einen Berechnungsparameter, mit welchem die Glattheit der Kontur beeinflusst werden kann, welche in dieser Arbeit in Standardeinstellung verwendet wird. C wird durch sphärische Saatpunkte initialisiert, welche vom Benutzer manuell gesetzt werden. Während des iterativen Verfahrens expandiert die Kontur C in Regionen mit positivem Geschwindigkeitswerten $g(x)$ und schrumpft in Regionen mit $g(x) < 0$.

Der Segmentierungsvorgang ist benutzerüberwacht und kann jederzeit unterbrochen werden, um neue Saatpunkte zu setzen oder den Schwellwert zur Generierung des Geschwindigkeitsbildes anzupassen. Zu einem geeigneten Zeitpunkt wird der Segmentierungsvorgang von den Experten beendet und das Segmentierungsergebnis manuell durch Voxeledition verbessert.

Im Anschluss an die Segmentierung erfolgt die Oberflächentriangulierung mit ITK-SNAP. Zu diesem Zweck wird für beide Patienten ein laufender Würfelalgorithmus (engl.: *marching cubes*) durchgeführt, der Algorithmus wurde erstmals von Lorensen und Cline [8] beschrieben. Dieser Algorithmus benutzt würfelförmige Umgebungen, welche sukzessive über das Bild geführt werden. Für jeden Würfeleckpunkt kann basierend auf der Segmentierung entschieden werden, ob er innerhalb oder außerhalb des Objekts liegt. Bei acht Eckpunkten eines Würfels gibt es $2^8 = 256$ Konfigurationsmöglichkeiten, die ein Würfel annehmen kann. Diese Konfigurationen sind in einer Liste (engl.: *look up table*, LUT) gespeichert und mit entsprechenden Oberflächenelementformen verknüpft. Durch die sukzessive Betrachtung aller Würfel mit seinen jeweiligen Nachbarn werden die einzelnen Oberflächenelemente miteinander verbunden. So entsteht eine Oberflächentriangulierung bestehend aus einer Menge von Knoten und planaren Flächenelementen zwischen den Knoten. Sie wird durch eine STL-Datei repräsentiert.

Das Ergebnis der Oberflächentriangulierung zeigt sich als artifiziell rau. Die kantige Oberfläche ist aber nicht repräsentativ für die Anatomie des menschlichen Respirationssystems. Es erfolgt daher eine Nachbearbeitung der Oberfläche, welche die Glättung dieser zum Ziel hat. Dabei wird nach dem Laplace-Glättungs-Algorithmus (engl.: *Laplace smoothing*) vorgegangen, in welchem jeder Knotenpunkt in Richtung des Zentrums aller seiner benachbarten (adjazenten) Knotenpunkte verschoben wird.

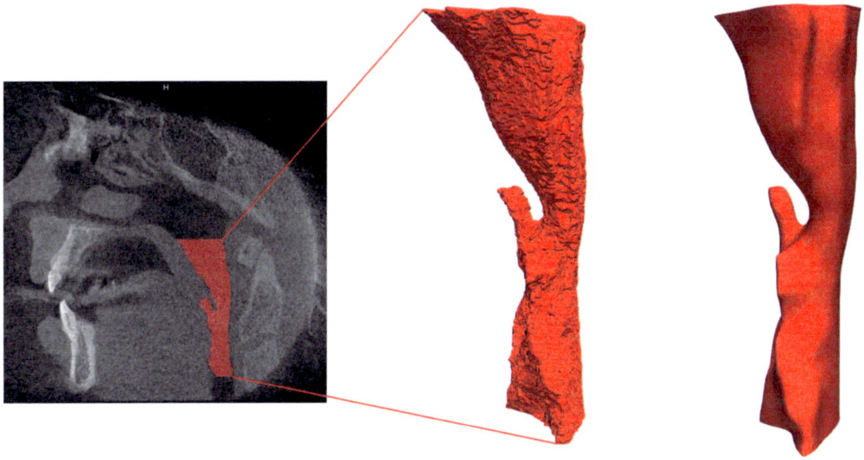

Abbildung 3.4.: Die Überführung der medizinischen Bilddaten in ein digitales Modell der Atemwege beinhaltet drei Schritte, welche hier examplarisch für Patient A dargestellt sind: Die Segmentierung (links), die Erstellung einer Oberflächendatei (Mitte) und die Nachbearbeitung der Oberflächentriangulierung (rechts).

Durch die Steuerung des Anteils der Verschiebung und durch mehrmalige Durchläufe kann das Ergebnis verbessert werden. Diese Glättung kann mit einer Reduktion der Oberflächenelemente verbunden werden, um eine effizientere Weiterverarbeitung der Modelle zu erlauben. Hierbei wird die Laplace-Glättung und Verschmelzung von Knotenpunkten abwechselnd durchgeführt. Diese Nachverarbeitungsschritte werden mit der Software Meshmixer (Autodesk, San Rafael, USA) vorgenommen.
In Abbildung 3.4 sind die Ergebnisse der verschiedenen Verarbeitungsschritte zum digitalen Modell repräsentativ am Beispiel der Anatomie von Patient A visualisiert. In Abbildung 3.5 sind beide anthropomorphen Modelle gezeigt.

3.2.3 Erstellung physischer Modelle

Aufgrund der anatomischen Komplexität der Nasenhöhle wurde die Anfertigung eines physischen Hardware-Modells nur für das digitale Modell von Patient A durchgeführt. Die Vorbereitung zur physischen Fertigung erfolgt mit der 3D-CAD-(*computer aided design-*)Konstruktionssoftware SolidWorks (Dassault Systèmes SolidWorks Corporation, Vélizy-Villacoublay, Frankreich). Das anatomische Modell wird dafür kaudal und kranial trichterförmig zu einem kreisrunden Querschnitt erweitert. Im kranialen Bereich wird die anatomische Morphologie innerhalb von 2 cm auf eine kreisförmige Öffnung

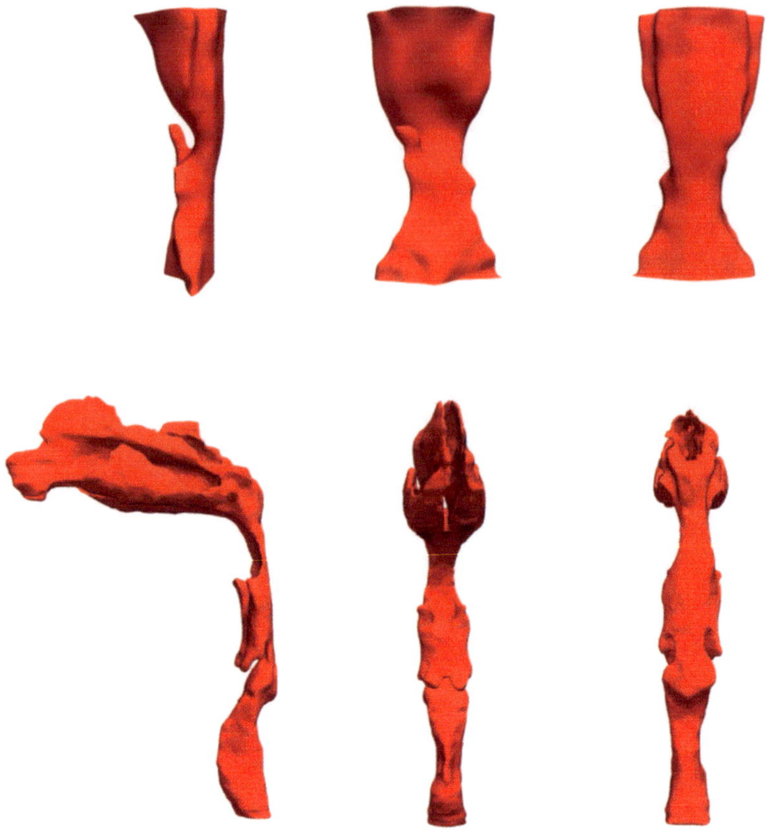

Abbildung 3.5.: Zwei digitale Modelle werden zur Untersuchung der Strömungen in den Atemwegen konstruiert. Die Darstellung zeigt die Modelle in Ansicht von links (links), ventral (Mitte) und dorsal (rechts) für Patient A (oben) und Patient B (unten).

von d = 44 mm Durchmesser überführt und im kaudalen Bereich innerhalb von 1,5 cm auf den gleichen Durchmesser, damit das Modell passend für den Experimentalaufbau in Kunststoffröhren des gleichen Durchmessers in den Strömungskreislauf integriert werden kann. Die erhaltene Struktur wird als Aussparung in einen Zylinder mit gleicher Länge und einem Durchmesser von d = 44 mm integriert, sodass eine Röhre entsteht, dessen Innenquerschnitt dem luftgefüllten Pharynxraum zuzüglich der artifiziellen Erweiterungen entspricht. Dies ist Abbildung 3.6 dargestellt. Das erhaltene digitale Modell wird mit einem 3D-Druckverfahren des Geräts ProJet3510 HD (3D Systems, Rock Hill, USA) in ein physisches Modell überführt und in eine Kunststoffröhre mit Innendurchmesser d = 44 mm integriert, welches mit geeigneten Anschlüssen die Etablierung eines zu messenden Strömungskreislaufs ermöglicht. In Abbildung 3.7 ist exemplarisch ein 3D-Druck des konstruierten Modells dargestellt.

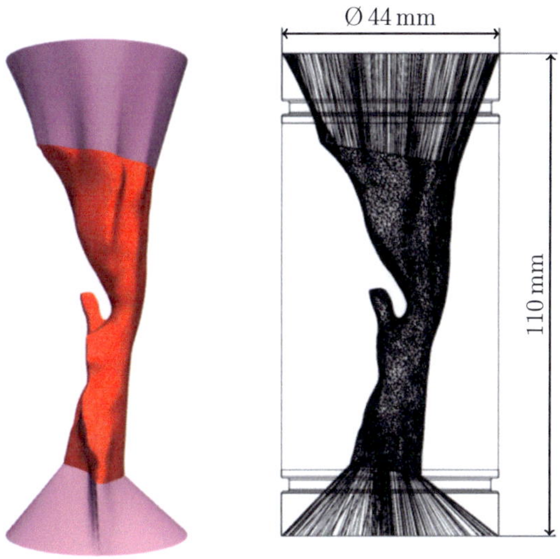

Abbildung 3.6.: Zur Erstellung des physischen Modells des Atemwegs von Patient A wird das digitale Modell, hier in rot auf der linken Seite dargestellt, um trichterförmige Erweiterungen (violett) nach kranial und kaudal auf einen kreisförmigen Querschnitt erweitert. Das entstandene Modell wird als Hohlraum in einem Zylinder integriert (rechts).

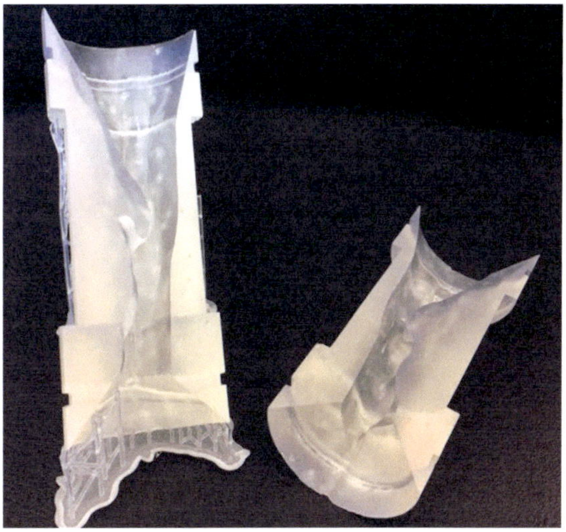

Abbildung 3.7.: Zur Visualisierung ist für diese Abbildung das verwendete Atemwegsmodell aus einem transparenten Material gedruckt und in zwei Hälften geteilt. Es handelt sich hierbei um einen FormLabs-3D-Druck (FormLabs, FormLabs Somerville, Massachusetts, USA). Am unteren Rand sind teilweise säulenartige Stützstrukturen zu erkennen. Zur Verwendung in der PC-MRI-Messung wird ein ProJet3510-HD-3D-Druck (3D Systems, Rock Hill, USA) aus opakem Material eingesetzt, bei welchem Stützstrukturen aus Wachs in der Nachbearbeitung entfernt werden können.

Kapitel 4

Divergenzfreie synthetische Wirbelmethode

In diesem Kapitel wird eine Methode zur Definition von Geschwindigkeitseinströmrandbedingungen für turbulente Strömungen in LES- oder DNS-Simulationen beschrieben, getestet und korrigiert. Es handelt sich dabei um eine Methode, welche turbulente Eingangsströmungen auf Basis von divergenzfreien Wirbeln definiert (engl.: *divergence free synthetic eddy method*, DFSEM). Sie wurde von Poletto et al. [70] entwickelt. Eine Implementierung dieser Methode liegt bereits für die OpenFOAM-Version v1612 vor. Jedoch finden sich in der Theorie sowie in der Implementierung Unstimmigkeiten und Fehler, welche im Folgenden dargestellt und korrigiert werden. Die verschiedenen Versionen der Methode werden jeweils an einer einfachen ideellen Beispielströmung getestet und miteinander verglichen.

4.1 Material und Methoden

In diesem Abschnitt wird zunächst die Methode nach Poletto et al. dargestellt, wobei auf Fehler aufmerksam gemacht wird. Dies führt zur Änderung eines Normalisierungsfaktors.
Anschließend werden Fehler in der Implementierung beschrieben und korrigiert. Dadurch entstehen im Rahmen dieser Arbeit drei verschiedene Versionen dieser Metho-

de: die ursprüngliche Implementierung in OpenFOAM, welche Implementierungsfehler enthält, eine Version mit korrigierten Implementierungsfehlern, welche die Theorie von Poletto wiedergibt und eine Version mit einem in dieser Arbeit hergeleiteten Normalisierungsparameter, welcher sich von der ursprünglichen Herleitung von Poletto et al. unterscheidet.
Schließlich erfolgt die Beschreibung einer einfachen Kanalströmung, welche anschließend dazu genutzt wird, die verschiedenen Versionen dieser Methode miteinander zu vergleichen.

4.1.1 Theorie

Ausgang für die Betrachtungen sind die Darlegungen von Poletto et al. Die divergenzfreie synthetische Wirbelmethode definiert eine turbulente Eingangsströmung.
Als Eingangswerte werden dafür ein gemitteltes Geschwindigkeitsfeld $\bar{\boldsymbol{u}}$, Reynoldsspannungen $\Sigma(\boldsymbol{x})$ und ein turbulentes Längenmaß $L(\boldsymbol{x})$, welches die Größe der Wirbel bestimmt, verwendet.
Es wird eine Begrenzungsbox definiert, welche die Größe des Einströmrands zuzüglich des turbulenten Längenmaßes hat. In dieser Box werden zufällig Wirbelpositionen mit definierten Intensitäten erzeugt, welche mit dem Geschwindigkeitsfeld $\bar{\boldsymbol{u}}$ durch die Begrenzungsbox transportiert werden und beim Verlassen dieser, an der gegenüberliegenden Seite neu initialisiert werden. Die Definition der Intensitäten berücksichtigt dabei, dass die vorgegebenen Reynoldsspannungen erfüllt werden, d.h. sie werden aus diesen erzeugt.
Die turbulenten Fluktuationen $\boldsymbol{u}'$ auf dem Einströmrand können dann aus der Überlagerung aller turbulenten Wirbel berechnet werden.
Diese Erzeugung der turbulenten Eingangsströmung wird in folgendem Algorithmus beschrieben:

Algorithmus 1: DFSEM-Algorithmus

Data: gemitteltes Geschwindigkeitsfeld $\bar{\boldsymbol{u}}$, Reynoldsspannungen $\Sigma(\boldsymbol{x})$, turbulentes Längenmaß $L(\boldsymbol{x})$

Definiere Begrenzungsbereich als: $\max\{\boldsymbol{x} + L\}$, $\min\{\boldsymbol{x} - L\}$, $\boldsymbol{x} \in \partial\Omega_{\text{in}}$;

Vergebe zufällige Positionen der Wirbelmittelpunkte $\boldsymbol{x}^n$ und Intensitäten α^n für jeden Wirbel $n \in [1, \ldots, N]$;

while $t < t_{end}$ **do**

  for $n = 1, \ldots, N$ **do**

    Bewegung des Wirbels n durch die Begrenzungsbox $\boldsymbol{x}^n = \boldsymbol{x}^n + \bar{\boldsymbol{u}}\,\Delta t$;

    if *Austritt des Wirbels n aus der Box* **then**

      Neuinitialisierung an der gegenüberliegenden Seite;

    end

  end

  Berechnung der turbulenten Fluktuationen $\boldsymbol{u}'(\boldsymbol{x})$ aus Überlagerung der Wirbel;

  Definition des Geschwindigkeitsfelds für $\boldsymbol{x} \in \partial\Omega_{\text{in}}$ zum Zeitpunkt t als $\boldsymbol{u}^t(\boldsymbol{x}) = \boldsymbol{u}'(\boldsymbol{x}) + \bar{\boldsymbol{u}}$;

end

Zur Berechnung der turbulenten Fluktuation wird zunächst deren Wirbelfeld betrachtet

$$\boldsymbol{\xi}' = \boldsymbol{\nabla} \times \boldsymbol{u}'. \tag{4.1}$$

Betrachtet man wiederum die Rotation des Wirbelfelds, so erhält man unter Nutzung der Grassmann-Identität[1]:

$$\boldsymbol{\nabla} \times \boldsymbol{\xi}' = \boldsymbol{\nabla} \cdot (\boldsymbol{\nabla} \cdot \boldsymbol{u}') - \boldsymbol{\nabla}^2 \boldsymbol{u}'. \tag{4.2}$$

Um die Divergenzfreiheit der inkompressiblen Strömung zu gewährleisten, muss $\boldsymbol{\nabla} \cdot \boldsymbol{u}' = 0$ eingehalten werden, dadurch vereinfacht sich Gleichung (4.2) zur Poissongleichung

$$\boldsymbol{\nabla} \times \boldsymbol{\xi}' = -\boldsymbol{\nabla}^2 \boldsymbol{u}'. \tag{4.3}$$

Die Poissongleichung kann mit Hilfe des Biot-Savart-Gesetzes zur Beschreibung von Geschwindigkeitsfeldern unter Berücksichtigung der Wirbelfelder [4] gelöst werden, mit den N Wirbeln ergibt sich dadurch für das fluktuierende Geschwindigkeitsfeld

$$\boldsymbol{u}'(\boldsymbol{x}) = \sqrt{\frac{1}{N}} \sum_{n=1}^{N} \frac{q_L(|\boldsymbol{r}^n|)}{|\boldsymbol{r}^n|^3} \boldsymbol{r}^n \times \boldsymbol{\alpha}^n, \tag{4.4}$$

---

[1] Grassmann-Identität: Für alle Vektoren $\boldsymbol{a}, \boldsymbol{b}, \boldsymbol{c} \in \mathbb{R}^3$ gilt: $\boldsymbol{a} \times (\boldsymbol{b} \times \boldsymbol{c}) = (\boldsymbol{a} \cdot \boldsymbol{c})\,\boldsymbol{b} - (\boldsymbol{a} \cdot \boldsymbol{b})\,\boldsymbol{c}$.

mit $\boldsymbol{r}^n = \frac{\boldsymbol{x}-\boldsymbol{x}^n}{L}$. Hierbei bezeichnet $\boldsymbol{\alpha}^n$ die Intensität des n-ten Wirbels und $q_L(|\boldsymbol{r}^n|)$ stellt eine geeignete Formfunktion dar. Die Form der Wirbel muss dabei die Divergenzfreiheit des Geschwindigkeitsfelds berücksichtigen, resultierende Bedingungen werden weiter unten präzisiert.

Da die räumliche Ausdehnung der Wirbel über das turbulente Längenmaß gesteuert wird, finden nun räumlich differenzierte Längenmaße L^n_β, $\beta \in \{1, 2, 3\}$ für jeden Wirbel n Anwendung, um anisotrope Wirbel zu ermöglichen. Das turbulente Fluktuationsfeld in eine Raumrichtung β wird daher definiert als

$$u'_\beta(\boldsymbol{x}) = \sqrt{\frac{1}{N}}\, q_{L^n_\beta}(d^n)\epsilon_{\beta jl}(r^n_j)(\alpha^n_l), \tag{4.5}$$

hierbei bezeichnet

$$\epsilon_{\beta\gamma\delta} = \begin{cases} 1, & \text{wenn } (\beta,\gamma,\delta) \text{ eine gerade Permutation von (1,2,3) ist} \\ -1, & \text{wenn } (\beta,\gamma,\delta) \text{ eine ungerade Permutation von (1,2,3) ist} \\ 0 & \text{sonst} \end{cases} \tag{4.6}$$

das Levi-Civita-Symbol. Zur Vereinfachung der Darstellung und in Anlehnung an die Veröffentlichung von Poletto et al. wird in Gleichung (4.5) als Notationsvorschrift eine Summation über tiefgestellte lateinische Indizes angewendet (Einsteinsche Summenkonvention). Diese Notation wird im weiteren Verlauf dieses Abschnitts beibehalten. In den anderen Kapiteln dieser Arbeit findet sie jedoch keine Anwendung.

Es gilt weiter $d^n = \sqrt{(r^n_1)^2 + (r^n_2)^2 + (r^n_3)^2}$. Um auch bei der durch Gleichung (4.5) definierten Fluktuation die Divergenzfreiheit $\boldsymbol{\nabla} \cdot \boldsymbol{u} = 0$ zu gewährleisten, muss die Formfunktion $q_{L^n_\beta}$ die Bedingungen

$$r^n_1 \frac{\partial q_{L^n_2}}{\partial y} = r^n_2 \frac{\partial q_{L^n_1}}{\partial x}, \quad r^n_2 \frac{\partial q_{L^n_3}}{\partial z} = r^n_3 \frac{\partial q_{L^n_2}}{\partial y}, \quad r^n_1 \frac{\partial q_{L^n_3}}{\partial z} = r^n_3 \frac{\partial q_{L^n_1}}{\partial x} \tag{4.7}$$

erfüllen. Eine einfache Funktion, die dies ermöglicht, stellt

$$q_{L^n_\beta} = \begin{cases} L^n_\beta\left[1-(d^n)^2\right], & \text{für } d^n < 1 \\ 0 & \text{sonst} \end{cases} \tag{4.8}$$

dar.

Die Reynoldsspannungen $\Sigma_{\beta\gamma}$ für dieses Fluktuationsfeld werden aus der zeitlichen Mittelung des Produkts der Fluktuationen u'_β und u'_γ als

$$\langle(u'_\beta)(u'_\gamma)\rangle = \frac{1}{N}\sum_{n=1}^{N} L^n_\beta L^n_\gamma \epsilon_{\beta jl}\epsilon_{\gamma mp}\left\langle\left[1-(d^n)^2\right]^2 (r^n_j)(r^n_m)\right\rangle \langle(\alpha^n_l)(\alpha^n_p)\rangle \tag{4.9}$$

Tabelle 4.1.: Tabelle der Werte des Normalisierungsfaktors C_2

Γ	$\sqrt{1}$	$\sqrt{2}$	$\sqrt{3}$	$\sqrt{4}$	$\sqrt{5}$	$\sqrt{6}$	$\sqrt{7}$	$\sqrt{8}$
C_2	2,0	1,875	1,737	1,75	0,91	0,825	0,806	1,5

berechnet, hierbei bezeichnet $\langle\cdot\rangle$ die zeitliche Mittelung. Da die Intensitäten der Wirbel α^n zufällig bestimmt werden, sind sie unkorreliert, d.h. $\langle(\alpha^n_\beta)(\alpha^n_\gamma)\rangle = 0,\ \beta \neq \gamma$.
Zur Bestimmung der Wirbelintensitäten wird eine Transformation ins Hauptachsenkoordinatensystem des Reynoldsspannungstensors vorgenommen, in welchem jener eine Diagonalmatrix ist. Es sei $R^{H\to G}$ die entsprechende Rotationsmatrix vom Hauptachsenkoordinatensystem in das globale Koordinatensystem. Poletto et al. führen nun einen Normalisierungsfaktor C_1 ein

$$u'^{G}_{\beta} = C_1 R^{H\to G}_{\beta m} u'^{P}_{m}, \tag{4.10}$$

welcher

$$\langle(u'_\beta)^2\rangle = 1 \quad \text{für} \quad \langle(\alpha^n_\beta)^2\rangle = 1 \tag{4.11}$$

erreichen soll[2]. Ohne Herleitung wird dieser Parameter als

$$C_1 = \sqrt{10V_0}\,\frac{L^n_j}{3L^n_1L^n_2L^n_3}\,\min_\gamma\{L^n_\gamma\} \tag{4.12}$$

definiert[3]. Des Weiteren wird ein zweiter Normalisierungsfaktor C_2 über den Anteil des n-ten Wirbels

$$\langle(u'_\beta)^2\rangle = 2\,C_2\,L^2_\beta(\epsilon^n_{\beta jl})^2\langle(\alpha^n_j)^2\rangle \tag{4.13}$$

definiert[4], hierbei soll C_2 alle nicht explizit genannten Terme enthalten. Die Betrachtung wird beschränkt auf eine gewisse Auswahl an Verhältnissen der turbulenten Längenmaße $\Gamma = \frac{L^n_1}{L^n_2} = \frac{L^n_1}{L^n_3}$. Durch entsprechende Wahl der Turbulenzintensitäten seien damit, die meisten der möglichen Reynoldsspannungen ausreichend gut darzustellen. Für diese Verhältnisse sind von Poletto et al. Werte tabellarisch angegeben, siehe Tabelle 4.1, eine Berechnungsformel ist nicht angegeben.
Mit (4.9) muss

[2]Es muss hier die Anmerkung gegeben werden, dass in der Veröffentlichung von Poletto et al. für die Gleichungen (4.10) und (4.11) lateinische Indizes anstelle von β angegeben sind. Nach selbstgewählter Notationsvorschrift müsste es sich demnach auch um Summationen über β handeln. Dies wird aber als Notationsfehler angesehen und daher wie beschrieben betrachtet.

[3]In der Veröffentlichung von Poletto et al. enthält der Normalisierungsterm noch den Faktor $N^{-1/2}$. Es wird davon ausgegangen, dass diese Normalisierung schon in der Berechnung der turbulenten Fluktuationen durch Kumulieren der Wirbel in (4.5) vorgenommen wird.

[4]In der Veröffentlichung von Poletto et al. fehlt an dieser Stelle das Quadrat des Levi-Civita-Symbols. Außerdem ist nach Poletto et al. am Ende noch der Term $\langle(\alpha^n_j)^2\rangle$ angefügt. Beides wird als Fehler angesehen und wurde daher entsprechend angepasst. Eine Herleitung hierzu findet sich im Anhang A.1.1.

$$C_2 = \frac{1}{2}\left\langle \left[1-(d^n)^2\right]^2 (r^n_\beta)^2 \right\rangle \tag{4.14}$$

gelten.

Daher ergibt sich eine Abhängigkeit des zweiten Normalisierungsfaktors $C_2(r^n_\beta) \neq C_2(\Gamma)$. Von Poletto et al. erfolgt die Berechnung aber nur auf Grundlage des Verhältnisses Γ.

Im Folgenden findet daher eine eigene Herleitung eines notwendigen Normalisierungsparameters $C_{L^n_\beta}$ statt.

4.1.2 Herleitung des Normalisierungsparameters

Abweichend zu dem von Poletto et al. definierten Normalislierungsparametern C_1 und C_2 wird ein Parameter $C_{L^n_\beta}$ hergeleitet.
Mit $\langle(\alpha^n_\beta)(\alpha^n_\gamma)\rangle = 0,\ \beta \neq \gamma$ und (4.9) folgt

$$\langle({u'}_\beta)^2\rangle = (L^n_\beta)^2(\epsilon^n_{\beta jl})^2 \left\langle \left[1-(d^n)^2\right]^2 (r^n_j)^2 \right\rangle \langle(\alpha^n_l)^2\rangle, \tag{4.15}$$

dies wird auch durch die Herleitung (A.7) im Anhang A.1.1 verdeutlicht. Zur Berechnung eines Normalisierungsfaktors, welcher die Bedingungen (4.11) gewährleistet, ist daher die Lösung des Integrals $I = \langle T\rangle = \left\langle \left[1-(d^n)^2\right]^2 (r^n_\beta)^2 \right\rangle$ erforderlich. Es gilt

$$\left[1-(d^n)^2\right]^2 (r^n_\beta)^2 = \left[1 - \left[\sum_{\gamma=1}^{3}\left(\frac{\boldsymbol{x}-\boldsymbol{x}^n}{L^n_\gamma}\cdot \boldsymbol{e}_\gamma\right)^2\right]\right]^2 \left(\frac{\boldsymbol{x}-\boldsymbol{x}^n}{L^n_\beta}\cdot \boldsymbol{e}_\beta\right)^2 = T(\boldsymbol{x}-\boldsymbol{x}^n). \tag{4.16}$$

Die Positionen $\boldsymbol{x}^n$ der Wirbel sind auf dem Volumen V_B der Begrenzungsbox zufällig normalverteilt. Für die Wahrscheinlichkeitsdichtefunktion $p(\boldsymbol{y})$eines Wirbels sich an Position $\boldsymbol{y}$ zu befinden, gilt daher

$$p(\boldsymbol{y}) = \begin{cases} \frac{1}{V_B}, & \text{für } \boldsymbol{y} \text{ in } V_B \\ 0 & \text{sonst.} \end{cases} \tag{4.17}$$

Die Berechnung des Zeitintegrals kann mit $p(\boldsymbol{y})$ in die Darstellung eines räumlichen Integrals umgewandelt werden

$$I = \int_{-\infty}^{\infty} p(\boldsymbol{y})T(\boldsymbol{x}-\boldsymbol{y})\,\mathrm{d}\boldsymbol{y} \tag{4.18}$$

$$= \frac{1}{V_B}\int_{V_B} \left[1 - \left[\sum_{\gamma=1}^{3}\left(\frac{x_\gamma - y_\gamma}{L^n_\gamma}\right)^2\right]\right]^2 \left(\frac{x_\beta - y_\beta}{L^n_\beta}\right)^2 \mathrm{d}y_1\mathrm{d}y_2\mathrm{d}y_3. \tag{4.19}$$

Mit der Substitution $\boldsymbol{\eta} = \boldsymbol{x} - \boldsymbol{y}$ folgt

$$I = \frac{1}{V_B} \int_{V_B} \left[1 - \left(\sum_{\gamma=1}^{3} \left(\frac{\eta_\gamma}{L_\gamma^n} \right)^2 \right) \right]^2 \left(\frac{\eta_\beta}{L_\beta^n} \right)^2 \mathrm{d}\eta_1 \mathrm{d}\eta_2 \mathrm{d}\eta_3. \tag{4.20}$$

Nach (4.8) ist $q_{L_\beta^n} = 0$ für $d \geq 1$, der Träger der Funktion $q_{L_\beta^n}$ ist also ein endlich großes Ellipsoid $E = \left(\frac{\eta_1}{L_1^n}\right)^2 + \left(\frac{\eta_2}{L_2^n}\right)^2 + \left(\frac{\eta_3}{L_3^n}\right)^2 < 1$, womit

$$I = \frac{1}{V_B} \int_{E} \left[1 - \left(\sum_{\gamma=1}^{3} \left(\frac{\eta_\gamma}{L_\gamma^n} \right)^2 \right) \right]^2 \left(\frac{\eta_\beta}{L_\beta^n} \right)^2 \mathrm{d}\eta_1 \mathrm{d}\eta_2 \mathrm{d}\eta_3 \tag{4.21}$$

gilt. Das Integral I kann nun durch Transformation auf den Einheitskreis und Verwendung von sphärischen Koordinaten gelöst werden. Eine ausführliche Darstellung dessen findet sich im Anhang A.1.2. Das Integral wird zu

$$I = \frac{L_1^n L_2^n L_3^n}{V_B} \frac{32\pi}{945} \tag{4.22}$$

gelöst. Daraus folgt die Definition des Normalisierungsfaktors

$$C_{L_\beta^n} = \sqrt{\frac{1}{I}} = \sqrt{\frac{V_B}{L_1^n L_2^n L_3^n}} \sqrt{\frac{945}{32\pi}}. \tag{4.23}$$

Durch das Einbinden des Normalisierungsfaktors in die Berechnung der turbulenten Fluktuationen

$$u'_\beta(\boldsymbol{x}) = \sqrt{\frac{1}{N}} \sum_{n=1}^{N} C_{L_\beta^n} L_\beta^n \left[1 - (d^n)^2 \right] \epsilon_{\beta j l} (r_j^n)(\alpha_l^n) \tag{4.24}$$

ergibt sich die Berechnung des diagonalisierten Reynoldsspannungstensors im Hauptachsenkoordinatensystem für den n-ten Wirbel zu

$$\Sigma_{\beta\beta}^H = \langle (u'_\beta)^2 \rangle = (L_\beta^n)^2 \left[\langle (\alpha_j^n)^2 \rangle - \langle (\alpha_\beta^n)^2 \rangle \right]. \tag{4.25}$$

Daraus ist ersichtlich, dass die zufällig bestimmten Fluktuationsintensitäten entsprechend

$$\langle (\alpha_\beta^n)^2 \rangle = \frac{\Sigma_{jj}^H}{(L_j^n)^2} - \frac{\Sigma_{\beta\beta}^H}{(L_\beta^n)^2} \tag{4.26}$$

normalisiert werden müssen. Analog zu Poletto et al. wird durch die zufällige Auswahl eines turbulenten Längenverhältnisses Γ für jeden Wirbel aus den in Tabelle 4.1 genannten Werten eine gute Abdeckung aller möglichen Reynoldsspannungen erreicht.

4.1.3 Implementierung der DFSEM

Die Methode nach Poletto et al. ist bereits in der OpenFOAM-Implementierung, Version v1612, unter der Bezeichnung *turbulentDFSEMInlet* enthalten. Diese Implementierung weist allerdings einige Fehler und Abweichungen von der Theorie Polettos auf, welche im Folgenden dargestellt werden:
Zur Implementierung des DFSEM-Vefahrens finden zwei C++-Quelldateien Anwendung: `turbulentDFSEMInlet.C` und `eddy.C`. Die Quelldatei `turbulentDFSEMInlet.C` dient zum Aufsetzen der Randbedingung, initialisiert die Wirbel und addiert die jeweiligen Anteile jedes einzelnen Wirbels zur Berechnung der Fluktuationen $\boldsymbol{u}'(\boldsymbol{x})$. Die zweitgenannte Datei `eddy.C` dient der Beschreibung der Wirbel, durch sie wird jeder Wirbel mit den zufälligen Intensitäten α_β^n initialisiert.
Die OpenFOAM-Implementierung enthält eine fehlerhafte Implementierung in der Berechnung der Formfunktion $q_{L_\beta^n}$. Die betreffenden Quelltextzeilen in `eddy.C` lauten:

Quelltextverzeichnis 4.1: Berechnung der Formfunktion (4.8) in `eddy.C`

```
// Shape function (eddy principal system)
const vector q = cmptMultiply(sigma_, vector::one - cmptMultiply(rp, rp));
```

Hierbei bezeichnet `q` die Funktion $\boldsymbol{q}_{\boldsymbol{L}^n}$, `sigma_` die turbulenten Längenskalen $\boldsymbol{L}^n$ und `rp` den Positionsvektor im Hauptachsenkoordinatensystem des Wirbels $(\boldsymbol{r}^n)^H$. Dies entspricht der Berechnung von

$$q_{L_\beta^n} = L_\beta^n \left[1 - (r_\beta^n)^2\right] \tag{4.27}$$

anstatt (4.8)

$$q_{L_\beta^n} = L_\beta^n \left[1 - \left[(r_1^n)^2 + (r_2^n)^2 + (r_3^n)^2\right]\right] = L_\beta^n \left[1 - (d^n)^2\right]. \tag{4.28}$$

Die Korrektur in `eddyH.C` ist durch den folgenden Quelltext vorgenommen worden:

Quelltextverzeichnis 4.2: korrigierte Berechnung der Formfunktion (4.8) in `eddy.C`

```
// Shape function (eddy principal system)
const vector q = (1-cmptSum(cmptMultiply(rp, rp)))*sigma_;
```

Zur Berechnung der Rotationsmatrix $\boldsymbol{R}^{H\rightarrow G}$ vom Hauptachsenkoordinatensystem in das globale Koordinatensystem wird die Eigenwertzerlegung

$$\Sigma = \boldsymbol{V}\Lambda\boldsymbol{V}^T \tag{4.29}$$

auf den Reynoldsspannungstensor Σ angewendet. Wobei

$$\boldsymbol{\Lambda} = \begin{pmatrix} \lambda_1 & 0 & 0 \\ 0 & \lambda_2 & 0 \\ 0 & 0 & \lambda_3 \end{pmatrix} \tag{4.30}$$

die Diagonalmatrix der Eigenwerte $\lambda_1, \lambda_2, \lambda_3$ und $\boldsymbol{V} \in \mathbb{R}^{3\times3}$ eine orthogonale Matrix ist, welche die Eigenvektoren $\boldsymbol{v}_1, \boldsymbol{v}_2, \boldsymbol{v}_3$ zu den Eigenwerten $\lambda_1, \lambda_2, \lambda_3$ enthält:

$$\boldsymbol{V} = (\boldsymbol{v}_1, \boldsymbol{v}_2, \boldsymbol{v}_3). \tag{4.31}$$

Eine derartige Zerlegung existiert immer, da Σ eine reelle, symmetrische 3×3-Matrix ist. Fälschlicherweise wird in der OpenFOAM-Implementierung die Matrix $\boldsymbol{V}^T$ als Rotationsmatrix $\boldsymbol{R}^{H\to G}$ verwendet. Diese führt zwar eine Rotation aus dem Hauptachsenkoordinatensystem in das globale Koordinatensystem durch, allerdings bei gleichzeitiger unerwünschter Skalierung. Um dies zu verhindern, ist es notwendig, die orthogonale Basis $\boldsymbol{V}^T$ in ein Orthonormalsystem umzuwandeln. Dazu wird die Normalisierung der Matrix durch

$$\boldsymbol{V}^T = \left(\frac{\boldsymbol{v}_1}{\boldsymbol{v}_1 \cdot \boldsymbol{v}_1}, \frac{\boldsymbol{v}_2}{\boldsymbol{v}_2 \cdot \boldsymbol{v}_2}, \frac{\boldsymbol{v}_3}{\boldsymbol{v}_3 \cdot \boldsymbol{v}_3} \right) \tag{4.32}$$

vorgenommen.

Eine weitere Abweichung in der OpenFOAM-Implementierung findet sich in der Definition des Normalisierungsfaktors C_1 (4.12). Der Normalisierungsfaktor wird wie folgt angewendet:

Quelltextverzeichnis 4.3: Berechnung von C_1 in `turbulentDFSEMInlet.C`

```
// Apply second part of normalisation coefficient
// Note: factor of 2 required to match reference stresses?
const scalar FACTOR = 2;
const scalar c = FACTOR*Foam::sqrt(10*v0_)/Foam::sqrt(scalar(nEddy_));
```

Hierbei bezeichnet `v0_` das Volumen V_B der Begrenzungsbox und `nEddy_` die Anzahl der Wirbel N. Die Normalisierung mit $N^{-1/2}$ entstammt der Berechnung der turbulenten Fluktuationen durch Kumulieren der Wirbel (4.5), wird aber aus praktischen Gründen hier zum Normalisierungsfaktor hinzugenommen.

Der hier fehlende Teil $\frac{1}{3}\frac{L_j^n}{L_1^n L_2^n L_3^n}\min\{L_\beta^n\}$ des Normalisierungsparameters wird für jeden Wirbel innerhalb von `eddy.C` berechnet. Die Implementierung weicht hier von der Theorie Polettos durch die Hinzunahme des Faktors 2 ab. Der beigefügte Kommentar lässt vermuten, dass das Einfügen dieses Faktors dem Erreichen der gewünschten Zielwerte dient, aber einer theoretischen Grundlage entbehrt.

Die OpenFOAM-Implementierung der divergenzfreien synthetischen Wirbelmethode von Poletto et al. weist demnach in drei Punkten Abweichungen von der theoretischen Vorgabe auf:

1. die fehlerhafte Berechnung der Formfunktion $\boldsymbol{q}_{L^n}$,
2. die nicht orthonormale Rotationsmatrix $\boldsymbol{R}^{H \to G}$ und
3. der zusätzliche Faktor von 2 im Normalisierungsparameter C_1.

Die im Rahmen dieser Arbeit entwickelte Implementierung weicht neben den bisher genannten Punkten in der Verwendung des Normalisierungsparameters von der Theorie Polettos ab. Anstatt der Normalisierungsparameter C_1 und C_2 wird der oben hergeleitete Parameter $C_{L^n_\beta}$ (4.23) angewendet. Auch dessen Implementierung ist in zwei Teile aufgeteilt. Ein Teil $\frac{1}{\sqrt{L_1^n L_2^n L_3^n}}$, welcher abhängig von den einzelnen Wirbeln ist, wird in `eddyH.C` berechnet. Das entsprechende Quelltextfragment lautet:

Quelltextverzeichnis 4.4: Berechnung des wirbelabhängigen Anteils des Normalisierungsfaktors (4.23) in `eddyH.C`

```
// Normalisation coefficient
// Note: sqrt(945*V)/sqrt(32*pi) applied outside when computing uDash
c1_ = 1/Foam::sqrt(cmptProduct(sigma_));
```

Der zweite von den Wirbeln unabhängige Teil $\sqrt{\frac{945 V_B}{32\pi}}$ wird in der Quelldatei `turbulentDFSEMInletH.C` hinzugefügt:

Quelltextverzeichnis 4.5: Berechnung des wirbelabhängigen Anteils des Normalisierungsfaktors (4.23) in `turbulentDFSEMInletH.C`

```
// Apply second part of normalisation coefficient
const scalar c = Foam::sqrt(945*v0_)/...
                 Foam::sqrt(32*mathematical::pi*scalar(nEddy_));
```

Hier findet schon die Normalisierung mit $N^{-1/2}$ der Berechnung der turbulenten Fluktuationen aus praktischen Gründen statt.
Es ergeben sich drei verschiedene Verfahren, bzw. Implementierungen, der divergenzfreien synthetischen Wirbelmethode, die in dieser Arbeit miteinander verglichen werden:

1. die originale OpenFOAM-Implementierung der Methode nach Poletto et al., im Folgenden als Verfahren DFSEM-O bezeichnet,
2. die korrigierte Implementierung der Methode nach Poletto et al., im Folgenden als Verfahren DFSEM-P bezeichnet, und
3. die Implementierung mit eigener Herleitung des Normalisierungsfaktors, im Folgenden als Verfahren DFSEM-H bezeichnet.

Die Unterschiede der drei Verfahren sind in Tabelle 4.2 aufgeführt.

Tabelle 4.2.: Darstellung der verschiedenen Implementierungen der DFSEM

	DFSEM-O	DFSEM-P	DFSEM-H
Berechnung der Formfunktion $q_{L^n_\beta}$	fehlerhaft	korrigiert	korrigiert
Rotationsmatrix $\boldsymbol{R}^{H\to G}$	nicht orthonormal	orthonormal	orthonormal
Normalisierung	zusätzlicher Faktor von 2 in C_1	Normalisierungen C_1 und C_2 wie in [70]	Verwendung von $C_{L^n_\beta}$ anstatt C_1 und C_2

4.1.4 Kanalströmung

Als Testströmung dient ein numerisches Experiment einer ideellen Kanalströmung. Diese Beispielströmung wird auch von Poletto et al. zum Testen ihres Verfahrens verwendet. Von Moser et al. [61] stehen DNS-Daten für dieses numerische Strömungsexperiment zur Verfügung. Es handelt sich dabei nicht um ein reales strömendes Fluid, d.h. die Strömung wird nicht über die Viskosität eines realen Fluids definiert. Stattdessen erfolgt die Definition der Strömung über die Festlegung der Reynoldszahl und der mittleren Geschwindigkeit. Zusammen mit der aus dem Berechnungsgebiet abgeleiteten charak-

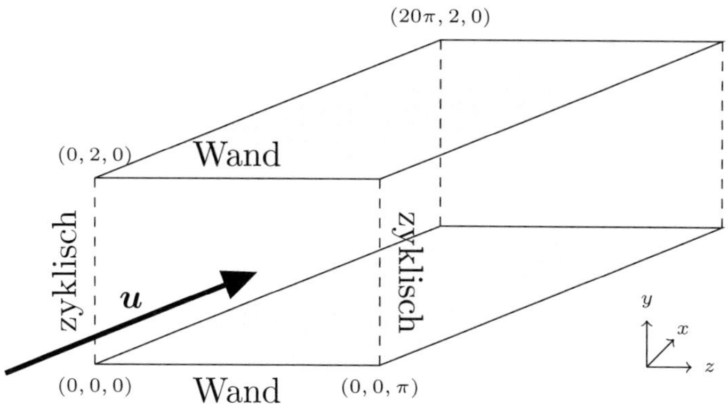

Abbildung 4.1.: Es ist die Kanalberechnungsdomäne mit den verschiedenen Randbedingungen dargestellt. Die Angabe der Eckkoordinaten (x, y, z) erfolgt in Metern.

teristischen Länge kann die Viskosität über (2.27) bestimmt werden.
Moser et al. verwenden dabei eine abweichende Definition der Reynoldszahl, welche über die Schubspannungsgeschwindigkeit u_τ bestimmt wird. Die Strömung hat eine

Schubspannungsreibungszahl (engl.: *friction Reynolds number*) von $\mathrm{Re}_\tau = 395$, welche mit der definierten mittleren Strömungsgeschwindigkeit von $\bar{u} = 17{,}55\,\mathrm{m/s}$ zu einer Reynoldszahl von $\mathrm{Re} = 13\,750$ nach der in dieser Arbeit verwendeten Definition (2.27) führt.

In Abbildung 4.1 sind die Berechnungsdomäne der Kanalströmung sowie die verschiedenen Randbedingungen illustriert.

Die Ausmaße des Berechnungsgebiets betragen $20\pi \times 2 \times \pi\,\mathrm{m}^3$. Mit der daraus folgenden charakteristischen Länge $D = 2\,\mathrm{m}$, die hier der Distanz der strömungsbegrenzenden Wände entspricht, folgt eine kinematische Viskosität des fiktiven Fluids von $\nu = 0{,}0025\,\mathrm{kg/(m{\cdot}s)}$.

Es werden vier verschiedene Randbedingungstypen definiert:

Wände An den Flächen

$$W_1 := \{(x, 0\,\mathrm{m}, z) \in \mathbb{R}^3 \mid 0\,\mathrm{m} \leq x \leq 20\pi\,\mathrm{m}, 0\,\mathrm{m} \leq z \leq \pi\,\mathrm{m}\}$$

und

$$W_2 := \{(x, 2\,\mathrm{m}, z) \in \mathbb{R}^3 \mid 0\,\mathrm{m} \leq x \leq 20\pi\,\mathrm{m}, 0\,\mathrm{m} \leq z \leq \pi\,\mathrm{m}\}$$

werden feste Wände definiert. An diesen wird eine verschwindende Dirichlet-Randbedingung für die Geschwindigkeit und verschwindende Neumann-Randbedingungen für den Druck gewählt.

Zyklische Ränder An den Flächen

$$Z_1 := \{(x, y, 0\,\mathrm{m}) \in \mathbb{R}^3 \mid 0\,\mathrm{m} \leq x \leq 20\pi\,\mathrm{m}, 0\,\mathrm{m} \leq y \leq 2\,\mathrm{m}\}$$

und

$$Z_2 := \{(x, y, \pi\,\mathrm{m}) \in \mathbb{R}^3 \mid 0\,\mathrm{m} \leq x \leq 20\pi\,\mathrm{m}, 0\,\mathrm{m} \leq y \leq 2\,\mathrm{m}\}$$

werden zyklische Ränder definiert. An diesen werden über Dirichlet-Randbedingungen die Werte der Geschwindigkeiten gleichgesetzt

$$\boldsymbol{u}(x, y, 0\,\mathrm{m}, t) = \boldsymbol{u}(x, y, \pi\,\mathrm{m}, t).$$

So wird erreicht, dass der Fluss kontinuierlich durch den Rand hindurchgeht und somit eine unendliche Ausdehnung in z-Richtung simuliert wird. Für den Druck werden auch hier verschwindende Neumann-Randbedingungen gesetzt.

Ausströmrand An der Fläche

$$A := \{(20\pi\,\mathrm{m}, y, z) \in \mathbb{R}^3 \mid 0\,\mathrm{m} \leq y \leq 2\,\mathrm{m}, 0\,\mathrm{m} \leq z \leq \pi\,\mathrm{m}\}$$

wird der Ausströmrand definiert. Der Ausströmrand wird mit verschwindenden Neumann-Randbedingungen für das Geschwindigkeitsfeld und verschwindenden Dirichlet-Randbedingungen für den Druck besetzt.

Einströmrand An der Fläche

$$E := \{(0\,\mathrm{m}, y, z) \in \mathbb{R}^3 \mid 0\,\mathrm{m} \leq y \leq 2\,\mathrm{m}, 0\,\mathrm{m} \leq z \leq \pi\,\mathrm{m}\}$$

wird der Einströmrand definiert. Am Einströmrand erfolgt neben verschwindenden Neumann-Druck-Randbedingungen die Definition des Geschwindigkeitsfelds mit Dirichlet-Randbedingungen. Das Geschwindigkeitsfeld variiert hierbei zu jedem Zeitschritt t, um Turbulenz als Randbedingung in den Einströmrand integrieren zu können. Die Bestimmung des Einströmprofils $\boldsymbol{u}(0\,\mathrm{m}, y, z, t)$ erfolgt hierbei nach den drei verschiedenen DFSEM-Verfahren. Als Berechnungsgrundlage dienen in jedem Fall das gemittelte Geschwindigkeitsprofil $\boldsymbol{u}_{in}$ und die Reynoldsspannungen $\boldsymbol{\Lambda}$ aus den DNS-Daten von Moser et al. [61].

Die Diskretisierung der Berechnungsdomäne erfolgt mit $500 \times 46 \times 164$ Quadern. In Wandrichtung reduziert sich die y-Ausdehnung der Elemente, sodass das Element in der Mitte des Kanals bei $y = 1\,\mathrm{m}$ 25-mal so groß ist, wie die Elemente direkt an den Wänden W_1 und W_2. In die beiden anderen Raumrichtungen x und z bleiben die Ausdehnungen der Berechnungselemente über die gesamte Berechnungsdomäne konstant. Diese Wahl der Schrumpfung der Elemente in Abhängigkeit von der Wandentfernung soll die Auflösung des steilen Geschwindigkeitsgradienten in Wandnähe verbessern. Damit gilt für die dimensionslose Wanddistanz $y^+ \approx 1$.

Das turbulente Längenmaß kann zum Beispiel auf die kleinstmöglichen Wirbelgrößen gesetzt werden, welche näherungsweise aus den Turbulenzparametern berechnet werden können. Diese sind aber in vielen Fällen, wie auch hier, deutlich kleiner als die Gitterauflösung. Die Wahl von derart kleinen Wirbeln wäre zwar theoretisch möglich, erzeugt aber eine höhere Berechnungslast zur Definition des Einströmprofils. Der Transport entlang der Strömung von Wirbeln, welche deutlich kleiner als das Berechnungsgitter sind, kann durch das Berechnungsgitter nicht erfasst werden. Um den Einfluss des turbulenten Längenmaßes auf die Einströmprofile zu bestimmen, werden daher für alle drei Verfahren verschiedene Längenmaße getestet, welche auf der Gitterauflösung h basieren. Es werden die Varianten $L = 2h$, $L = h$ und $L = h/10$ verwendet.

Es werden jeweils LES-Berechnungen wie von Poletto et al. für 85 s mit einem Zeitschritt von $\Delta t = 0{,}004\,\mathrm{s}$ durchgeführt, wobei die Berechnung der statistischen Größen des gemittelten Geschwindigkeitsfelds und der Reynoldsspannungen nach einer Initialisierungsphase von 8,5 s beginnt.

4.2 Ergebnisse

In Abbildung 4.2 sind die Korrelationen der simulierten Geschwindigkeitsfluktuationen am Einströmrand der Kanalströmung für die verschiedenen DFSEM-Verfahren dargestellt. Die Korrelationen sind aufgetragen entlang der zentralen Achse $G := \{(0\,\mathrm{m}, y, \pi/2\,\mathrm{m}) \in \mathbb{R}^3 \mid 0\,\mathrm{m} \leq y \leq 2\,\mathrm{m}\}$. Zur Veranschaulichung sind auch die DNS-Daten von Moser et al. [61] aufgetragen, welche den erwünschten Korrelationen entsprechen.

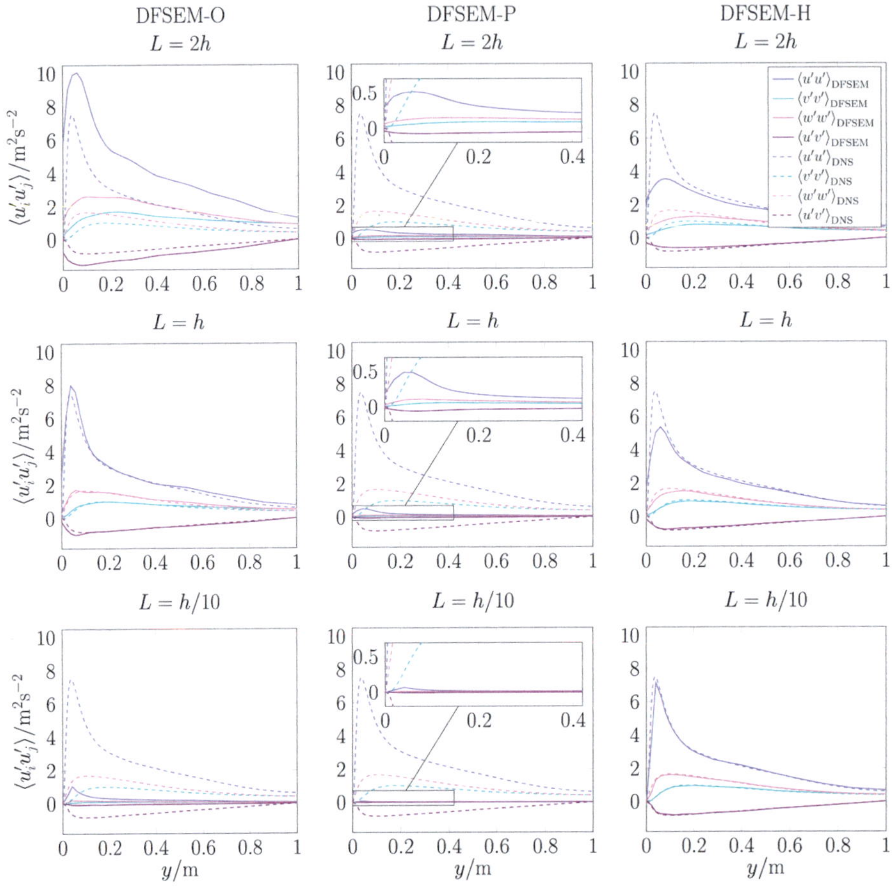

Abbildung 4.2.: Darstellung der Korrelationen der turbulenten Geschwindigkeitsfluktuationen für die verschiedenen DFSEM-Simulationen und für unterschiedliche Werte für das turbulente Längenmaß L im Vergleich zu den DNS-Daten aus [61]. Die Korrelationen der Geschwindigkeitsfluktuationen sind aus Symmetriegründen nur über die halbe Breite des Kanals $y \in [0, 1]\,\mathrm{m}$ aufgetragen.

Für die OpenFOAM-Implementierung des DFSEM-Verfahrens zeigen die simulier-

ten Korrelationen für den Fall, dass das turbulente Längenmaß der Gitterzellgröße entspricht ($L = h$), eine sehr gute Übereinstimmung mit den DNS-Daten. Die gute Übereinstimmung des DFSEM-O-Verfahrens gilt aber nur für diesen Fall. Eine Variation des turbulenten Längenmaßes führt zu starken Veränderungen der simulierten Geschwindigkeitskorrelationen, wobei die Vergrößerung von L zu einer Erhöhung und die Verringerung zu einer Verkleinerung der simulierten Werte auf dem gesamten Gebiet der zentralen Achse G für alle Korrelationen $(u_i'u_j')$ führt.
Das Verfahren DFSEM-P zeigt hingegen für keines der gewählten Längenmaße eine gute Übereinstimmung. In allen Fällen sind die simulierten Korrelationen viel zu gering. Aber auch hier zeigt sich, wie für die DFSEM-O Variante, eine Veränderung der Korrelationen mit Variation von L. Auch hier führt die Vergrößerung von L zu einer Erhöhung und die Verringerung zu einer Verkleinerung auf der gesamten Länge der betrachteten Achse im Einströmfeld.
Für die hier überarbeitete Version DFSEM-H zeigen die simulierten Korrelationen abgesehen von der Spitze von $(u'u')$ bei ungefähr $y = 0{,}1$ m sehr gute Übereinstimmung mit den DNS-Daten für alle Korrelationen und turbulenten Längenmaße. Im Gegensatz zu den anderen beiden Versionen sind hier keine Vergrößerungen und Verkleinerungen gemeinsam mit der Variation von L zu erkennen, welche sich über die gesamte Achse ausdehnen. Nur bei der Darstellung der Spitze von $(u'u')$ zeigt sich ein Einfluss des turbulenten Längenmaßes: Durch die Verkleinerung von L kann eine bessere Approximation dieser Spitze erreicht werden.

4.3 Diskussion

Der Betrag der turbulenten Geschwindigkeitsfluktuationen wird durch die Definition der Eingangsbedingungen, hier durch die DNS-Daten, bestimmt. Der Betrag soll daher nicht signifikant von der Wahl des turbulenten Längenmaßes abhängen, abgesehen von den Approximationseigenschaften. Je kleiner das turbulente Längenmaß gewählt wird, desto kleiner werden die simulierten Verwirbelungen und desto größer wird ihre Anzahl sein. Mit einer höheren Anzahl an turbulenten Wirbeln lassen sich die Geschwindigkeitsfluktuationen besser approximieren. Dieses erwartete Verhalten der verbesserten Approximation insbesondere im Bereich der Spitze von $(u'u')$ zeigt hier aber nur das DFSEM-H-Verfahren. Für die beiden übrigen Implementierungen ergibt sich die Varianz der simulierten Geschwindigkeitsfluktuationen über das gesamte betrachtete Gebiet und spiegelt die Verringerung bzw. die Vergrößerung des turbulenten Längenmaßes wider. Dies deutet auf eine fehlerhafte Normalisierung hin. Gute Übereinstimmung erreicht dennoch DFSEM-O für $L = h$. Es liegt aber nahe, dass es sich hierbei um einen Zufall handelt. Der hinzugefügte Faktor von zwei, siehe Quellcode 4.3, mit der Begründung zur

Erreichung der Zielwerte, deutet darauf hin, dass ursprünglich zufällig die halbierten Werte simuliert wurden. Da die hier beschriebene Kanalströmung als Beispiel und vermutlich auch als Testströmung bei der Implementierung der DFSEM-O in OpenFOAM diente und für diese Konfiguration zufällig die erwarteten Ergebnisse lieferte, könnten Implementierungsfehler unbemerkt geblieben sein. Unklar bleibt, wodurch sich die nach Polettos Vorgaben korrigierte Version DFSEM-P von der Poletto eigenen Implementierung unterscheidet, da Poletto gute Übereinstimmungen der turbulenten Fluktuationen mit der beschriebenen Kanalströmung berichtet.

4.4 Zusammenfassung

In diesem Kapitel wird die Untersuchung einer Methode zur Erzeugung einer Eingangströmung mit synthetischen Wirbeln dargestellt, welche divergenzfrei sind. Die Methode geht ursprünglich auf Poletto et al. zurück. In diesem Kapitel werden die Herleitung anderer Normalisierungsfaktoren und die Fehler in der OpenFOAM-Implementierung der Methode gezeigt, sowie deren Auswirkungen auf die simulierten, turbulenten Geschwindigkeitsfluktuationen betrachtet.
Die OpenFOAM-Implementierung DFSEM-O sowie die nach Poletto korrigierte Version DFSEM-P zeigen beide nicht zufriedenstellende Ergebnisse hinsichtlich der Approximation der vorgegebenen Geschwindigkeitsfluktuationen. Insbesondere die Skalierung in Abhängigkeit des Betrags des turbulenten Längenmaßes auf dem gesamten betrachteten Gebiet spricht für eine fehlerhafte Normalisierung beider Verfahren. Für die in dieser Arbeit entwickelte Variante des Verfahrens, DFSEM-H, zeigt sich das erwartete Verhalten eines guten Approximationsverhaltens, welches sich durch Verkleinerung der turbulenten Wirbel, also der effektiven Vermehrung ihrer Anzahl, verbessern lässt. Daher findet in dieser Arbeit im weiteren Verlauf ausschließlich die DFSEM-H-Variante Anwendung, wird der Kürze halber aber mit DFSEM bezeichnet.

Kapitel 5

Numerische Experimente am idealisierten Modell

Dieses Kapitel befasst sich mit der Simulation und Messung von Strömungen im idealisierten Atemwegsmodell, welches durch eine kreisförmige Röhre mit sinusoidaler Verengung repräsentiert wird. Anhand dieses Modells werden im ersten Abschnitt verschiedene Aspekte der RANS-Modellierung und im zweiten Abschnitt Aspekte der LES-Turbulenzmodellierung untersucht. Im finalen Abschnitt dieses Kapitels erfolgt der Vergleich von simulierten Strömungen mit gemessenen Geschwindigkeiten. Diese stammen zum einen aus in der Literatur veröffentlichten Laser-Doppler-Anemometrie-Daten von Ahmed und Giddens [2] und zum anderen aus durchgeführten Phasenkonstrast-MRT-Messungen.

Im Atemweg von Schlafapnoepatienten werden Strömungssituationen erwartet, welche durch laminare und turbulente sowie Transitionszustände gekennzeichnet sind. Der Übergang von laminarer zu turbulenter Strömung geschieht bei kreisförmigen Röhren ca. bei einer Reynoldszahl von 2400 [76]. Durch die Reduktion des Querschnitts werden turbulente Strömungen auch bei kleineren Reynoldszahlen - bezogen auf den unverengten Durchmesser - erwartet. Die Simulationen werden daher mit einer Reynoldszahl von 2000 durchgeführt, da diese in den von Ahmed und Giddens veröffentlichten Daten ebenfalls Anwendung findet und durch den erwarteten Übergang von laminarer zu turbulenter Strömung eine dem Atemfluss vergleichbare Situation darstellt.

5.1 RANS-Turbulenzmodellierung

In diesem Abschnitt wird die Turbulenzmodellierung am Beispiel des idealisierten Modells unter Berücksichtigung verschiedener Simulationsaspekte betrachtet. Zu diesen zählen: die Diskretisierungsmethode der Gleichungen, die Diskretisierung der Berechnungsdomäne, bzw. das Berechnungsgitter und die Eingangsrandbedingungen.

5.1.1 Material und Methoden

Im Folgenden werden das Material und die Methoden für die Untersuchung verschiedener Simulationsaspekte vorgestellt. Dabei wird zunächst mit der Betrachtung der Diskretisierungsmethoden begonnen, anschließend wird auf die Berechnungsgitter und zuletzt auf die Randbedingungen eingegangen.

5.1.1.1 Diskretisierungsmethode

Die Betrachtung wird auf die Diskretisierung des Konvektionsterms in den jeweiligen Transportgleichungen beschränkt, da dieser aufgrund seiner Nichtlinearität Einfluss auf die Stabilität des numerischen Lösungsverfahrens hat. Für alle anderen Terme wird aufgrund der höheren Genauigkeit eine lineare Diskretisierung gewählt. Die Betrachtungen werden anhand des SST-Modells und des LSKE-Modells vorgenommen. Für diese Modelle werden drei Transportgleichungen für die Geschwindigkeit $\boldsymbol{u}$, die turbulente kinetische Energie k und die Dissipation ϵ bzw. die spezifische Dissipationsrate ω diskretisiert.
Im Rahmen der Untersuchung werden die in Tabelle 5.1 aufgeführten Kombinationen von Diskretisierungsmethoden verwendet. Die Simulationen werden auf einem identischen Berechnungsgitter durchgeführt. Dieses weist eine Grundfeinheit von $h = 1\,\mathrm{mm}$ auf. Die Wände des Berechnungsgitters werden verfeinert, dabei wird eine einfache Verfeinerung im Bereich der nicht-verengten Röhre und eine dreifache Verfeinerungen in dem Verengungsbereich gewählt. Außerdem werden drei Randelementschichten eingefügt mit einer Dicke der äußersten Schicht von 30 % der Basisfeinheit und einer Wachstumsrate zwischen den Schichten von 1,3. Das Berechnungsgitter hat 2 239 643 Elemente. Für die Turbulenzgrößen werden Einströmwerte aus den Formeln (2.77), (2.78), bzw. (2.79) für die gemittelte Geschwindigkeit u_{in} und einer Turbulenzintensität von $I = 5\,\%$ berechnet. Es wird der SIMPLE-Algorithmus mit Standardeinstellungen verwendet. Zum Vergleichen von zwei simulierten skalaren Größen $y, \hat{y} \in \mathbb{R}^N$ mit N Elementen wird die normalisierte Wurzel der mittleren Fehlerquadratsumme (engl.: *normalised root mean*

Tabelle 5.1.: Tabellarische Darstellung der verwendeten Diskretisierungsverfahren für die Konvektionsterme in den Transportgleichungen für die Geschwindigkeit $\boldsymbol{u}$, die turbulente kinetische Energie k und die Dissipation ϵ bzw. die Dissipationsrate ω in den drei verschiedenen Simulationen

<table>
<tr><th>Turbulenzgröße</th><th>Simulation 1</th><th>Simulation 2</th><th>Simulation 3</th></tr>
<tr><td>$\boldsymbol{u}$</td><td rowspan="3">Aufwind</td><td>linear</td><td rowspan="3">linear</td></tr>
<tr><td>k</td><td rowspan="2">Aufwind</td></tr>
<tr><td>ω/ϵ</td></tr>
</table>

square deviation, NRMSD)

$$\text{NRMSD} = \frac{1}{y_{\text{norm}}}\sqrt{\frac{1}{N}\sum_{i=1}^{N}(y_i - \hat{y}_i)^2} \tag{5.1}$$

verwendet. Dabei bezeichnet y_{norm} den Normalisierungsfaktor. Zur Normalisierung wird für die Geschwindigkeit der am Einströmrand vorgeschriebene Wert $u_{\text{norm}} = u_{\text{in}}$ verwendet. Für die Normalisierung der turbulenten Größen wird ein anderer Ansatz gewählt, dies geschieht aus zwei Gründen:

1. In den folgenden Abschnitten sollen die Vergleiche z.B. der turbulenten kinetischen Energie auch auf nicht RANS-basierte Modelle erweitert werden. Diese Modelle weisen in der Regel die turbulente kinetische Energie nicht als vorgeschriebene Größe am Einströmrand auf.

2. Das idealisierte Modell stellt ein Strömungsmodell dar, bei welchem die Transition aus einer eher laminaren in eine zunehmend turbulente Domäne erwartet wird. Im laminaren Einströmbereich haben die Turbulenzgrößen Werte nahe null. Die Verwendung kleiner Werte im Einströmbereich könnte daher zu einer Verzerrung der Ergebnisse führen, sollten sie Anwendung in der Normalisierung finden.

Für die turbulenten Parameter wird der Normalisierungsfaktor daher aus den Minimal- und Maximalwerten berechnet. Am Beispiel der turbulenten kinetischen Energie lautet der Normalisierungsfaktor

$$k_{\text{norm}} = \frac{1}{2}|k_{\text{max}} - k_{\text{min}}|. \tag{5.2}$$

Für die anderen turbulenten Parameter wird analog verfahren.

Der Druck weist am Einströmrand keinen fixierten Wert als Randbedingung auf, dafür aber am Ausströmrand. Hier wird der kinematische Druck auf $p = 0\,\text{m}^2/\text{s}^2$ festgelegt. Dieser Wert eignet sich jedoch nicht zur Normalisierung. Für den Druck wird daher in Analogie zu den turbulenten Parameter der Normalisierungsfaktor als Hälfte der Differenz von maximalem und minimalem Druckwert gewählt.

5.1.1.2 Berechnungsgitter

Zunächst wird der Einfluss des Berechnungsgitters auf die Lösung bestimmt. Dazu werden zwei Berechnungsgitter unterschiedlicher Feinheit verwendet. Bei dem ersten Berechnungsgitter handelt es sich um das im vorhergehenden Abschnitt bereits beschriebene Gitter. Das zweite Gitter weist mit $h = 0{,}5\,\mathrm{mm}$ eine doppelt so hohe Feinheit auf. Die weiteren Einstellungen für Wandverfeinerungen und Randelemente entsprechen denjenigen des ersten Gitters. Dadurch steigt die Anzahl der Berechnungselemente von 2 239 643 des ersten Gitters auf 9 846 093 Elemente. Das erste Berechnungsgitter wird im Folgenden als normales, das zweite als feines Gitter bezeichnet. Die Untersuchung wird mit dem LSKE-Turbulenzmodell und den Einströmrandbedingungen für Re = 2000 vorgenommen. Die Simulationen werden mit dem SIMPLE-Algorithmus in Standardeinstellungen durchgeführt und die Simulationsergebnisse mit der NRMSD (5.1) verglichen.

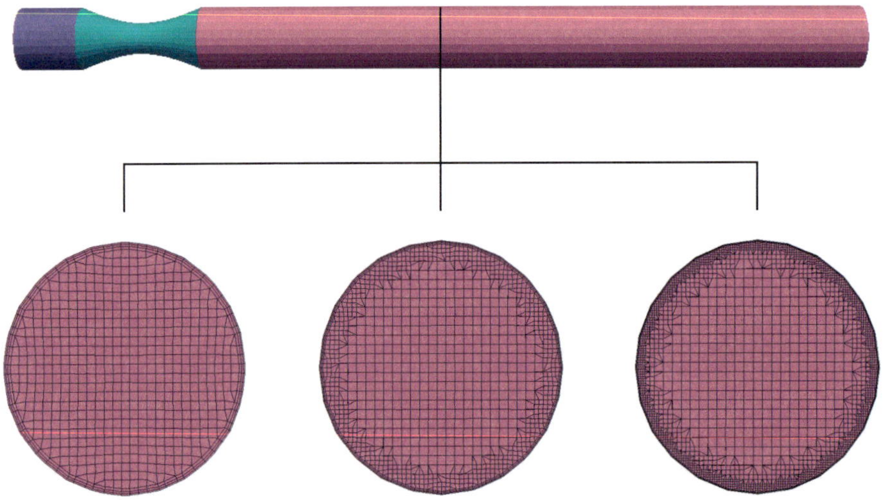

Abbildung 5.1.: Die Abbildung zeigt die geometrische Aufteilung des idealisierten Modells in die drei Abschnitte vor der Verengung (in blau dargestellt), in der Verengung (in grün dargestellt) und hinter dieser (in rot dargestellt). Außerdem im axialen Querschnitt das Berechnungsgitter mit keiner (links), einer (Mitte) und zwei (rechts) Verfeinerungsstufen visualisiert. Zur besseren Darstellung sind die Berechnungsgitter im Verhältnis zum Modell vergrößert abgebildet.

Des Weiteren wird der Einfluss der Randverfeinerung auf die Konvergenz der Berechnungen untersucht. Dies wird unter Variation des Berechnungsgitters durchgeführt. Für die verschiedenen Berechnungsgitter wird die Grundfeinheit $h = 1\,\mathrm{mm}$ des normalen Gitters verwendet, auch die Einstellungen für das Einfügen der Randelemente werden übernommen. Für die Wandverfeinerung wird das idealisiertes Modell in drei verschiedene Abschnitte unterteilt:

1. der Bereich der nicht-verengten Röhre **vor** der Verengung,
2. der Verengungsbereich und
3. der nicht-verengte Bereich der Röhre **hinter** der Verengung.

Es werden verschiedene Berechnungsgitter erzeugt, die in der Kombination unterschiedlich vieler Wandverfeinerungsschritte in den drei geometrischen Bereichen voneinander abweichen.

Tabelle 5.2.: Tabellarische Darstellung der verwendeten Wandverfeinerungsschritte für die drei geometrischen Bereiche der Verengung zur Validierung des Wandeinflusses auf die Konvergenz der Simulationsberechnungen.

	Anzahl der Wanderverfeinerungsschritte		
Bezeichnung	**vor**	**in** der Verengung	**hinter**
000	0	0	0
100	1	0	0
010	0	1	0
001	0	0	1
111	1	1	1
222	2	2	2

In Tabelle 5.2 sind die verschiedenen Kombinationen aufgelistet. In Abbildung 5.1 ist die Aufteilung der Geometrie in drei Bereiche sowie die unterschiedliche Wandverfeinerung beispielhaft an einem axialen Querschnitt im Bereich hinter der Verengung visualisiert.

5.1.1.3 Randbedingungen

Neben der natürlichen Randbedingungen, welche durch die Außenwände des idealisierten Modells gebildet werden, weist das zu untersuchende Berechnungsmodell zwei weitere artifizielle Begrenzungen auf:

- die Einflussöffnung und
- die Ausflussöffnung.

Für die Wände sowie die Ausflussöffnung werden Standardmethoden verwendet. Die Beeinflussung durch die Definition der Einflussströmung hingegen wird einer genaueren Betrachtung unterzogen. Hierbei ist die Variation von zwei Aspekten der Einflussströmung von Interesse:

1. die Variation des Geschwindigkeitsprofils am Eingang und
2. die Variation der Turbulenzintensität in der Einflussöffnung.

Für das Geschwindigkeitsprofil werden zwei Varianten getestet: Zum einen handelt es sich um ein flaches Geschwindigkeitsprofil, welches im Niveau der gemittelten Geschwindigkeit einer Reynoldszahl von Re = 2000 entspricht. Zum anderen wird ein annähernd parabolisches Einströmprofil verwendet, welches dem Profil einer Strömung bei Re = 2000 am Ende einer einen Meter langen, kreisrunden Röhre mit Durchmesser $D = 25{,}9\,\mathrm{mm}$ entspricht. Dies spiegelt den Messaufbau für die PC-MRI-Geschwindigkeitsmessungen im physischen Modell wider, welche als experimentelle Validierung im finalen Abschnitt des Kapitels betrachtet wird. Das verwendete Profil entstammt einer entsprechenden Simulation.
Die Variation der Turbulenzintensität erfolgt über die Definition der Randbedingungen für die turbulenten Parameter k und ω. Zur näherungsweisen Berechnung der turbulenten Einströmparameter wird die Turbulenzintensität benötigt (siehe Kapitel 2.4). Nach Analysen von Russo und Basse [79] kann die Turbulenzintensität für eine vollständig entwickelte turbulente Röhrenströmung mit

$$I = 0{,}0853 \cdot \mathrm{Re}^{-0.0727} \tag{5.3}$$

abgeschätzt werden. Für die hier vorliegenden Verhältnisse ergibt sich danach eine Turbulenzintensität von $I \approx 5\,\%$. Diese kann aber nur als Näherungswert betrachtet werden, da die Voraussetzungen einer vollständig entwickelten turbulenten Strömung nicht mit Sicherheit gewährleistet werden kann. Die hier vorliegende Strömung befindet sich im Grenzbereich zwischen laminarer und turbulenter Domäne. Für die Turbulenzintensität werden drei verschiedene Werte getestet: $I = 5\,\%$, $10\,\%$ und $20\,\%$. Damit spiegelt ein Wert eine realistische Schätzung wieder ($I = 5\,\%$), ein Wert liegt am oberen zu erwartenden Rand der Turbulenzintensitäten ($I = 10\,\%$) und ein Wert liegt in einem unrealistisch hohen Bereich ($I = 20\,\%$). Die Analyse erfolgt unter Verwendung des SST-Turbulenzmodells.

5.1.2 Ergebnisse

Die Vorstellung der Ergebnisse der Untersuchung verschiedener Simulationsaspekte startet mit der Betrachtung der Diskretisierungsmethoden. Darauf folgend werden die Ergebnisse in Bezug auf die Berechnungsgitter präsentiert und abschließend wird auf die Randbedingungen eingegangen.

5.1.2.1 Diskretisierungsmethode

Die Darstellung der Ergebnisse für unterschiedliche Diskretisierungsmethoden des Konvektionsterms in den Transportgleichungen für Geschwindigkeit und Turbulenzparameter erfolgt zunächst für das SST-Modell. Um die gewählten Konvergenzziele (vgl. Kapitel 2.6) zu erreichen, werden für die Aufwinddiskretisierung aller drei Größen 350 Iterationsschritte benötigt. Für eine lineare Diskretisierung nur in $\boldsymbol{u}$ sind 234 Iterationsschritte und für eine lineare Diskretisierung in allen Größen 261 Iterationsschritte notwendig.

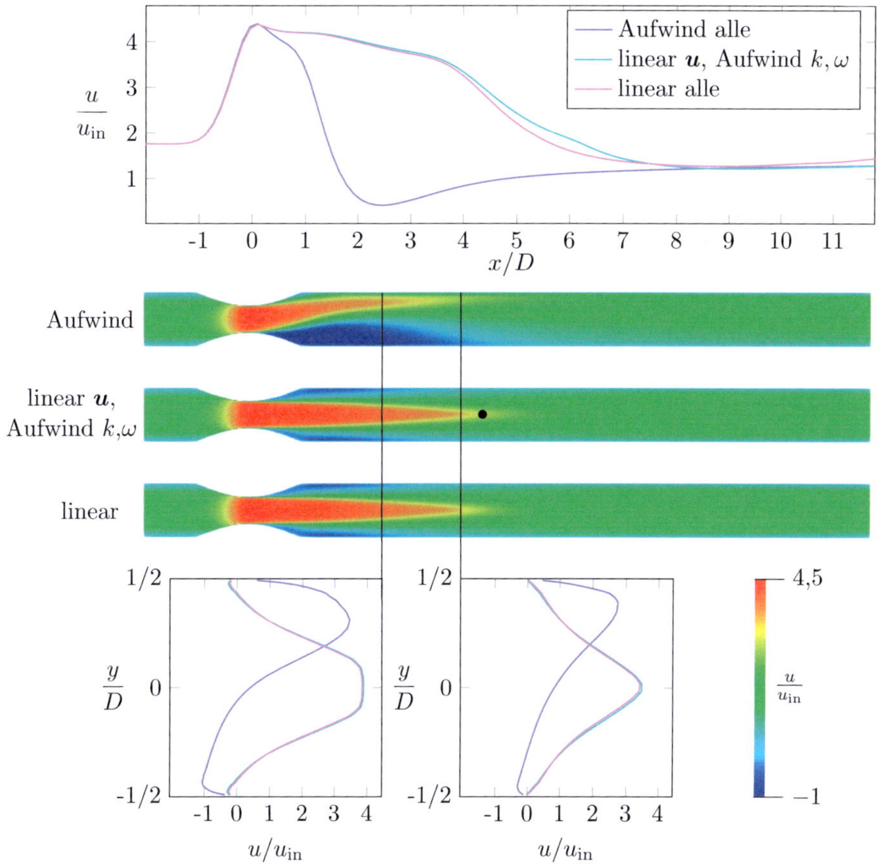

Abbildung 5.2.: Die Abbildung zeigt in Längsschnitten durch das idealisierte Modell die normalisierten Geschwindigkeiten in axialer Richtung u/u_{in} für die verschiedenen Diskretisierungskombinationen (alle Aufwind: oben, linear $\boldsymbol{u}$, Aufwind sonst: Mitte, alle linear: unten), mit einem Punkt ist die als Länge des Strahlstroms definierte Stelle im mittleren Längsschnitt markiert. Außerdem sind die Geschwindigkeitsprofile der axialen Geschwindigkeitskomponente u im axialen Querschnitt an den Positionen $x = 2{,}5D$ (unten links) und $x = 4D$ (unten rechts), sowie der Verlauf von u entlang der zentralen Achse (oben) für die verschiedenen Diskretisierungskombinationen dargestellt.

Abbildung 5.2 zeigt im Längsschnitt den Betrag der simulierten Geschwindigkeitsfelder und den Verlauf dieser entlang der zentralen Achse sowie der Schnittachsen bei $x \in \{2{,}5D,\ 4D\}$ der verschiedenen Diskretisierungskombinationen. Verfahren der linea-

ren Diskretisierung für die Geschwindigkeit $\boldsymbol{u}$ zeigen die Ausbildung eines symmetrischen Strahlstroms, welcher bei ungefähr $x = 4{,}3D$ zerfällt. Die Länge des Strahlstroms wurde hierfür nach visueller Auswertung der Geschwindigkeitsabbildungen 5.2 auf die Länge auf der zentralen Achse definiert von der engsten Stelle bis zum Abfall des Strahlstroms auf $u/u_{in} = 3$, die entsprechende Stelle ist in Abbildung 5.2 durch einen Punkt markiert.
Für die Wahl der Aufwinddiskretisierung bildet sich ebenfalls ein Strahlstrom, dieser liegt aber asymmetrisch an der äußeren Wand an.
Die mittleren Abweichungen der simulierten Größen in linearer Diskretisierung für alle Terme zu den Simulationsergebnissen mit linearer Diskretisierung nur für $\boldsymbol{u}$ ist in 5.3 tabellarisch dargestellt.

Tabelle 5.3.: Tabellarische Darstellung der mittleren Abweichungen (NRMSD) für die Simulationsergebnisse der Geschwindigkeit in die drei Raumrichtungen $\boldsymbol{u} = (u, v, w)$, des Druckes p und der Turbulenzparameter ω und k von linearer Diskretisierung in allen Termen zu linearer Diskretisierung nur für $\boldsymbol{u}$

u	v	w	p	ω	k
3,0 %	0,3 %	0,3 %	1,6 %	0,0 %	1,7 %

Für die Übertragung der Ergebnisse auf das LSKE-Modell zeigt sich, dass unter Verwendung von linearer Diskretisierung für die Turbulenzgrößen k und ϵ keine Lösung des Simulationsproblems gefunden werden kann. Der iterative Berechnungsprozess führt nach wenigen Iterationsschritten punktuell zu sehr hohen Werten im Lösungsvektor. Diese bewirken den Abbruch des Berechnungsprozesses, aufgrund eines sogenannten Gleitkommafehlers (engl.: *floating point exception*), welcher eine unmögliche Rechenoperation mit der Gleitkommazahl impliziert. Diese Art von Fehler entsteht z.B. bei der Division durch null oder bei Rechenergebnissen, welche größer als die größtmögliche Zahl sind, die durch die Gleitkommazahl repräsentiert werden kann.
In Abbildung 5.3 ist das temporäre Simulationsergebnis von ϵ und $|\boldsymbol{u}|$ in einem axialen Querschnitt im Bereich der Verengung dargestellt wenige Iterationsschritte vor dem Abbruch der Berechnung. In dieser Darstellung sind die Maxima der Lösungen, welche zum Abbruch der Berechnung führen, gut zu erkennen. Durch das hinterlegte Berechnungsgitter in der Darstellung lässt sich die Position der Berechnungsfehler in Arealen im Übergangsbereich verschiedener Diskretisierungen der Wandverfeinerung verorten.

Der Vergleich der beiden verwendeten RANS-Turbulenzmodelle LSKE und SST zeigt in den konvergenten Simulationsergebnissen für $\boldsymbol{u}$, p und k kaum Unterschiede. In beiden Simulationsverfahren entsteht für lineare Diskretisierung von $\boldsymbol{u}$ ein gleichlanger Strahlstrom hinter der Verengung. Tabelle 5.4 führt die Unterschiede in den Simulationsergebnissen zwischen den beiden Turbulenzmodellen in linearer Diskretisierung für $\boldsymbol{u}$ und Aufwinddiskretisierung in den turbulenten Größen auf.

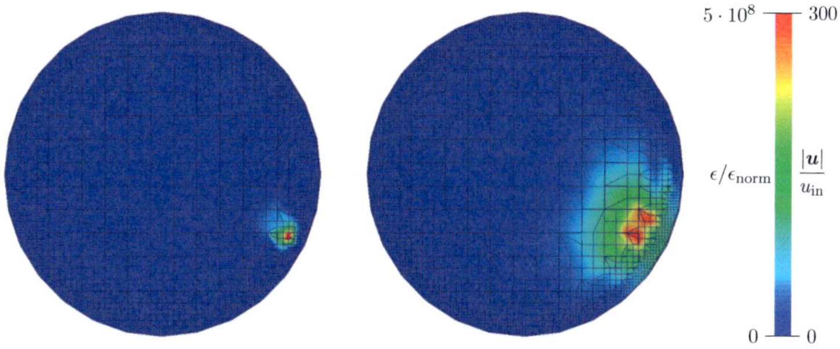

Abbildung 5.3.: Die Abbildung zeigt Zwischenschritte der Simulation von der normalisierten Dissipation $\epsilon/\epsilon_{\text{norm}}$ (links) und der normalisierten Geschwindigkeit $|\boldsymbol{u}|/u_{\text{in}}$ in axialen Schnitten im Bereich der Verengung für lineare Diskretisierung kurz vor dem Abbruch der Berechnungen. Die Simulationsergebnisse sind mit dem Berechnungsgitter hinterlegt.

Tabelle 5.4.: Abweichungen (NRMSD) der Simulationsergebnisse für SST und LSKE bei linearer Diskretisierung nur für $\boldsymbol{u}$.

u	v	w	p	k
9,3 %	1,4 %	1,4 %	6,0 %	15,8 %

Die größten Abweichungen zeigen die Geschwindigkeit in axialer Richtung u und die turbulente kinetische Energie k. In Abbildung 5.4 ist die simulierte Geschwindigkeit in axialer Richtung u in Längsschnitten und der Verlauf von u für die beiden Turbulenzmodelle graphisch dargestellt. In den simulierten Strömungsmustern sind leichte Unterschiede zu erkennen. Der Strahlstrom wird mit dem LSKE-Modell im Auslaufbereich breiter als mit dem SST-Modell. Die Länge des Strahlstroms bleibt in beiden Simulationen aber gleich.

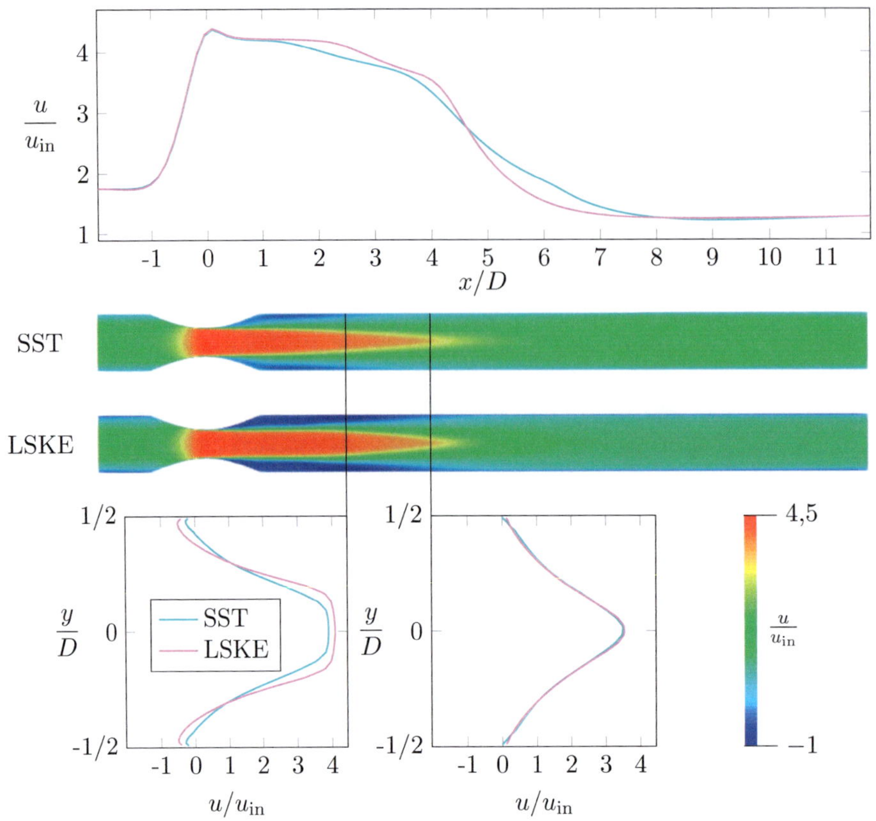

Abbildung 5.4.: Die Darstellung zeigt die Geschwindigkeit in axialer Richtung u in Längsschnitten für beide RANS-Turbulenzmodelle und den Verlauf von u entlang der zentralen Achse (oben) sowie das Profil für u im Querschnitt bei $x = 2{,}5D$ (links) und $x = 4D$ (rechts) für lineare Diskretisierung von $\boldsymbol{u}$ und Aufwinddiskretisierung der turbulenten Terme.

5.1.2.2 Berechnungsgitter

Zur Beurteilung des Einflusses der Gitterfeinheit werden Berechnungen auf einem Gitter mit doppelter Feinheit (feines Gitter) bezüglich der Basisfeinheit $h = 1$ mm durchgeführt. In Abbildung 5.5 sind die simulierten Geschwindigkeitswerte dargestellt. Die Darstellung verdeutlicht, dass die Verdoppelung der Gitterfeinheit nur zu vernachlässigbaren Veränderungen der simulierten Geschwindigkeiten führen. In Tabelle 5.5 sind die Ab-

Tabelle 5.5.: Tabellarische Darstellung der mittleren Abweichungen (NRMSD) zwischen den Simulationsergebnissen von normalem und feinem Gitter.

u	v	w	p	k	ϵ
7,1 %	1,0 %	1,0 %	1,4 %	1,4 %	2,0 %

weichungen der simulierten Größen für die beiden Berechnungsgitter angegeben. Auch

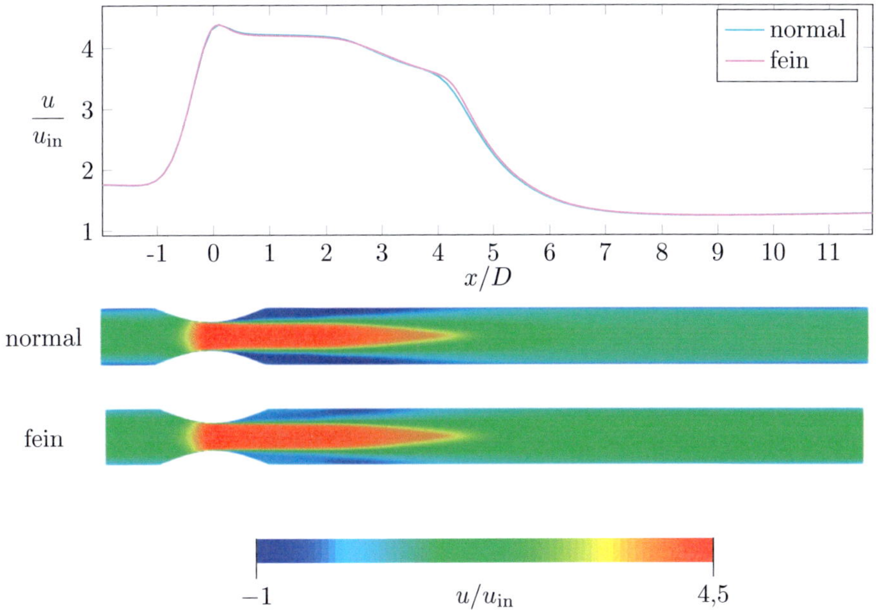

Abbildung 5.5.: Die Abbildung zeigt die simulierte Geschwindigkeit u in Längsschnitten für das normale (oben) und feine (unten) Berechnungsgitter sowie die graphische Darstellung der Geschwindigkeit entlang der zentralen Achse für beide Berechnungsgitter.

hier wird ersichtlich, dass die Abweichungen für eine Verfeinerung des Berechnungsgitters klein sind. Die Lösung auf dem normalen Gitter kann daher als unabhängig vom Berechnungsgitter bezeichnet werden.

Zur Beurteilung des Einflusses der Randauflösung auf die Konvergenz des Lösungsverfahrens sind in Tabelle 5.6 für die Gitter mit unterschiedlicher Wandverfeinerung die benötigte Anzahl an Iterationsschritten zur Erfüllung der Konvergenzkriterien angegeben, sofern die Konvergenz im Rahmen der maximalen Iterationsanzahl ($it_{\max} = 10\,000$) erreicht wurde. Aufgrund der unterschiedlichen Größe der geometrischen Abschnitte zeigt sich eine stärkere Zunahme der Elementanzahl durch Erhöhung der Wandverfeinerung hinter der Verengung im Vergleich zur Wandverfeinerung in den anderen Bereichen.

Die tabellarische Darstellung zeigt, dass zur Konvergenz des Lösers ein Berechnungsgitter mit mindestens einfacher Verfeinerung im Bereich hinter der Verengung für den hier betrachteten Fall notwendig ist, da alle Berechnungsgitter mit null Wandverfeinerungsschritten hinter der Verengung nicht konvergent sind, während für alle Berechnungsgitter mit mindestems einem Wandverfeinerungsschritt Konvergenz erreicht wurde. Die weitere Erhöhung der Wandverfeinerung auf einen und zwei Schritte für alle geometrischen Bereiche bringt jeweils eine Verbesserung des Konvergenzverhaltens, d.h. eine niedrigere Iterationsanzahl.

Tabelle 5.6.: Benötigte Anzahl an Iterationsschritten zum Erreichen der Konvergenzkriterien für die Berechnungsgitter mit unterschiedlicher Wandverfeinerung. N.K. bedeutet nicht konvergent innerhalb von $it_{\text{max}} = 10\,000$ Iterationsschritten.

Berechnungsgitter	Elementanzahl	Iterationsschritte
000	280 363	n.k.
100	323 639	n.k.
010	348 329	n.k.
001	757 423	1335
111	856 028	769
222	3 354 775	525

In Abbildung 5.6 sind die Werte der Wandauflösung y^+ für keinen (000) einen (111) und zwei (222) Wandverfeinerungsschritte in allen drei geometrischen Bereichen dargestellt. Des Weiteren zeigt die Darstellung die simulierten Werte für u und k für das Berechnungsgitter 222 in einem Längsschnitt. Die Werte für die Wandauflösung werden aus den Lösungswerten von $\boldsymbol{u}$ berechnet, sie haben somit nur Gültigkeit bei konvergenten Lösungen. Für die Berechnungsgitter 111 und 222 kann y^+ daher jeweils aus der konvergenten Lösung berechnet werden. Im Gegensatz dazu wird im Berechnungsgitter ohne Wandverfeinerung 000 die interpolierte Lösung des Simulationsergebnisses von 222 zur Berechnung von y^+ verwendet.

Eine Erhöhung der Wandverfeinerung um einen Schritt erreicht wie erwartet ungefähr eine Halbierung der Werte für y^+. Die Werte sind dabei jeweils am höchsten im Verjüngungsbereich der Verengung. Im Röhrenbereich hinter der Verengung zeigt sich zunächst ein Ansteigen, dann Abfallen auf Werte nahe null und dann wieder ein Ansteigen. Der Vergleich mit den Strömungslinien zeigt, dass sich hinter der Verengung eine Rückverwirbelung bildet. Am Randbereich zeigt sich für die Geschwindigkeit daher ein Wechsel von negativen zu positiven Werten mit einem Nulldurchgang, welcher zu den Werten $y^+ \approx 0$ führt und den Verlauf von y^+ erklärt.

Die Voraussetzung $y^+ < 1$ hält nur das Berechnungsgitter 222 ein. Für die Konvergenz der Lösung ist aber das Einhalten der Bedingung $y^+ < 1$ nur im Bereich hinter der Verengung entscheidend. Die Berechnungsgitter mit keinem Verfeinerungsschritt hinter der Verengung weisen dort Werte $y^+ > 1$ auf und zeigen keine Konvergenz. Berechnungsgitter mit mindestens einem Verfeinerungsschritt hinter der Verengung weisen Werte der Wanddistanz von $y^+ < 1$ in diesem Bereich auf. Sie erfüllen die Konvergenzkriterien, obwohl weiterhin Bereiche mit $y^+ > 1$ in Teilen des Verengungsbereichs gegeben sind. Es zeigt sich in Abbildung 5.6, dass der Bereich hinter der Verengung, dessen Werte für y^+ den maßgeblichen Einfluss auf das Konvergenzverhalten haben, auch der Bereich mit den größten Werten für die turbulente kinetische Energie k ist, also der Bereich, indem die stärkste Turbulenz der betrachteten Berechnungsdomäne herrscht.

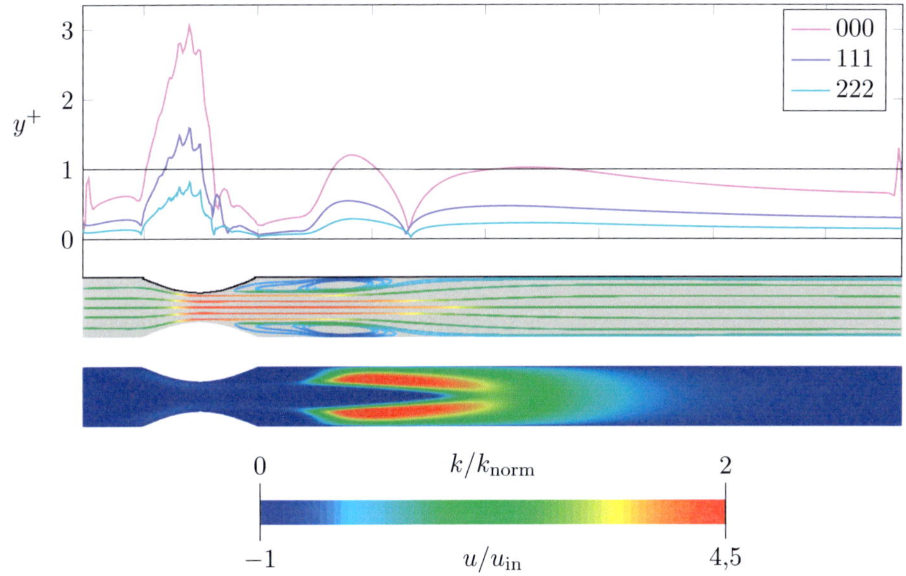

Abbildung 5.6.: Die Abbildung zeigt die Wandauflösung y^+ für die Berechnungsgitter 000, 111 und 222 entlang der äußeren Kontur (oben) sowie in Längsschnitten die Strömungslinien eingefärbt mit der Geschwindigkeitskomponente u (Mitte) und die turbulente kinetische Energie k (unten) aus der Simulation mit dem Berechnungsgitter 222.

5.1.2.3 Randbedingungen

Zur Untersuchung des Einflusses der Einströmrandbedingungen auf die Simulationsergebnisse für RANS-Modellierungen im idealisiertes Modell werden in der Abbildung 5.7 die Geschwindigkeitsfelder in Längsschnittbildern sowie die axiale Geschwindigkeit entlang der zentralen Achse in Graphen für das flache und das parabolische Einströmprofil dargestellt. Diese Abbildung verdeutlicht, dass sich die Geschwindigkeitsfelder bis zur engsten Stelle auffällig voneinander unterscheiden. Das parabolische Einströmprofil wird bis zum Beginn des Verengungsbereichs beibehalten, während das flache Profil sich langsam in Richtung eines parabolischen Profils wandelt. Der Beginn des Strahlstroms ist für das parabolische Profil konvex gewölbt, während er für das flache Profil eine leicht konkave Wölbung aufweist. Im Bereich hinter der engsten Stelle des idealisiertes Modells sind die Geschwindigkeitsfelder in beiden Simulationen hingegen fast identisch.
In Abbildung 5.8 sind die Ergebnisse der Simulationen mit unterschiedlichen Turbulenzintensitäten am Einströmrand visualisiert. Es zeigt sich für beide Turbulenzmodelle eine Verkürzung des Strahlstroms mit steigender Turbulenzintensität. Dieser Effekt ist für das LSKE-Modell deutlicher als für das SST-Modell. Für das SST-Modell reduziert sich die Länge des Strahlstroms von $4{,}3D$ für $I = 5\,\%$ auf $4{,}0D$ für $I = 20\,\%$, wohingegen eine Reduktion von $4{,}5D$ auf $3{,}2D$ bei dem LSKE-Modell für entsprechende Turbulenzinten-

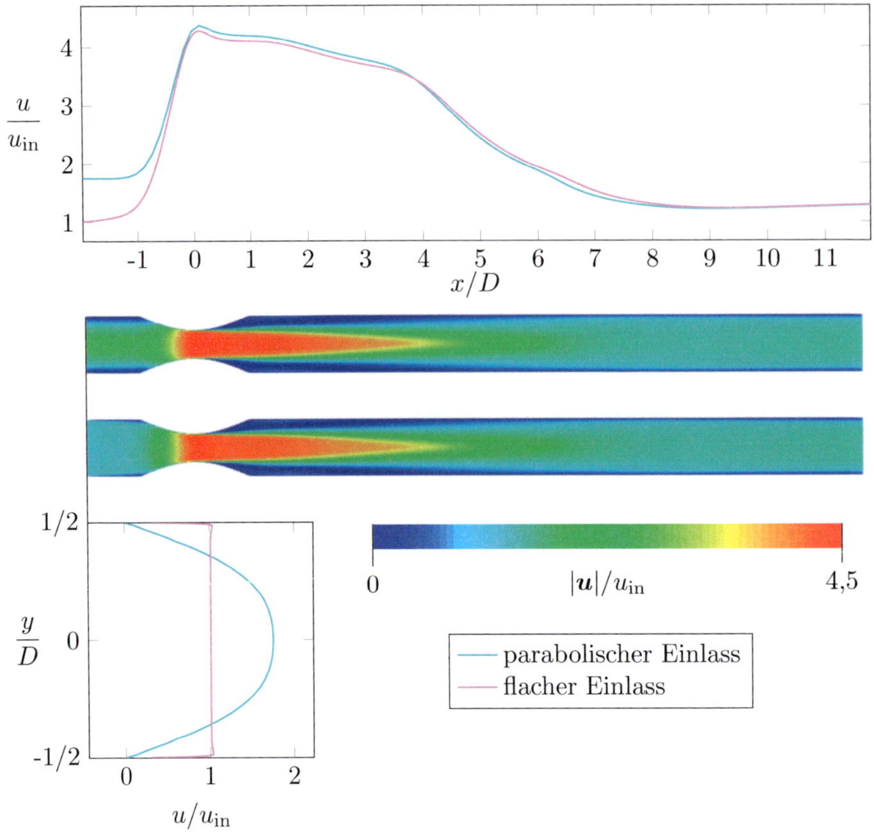

Abbildung 5.7.: Die Darstellung zeigt in Längsschnittbildern den Betrag der Geschwindigkeit für das parabolische Einlassprofil (oben) und das flache Einlassprofil (unten). Außerdem sind die Geschwindigkeiten in axialer Richtung entlang der zentralen Achse sowie beide Einlassprofile in Graphen erfasst.

sitäten erfolgt.

Die Maximalwerte für die turbulente kinetische Energie hinter dem Verengungsbereich erhöhen sich in beiden Fällen für steigende Turbulenzintensitäten nicht, die Position der höchsten Werte verschiebt sich aber entsprechend zur Verkürzung des Strahlstroms in Richtung der Verengung. Im Einströmbereich und im Bereich der Verjüngung ist aber ein Anstieg der turbulenten kinetischen Energie auszumachen. Dieser fällt für das LSKE-Modell stärker aus als für das SST-Modell.

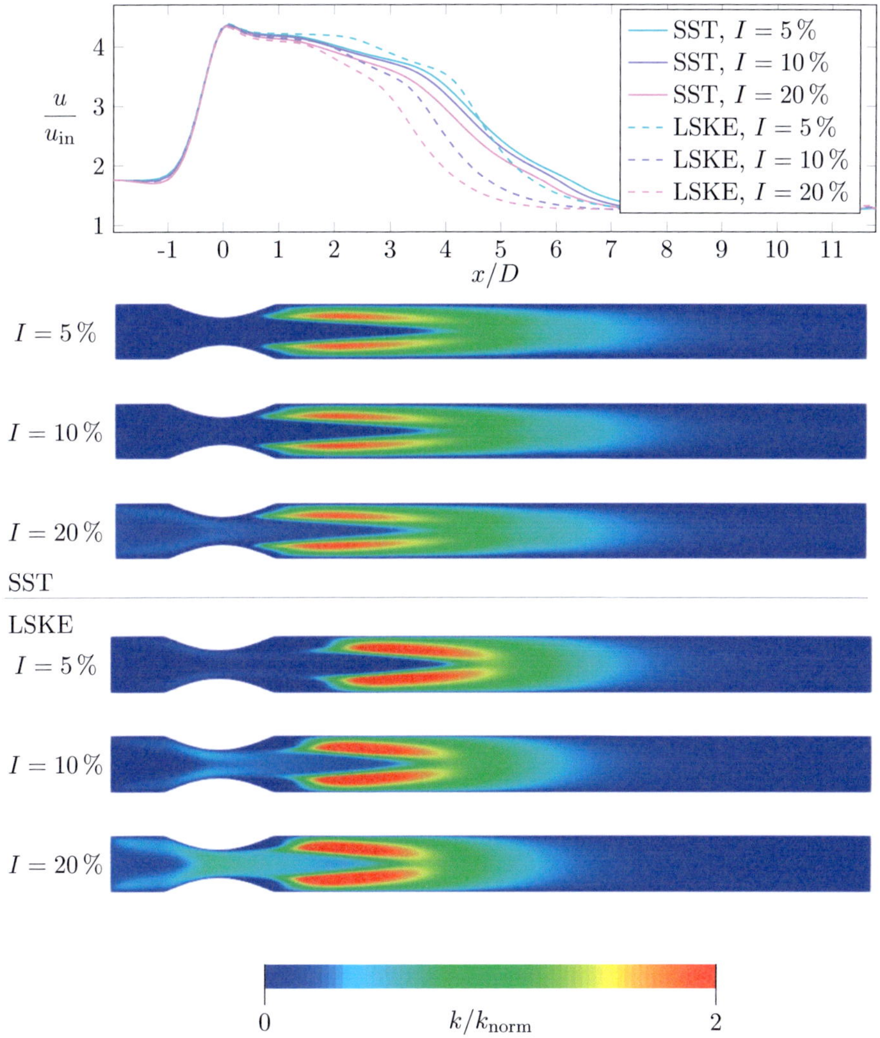

Abbildung 5.8.: Der Graph zeigt die axiale Geschwindigkeitskomponente entlang der zentralen Achse des idealisiertes Modells für die beiden RANS-Turbulenzmodelle SST und LSKE und die drei verschiedenen Turbulenzintensitäten $I \in \{5\,\%, 10\,\%, 20\,\%\}$. Des Weiteren ist die turbulente kinetische Energie für in Längsschnittbildern für beide Turbulenzmodelle gezeigt (oben: SST, unten: LSKE), jeweils von oben nach unten mit steigender Turbulenzintensität.

5.1.3 Diskussion

In diesem Abschnitt werden die zuvor präsentierten Ergebnisse diskutiert. Der Aufbau dieses Abschnitts erfolgt analog zu den vorangegangenen und betrachtet nacheinander Diskretisierungsmethoden, die Berechnungsgitter und zuletzt die Randbedingungen.

5.1.3.1 Diskretisierungsmethode

Der Einfluss von Diskretisierungsverfahren des Konvektionsterms in den Transportgleichungen der SST- und LSKE-Turbulenzmodelle auf den Lösungsprozess ist zweierlei:

1. das Konvergenzverhalten der Lösung wird beeinflusst,
2. der Lösungsvektor wird beeinflusst.

Die Erwartung ist dabei, dass das Konvergenzverhalten positiv beeinflusst wird durch die Wahl von Aufwinddiskretisierung. Diese weist eine hohe Dissipationseigenschaft auf und Fluktuationen des Lösungsvektors werden reduziert, Konvergenz kann dadurch in weniger Iterationsschritten erreicht werden. Für das SST-Modell zeigt sich dies nur im Wechsel von Aufwind- zu linearer Diskretisierung der Turbulenzgrößen bei linearer Diskretisierung von $\boldsymbol{u}$. Die Iterationszahl steigt dabei von 234 auf 261 Schritte. Entgegen der Erwartung zeigt aber die Diskretisierung mit dem Aufwindverfahren in allen Transportgleichungen die höchste Iterationsanzahl mit 350 Schritten.
Dies kann im Zusammenhang mit dem zweiten Einflussfaktor des Diskretisierungsverfahrens gesehen werden: dem Einfluss auf die Lösung. Es wird erwartet, dass die lineare Diskretisierung zu einer höheren Genauigkeit führt als die Aufwinddiskretisierung. Für die Verwendung einer linearen Diskretisierung in $\boldsymbol{u}$ zeigt sich das erwartete Ergebnis eines radialsymmetrischen Strahlstroms, nicht aber für die Aufwinddiskretisierung in $\boldsymbol{u}$. Hier zeigt sich ein asymmetrischer Strahlstrom der sich an die Wand des idealisierten Modells anlegt. Die Asymmetrie der Lösung wird auch der Grund für die höhere Iterationsanzahl sein, da der Strahlstrom eine Bewegung weg von der Symmetrieachse hin zur Wand ausführt. Durch das Verlassen der Symmetrieachse erhält der Strahlstrom auch die Möglichkeit zu oszillieren. Diese Fluktuationen müssen innerhalb des Lösungsprozesses durch Dissipation bis zum Erreichen der Konvergenzziele unterdrückt werden. Das Ausbilden einer asymmetrischen Lösung im rotationssymmetrischen idealisierten Modell lässt sich durch leichte Asymmetrien im Berechnungsgitter erklären.
Für das LSKE-Modell zeigt sich der Einfluss auf das Konvergenzverhalten deutlich am Abbruch des Lösungsprozesses für die lineare Diskretisierung der Transportgrößen. Mit der Aufwinddiskretisierung können die starken Fluktuationen in ϵ unterdrückt werden, die sonst zu einem Abbruch der Lösungen führen. Der numerische Fehler entsteht hier im Randbereich der Verengung. Durch die gekrümmte Struktur der Verengung weist das Berechnungsgitter hier die geringste Qualität auf, da die im Entstehungsprozess des Gitters zunächst rechtwinkligen Elemente hier am stärksten verformt werden müssen, um an die kurvige Struktur angepasst werden zu können. Bei realistischen Atemwegsmodellen mit der patientenindividuellen Morphologie werden ebenfalls starke Verformungen der Berechnungsgitterelemente erfolgen, die zur Reduktion der Gitterqualität führen. Die Verwendung von Aufwindverfahren zur Diskretisierung der Turbulenzgrößen kann dabei die Konvergenzeigenschaft der Lösung verbessern und wird daher priorisiert.

Eine Reduktion der Genauigkeit in der Berechnung der Turbulenzgrößen zugunsten des Konvergenzverhaltens lässt sich aus den vorgestellten Ergebnissen motivieren. Für die berechnete Lösung hatte die Diskretisierung von $\boldsymbol{u}$ den maßgeblichen Einfluss. Dies verdeutlichen die geringen Abweichungen zwischen den berechneten Lösungen bei linearer Diskretisierung von $\boldsymbol{u}$ und wechselnder Diskretisierung in k. Eine verringerte Genauigkeit in den Lösungen für k und ϵ bzw. ω lässt sich vertreten, da für die physiologische Interpretation der Daten sowie weiterführende Simulationen der Gewebeverformung der Druck p und die Geschwindigkeit $\boldsymbol{u}$ die interessanten Größen darstellen.

5.1.3.2 Berechnungsgitter

Die Grenze y^+ für Berechnungsgitter entspringt der Theorie der Geschwindigkeiten im nahen Wandbereich und spielt eine Rolle bei der Turbulenzmodellierung. In den Ergebnissen zeigt sich, dass der Wert von y^+ Einfluss auf die Konvergenz des Lösungsprozesses ausübt. Eine Reduktion von y^+ verbessert das Konvergenzverhalten und ermöglicht unter Umständen erst die Konvergenz der Lösung. Entscheidend ist für die Konvergenz der Lösung im idealisierten Modell das Einhalten der Grenze y^+ im Bereich hinter der Verengung.

Im idealisierten Modell wird der Übergang von der eher laminaren Strömung vor und innerhalb der Verengung zu einer turbulenten Strömung hinter der Verengung erwartet. Dies spiegeln auch die Ergebnisse durch die Zunahme der turbulenten kinetischen Energie k hinter der Verengung wider. Stimmig zeigt sich hier auch die Notwendigkeit zur Einhaltung der Wandauflösung $y^+ < 1$ im turbulenten Bereich. Im Gegensatz dazu ist die Einhaltung der Wandauflösung in Bereichen geringer Turbulenz nicht entscheidend, da hier die hohe Genauigkeit der Lösung der Transportgleichungen für turbulente Größen, wie sie unter anderem die Einhaltung von $y^+ < 1$ ermöglicht, nicht von großer Bedeutung ist.

Beachtet werden muss aber auch, dass die Einteilung der Geometrie in drei Teile nicht unter Einhaltung konstanter Volumeninhalte geschieht und der Bereich hinter der Verengung deutlich größer ist als die anderen beiden geometrischen Bereiche. Ein Einfluss der Zunahme der Gesamtelementzahl auf die Verbesserung der Konvergenz kann damit nicht ausgeschlossen werden.

5.1.3.3 Randbedingungen

In diesem Abschnitt werden die Randbedingungen zum einen in der Form des Einströmprofils und zum anderen in der einströmenden Turbulenzintensität bewertet: Das flache Einströmprofil verändert sich durch den Durchfluss der Einlassröhre in Richtung eines parabolischen Profils. Durch die Wandbegrenzung und die reibungsbehaftete Strömung werden wandnahe Schichten gebremst. Währenddessen verändert sich das parabolische

Einströmprofil in Bereich vor der Verengung kaum, es entspricht bereits dem Profil, dass in einer kreisförmigen Röhre durch das Abbremsen der wandnahen Schichten entsteht. Erst durch die geometrischen Veränderungen der Verengung werden beide Profile deutlich verändert.
Die Erhöhung der Turbulenzintensität führt zu einer Verkürzung des Strahlstroms. Dies stellt das erwartete Ergebnis dar, da die Turbulenz der Grund für den Zerfall des Strahlstroms ist. Eine Erhöhung der Grundturbulenz in der Strömung kann daher auch zu einer früheren Dissipation des Strahlstroms führen. Dass sich der Effekt im LSKE-Modell stärker auswirkt als im SST-Modell, liegt an der höheren kinetischen Energie im Einströmbereich und dem Verjüngungsbereich der Verengung in den Simulationen der LSKE-Modellierung. Die LSKE-Modellierung führt also zu einer stärkeren Erhöhung der einströmenden kinetischen Energie als das SST-Modell. Das SST-Modell ist daher hinsichtlich der Wahl der einströmenden Turbulenz robuster.

5.1.4 Zusammenfassung

Die Untersuchung der RANS-Verfahren im idealisierten Modell umfasst den Einfluss vier verschiedener Simulationsaspekte: die Diskretisierungsmethode der Divergenzterme, das Berechnungsgitter, die betrachteten Turbulenzgrößen sowie die Einströmrandbedingungen. Die Untersuchungen an der Diskretisierungsmethode haben gezeigt, dass die Aufwinddiskretisierung im Geschwindigkeitsterm zu dissipativ wirkt und zu unrealistischen Lösungen führt. Hier muss die Wahl auf das Verfahren zweiter Ordnung, die lineare Diskretisierung, fallen. Für die Diskretisierung der Turbulenzterme erweist sich der Unterschied zwischen Diskretisierung in erster oder zweiter Ordnung als gering. Hier kann hinsichtlich der besseren Konvergenz das Aufwindverfahren gewählt werden.
Die Untersuchung der Berechnungsgitter zeigt zum einen die Gitterunabhängigkeit der hier dargestellten Lösung, d.h. das Berechnungsgitter ist fein genug, sodass eine weitere Verfeinerung des Berechnungsgitters nicht mehr zu einer signifikanten Veränderung des Simulationsergebnisses führt. Zum anderen wird die Bedeutung der Wandauflösung für die Turbulenzmodellierung deutlich. Die Konvergenz der Lösung hängt stark von der Wandauflösung y^+ ab. Insbesondere in Regionen mit hohen Werten der turbulenten kinetischen Energie, d.h. in turbulenten Domänen, ist eine Wahl von $y^+ < 1$ im idealisierten Modell für die RANS-Modellierung erforderlich.
Die Wahl der Einströmrandbedingung hat erwartungsgemäß einen Einfluss auf die Simulationsergebnisse. Eine einfache Randbedingung wie ein flaches Einströmprofil verändert hierbei die Lösung insbesondere im Einström- und Verjüngungsbereich des idealisierten Modells. Die Abweichungen sind hier deutlich, daher sollte ein möglichst rea-

listisches Einströmprofil für das Geschwindigkeitsfeld definiert werden. Eine Variation der einströmenden Turbulenzparameter, welche durch die Turbulenzintensität definiert werden, führt ebenfalls zur Veränderung der Simulationsergebnisse. Dies betrifft im Wesentlichen die Länge des simulierten Strahlstroms. Erwartungsgemäß verkürzen steigende Turbulenzintensitäten die Länge des Strahlstroms. Der Unterschied ist für das LSKE-Modell deutlicher als für das SST-Modell. Letzteres wird daher als robuster hinsichtlich der Einströmturbulenz gewertet. Für die Wahl einer realistischen Einströmturbulenz von $I = 5\,\%$ weisen aber beide RANS-Modelle sehr ähnliche Simulationsergebnisse auf.

5.2 LES-Turbulenzmodellierung

Dieser Abschnitt widmet sich der Untersuchung von Strömungssimulationen mit der LES-Turbulenzmodellierung am Beispiel des idealisierten Modells. Die Simulationseigenschaften hinsichtlich des Berechnungsgitters und der Eingangsströmung werden dabei erfasst und ausgewertet. Anders als bei der RANS-Simulierung wird hierfür ein zeitlich aufgelöstes Geschwindigkeits-Druckfeld betrachtet. Bei den Auswertungen wird daher die Betrachtung auf gemittelte Werte über alle Simulationszeitschritte gerichtet.

5.2.1 Material und Methoden

In diesem Abschnitt wird das LES-Verfahren hinsichtlich der Gitterabhängigkeit und der Einströmturbulenz untersucht. Die Simulationen werden auf einem Berechnungsgitter mit der Basisfeinheit von $h = 0{,}5\,\text{mm}$ durchgeführt. Aufgrund der höheren Auflösungsgenauigkeit, welche dieses Verfahren benötigt, wird hier ein feineres Gitter gewählt als für die RANS-Methodik. Im Bereich der Verengung und des Strahlstroms wird eine feinere Basisgittergröße von $h = 0{,}25\,\text{mm}$ gewählt, um die Ausbildung von Turbulenzen im Strahlstrombereich besser auflösen zu können. Der definierte Bereich dieser Verfeinerung erstreckt sich von der schmalsten Stelle der Verengung bis $6{,}0D$ hinter der Verengung.

In der gesamten Berechnungsdomäne wird eine einfache Wandverfeinerung gewählt. Außerdem werden drei Randschichten hinzugefügt, welche einen Wachstumsfaktor von 1,5 und eine Dicke der äußersten Randschicht von 30 % der Größe des äußersten Wandelements des Berechnungsgitters ohne Randschichten aufweisen. Es ergibt sich durch diese Parameter ein Berechnungsgitter mit 7 015 716 Elementen.

Die Simulationen werden mit dem PIMPLE-Algorithmus mit einem Zeitschritt von $\Delta t = 0{,}5\,\text{ms}$ durchgeführt. Für diesen Zeitschritt zeigt sich eine gute Erfüllung der

Bedingung CFL ≈ 1, welche vom dynamischen Lösungsalgorithmus gefordert wird (vgl. Kapitel 2.6).
Es wird eine Mittelung der simulierten Felder über 15 s vorgenommen. Dies entspricht ca. 18 Durchflusszeiten, bei einer Durchflusszeit von

$$t_D = l/u_{in}, \tag{5.4}$$

mit der mittleren Eintrittsgeschwindigkeit u_{in} und der Modelllänge l.
Für die Randbedingungen an den Wänden und der Ausflussöffnung werden Standardbedingungen gewählt. Für die Einströmöffnung werden drei verschiedene Geschwindigkeitsprofile angewendet:

1. ein parabolisches, zeitlich konstantes Geschwindigkeitsprofil,
2. ein parabolisches Geschwindigkeitsprofil, das mit zeitlich veränderlichen, zufälligen Geschwindigkeitsfluktuationen ohne Gewährleistung der Divergenzfreiheit überlagert ist, welche für Turbulenzintensitäten von $I = 5\,\%, 10\,\%$ und $20\,\%$ nach (2.80) berechnet werden,
3. ein Geschwindigkeitsprofil, welches nach dem DFSEM-Verfahren aus dem parabolischen Profil mit einer Turbulenzintensität von $I = 5\,\%$ und einem Turbulenzlängenmaß entsprechenden der Gittergröße erstellt wird.

Außerdem wird vergleichsweise eine Simulation ohne Turbulenzmodellierung, d.h. als direkte numerische Simulation (DNS) durchgeführt. Das Berechnungsgitter und die Lösereinstellungen entsprechen hierbei denen der LES-Simulation, zur Erzeugung der Eingangsströmung wird auch hierfür das DFSEM-Verfahren angewendet.
Des Weiteren wird die LES-Simulation auf einem gröberen Gitter wiederholt, welches eine Basisfeinheit von 0,8 mm, eine Gesamtelementanzahl von 2 616 093 und Verfeinerungen im Strahlstrombereich entsprechend dem ersten Gitter aufweist.

5.2.2 Ergebnisse

Die Ergebnisse der LES-simulierten Geschwindigkeiten u in axialer Richtung mit dem konstanten parabolischen Einströmprofil sind in der Abbildung 5.9 in Längsschnitten für die Zeitpunkte $t = 5\,\text{s}, 10\,\text{s}, 15\,\text{s}$ sowie die mittlere Geschwindigkeit $\bar{u}$ dargestellt. Es zeigt sich hierbei der Zerfall des Strahlstroms im Röhrenteil hinter der Verengung. In den unterschiedlichen Zeitschritten lassen sich die turbulenten Fluktuationen im Zerfallsbereich erkennen. Die Länge des Strahls wird durch Auswerten des gemittelten Geschwindigkeitsfelds in Analogie zum vorherigen Abschnitt bestimmt. Die Länge des Strahlstroms beträgt $9{,}0D$.
In der Darstellung 5.10 sind die gemittelten axialen Geschwindigkeiten $\bar{u}$ für die

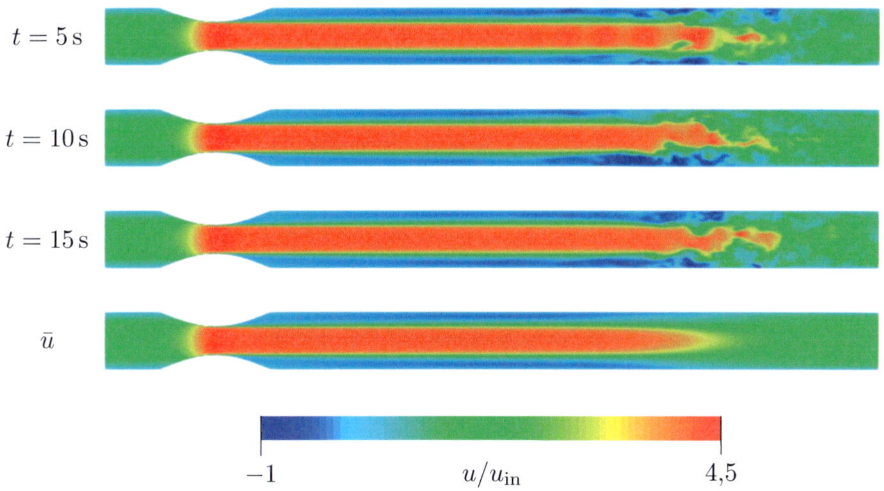

Abbildung 5.9.: Die Abbildung zeigt die momentane Geschwindigkeit u zu verschiedenen Zeitpunkten $t = 5$ s, 10 s, 15 s sowie die gemittelte Geschwindigkeit über alle berechneten Zeitpunkte $\bar{u}$ in Längsschnitten für das zeitlich konstante Einströmprofil. In den momentanen Aufnahmen lässt sich der Zerfall des Strahlstroms durch zeitliche veränderliche Turbulenzen hinter der Verengung erkennen.

verschiedenen Einströmturbulenzen mit zufälliger Turbulenz ohne Gewährleistung der Divergenzfreiheit gegen das konstante Einströmprofil, hier mit Turbulenzintensität $I = 0\,\%$ bezeichnet, abgebildet. Der Vergleich zeigt deutlich den Einfluss von Einströmturbulenzen auf das simulierte Geschwindigkeitsfeld. Durch das Einfügen von 5-prozentiger zufälliger Turbulenz reduziert sich die Länge des Strahlstroms auf 3,4D im Vergleich zu 9,0D ohne Einströmturbulenzen. Durch die Vergrößerung der Turbulenz kann der Strahlstrom weiter verkürzt werden, die Unterschiede sind aber mit einer Länge des Strahlstroms von 3,0D für 10-prozentige Turbulenz und 2,9D für 20-prozentige Turbulenz nicht mehr so deutlich.

In Abbildung 5.11 sind der Druck p entlang der zentralen Achse des idealisierten Modells für unterschiedliche Zeitpunkte sowie der über alle Zeitschritte gemittelte Druck $\bar{p}$ in zwei Graphiken dargestellt: In der oberen Graphik sind die simulierten Drücke für die Berechnung mit zufälliger Einströmturbulenz ohne Gewährleistung der Divergenzfreiheit ($I = 5\,\%$) und in der unteren Graphik für die entsprechende Berechnung mit DFSEM-Verfahren ($I = 5\,\%$) aufgetragen.

Es zeigen sich in beiden Graphiken für die einzelnen Zeitschritte turbulente Fluktuationen in den Druckkurven zwischen ca. 1,5D und 6D, welche in der gemittelten Variante $\bar{p}$ nicht mehr zu erkennen sind. Diese kennzeichnen den turbulenten Bereich des Strahlzerfalls. Die turbulenten Fluktuationen des Geschwindigkeitsfelds (siehe Abbildung 5.9) spiegeln sich hier in den turbulenten Fluktuationen des Druckfelds

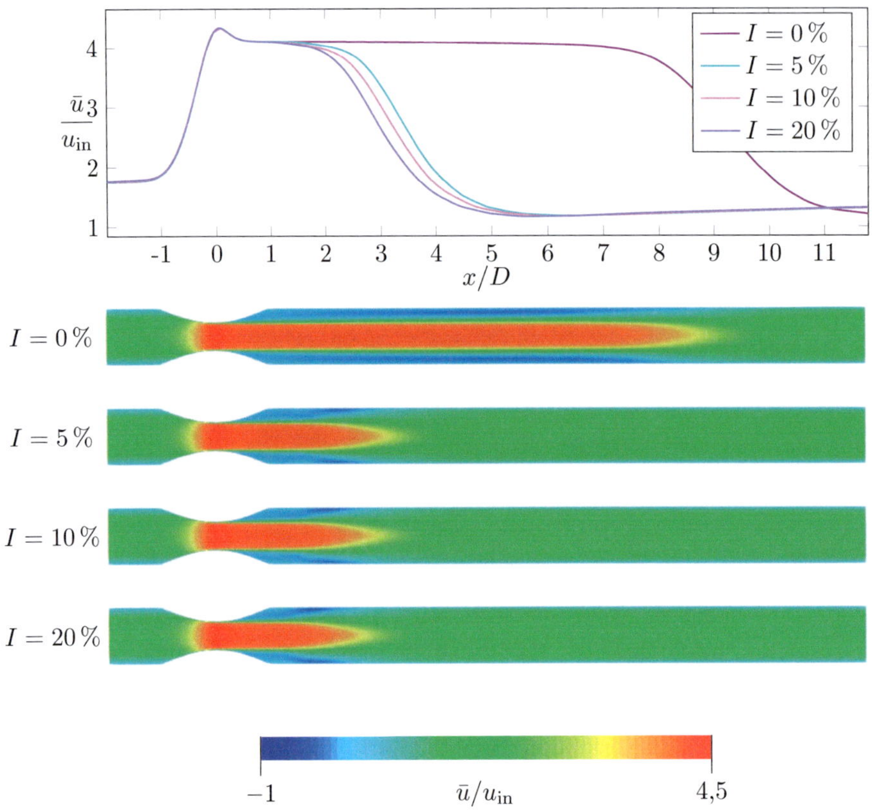

Abbildung 5.10.: Die Abbildung zeigt die gemittelten Geschwindigkeiten $\bar{u}$ in Längsschnitten für unterschiedliche Einströmturbulenzen: keine Turbulenz, also mit einem konstanten Einströmprofil, hier mit $I = 0\,\%$ bezeichnet, sowie für zufällige Einströmturbulenzen ohne Gewährleistung der Divergenzfreiheit $I = 5\,\%$, $10\,\%$ und $20\,\%$ nach (2.80) berechnet. Des Weiteren sind die Geschwindigkeitsverläufe entlang der zentralen Achse für die unterschiedlichen Einströmturbulenzen in einem Diagramm aufgetragen.

wider.

Am Ausströmrand des Modells wird der Druck per Randbedingung definitionsgemäß konstant auf 0 Pa gehalten. Die Simulation mit zufälligen Einströmturbulenzen ohne Gewährleistung der Divergenzfreiheit zeigt starke Variationen der Druckwerte in den einzelnen Zeitschritten am Einströmrand. Dies ist für das DFSEM-Verfahren nicht der Fall, hier ist keine Veränderung im Eingangsdruck zu erkennen, er entspricht dem mittleren Druck $\bar{p}$ für alle Zeitschritte.

Die Druckunterschiede an der Eingangsöffnung entsprechen aus physikalischer Sicht nicht dem erwarteten Ergebnis. Druckfluktuationen werden nur im stark turbulenten Bereich der Strömung erwartet, nicht aber im wenig turbulenten Einströmprofil. Aus der Modellierungssicht kann dieses Verhalten aus der Verletzung der Divergenzfreiheit

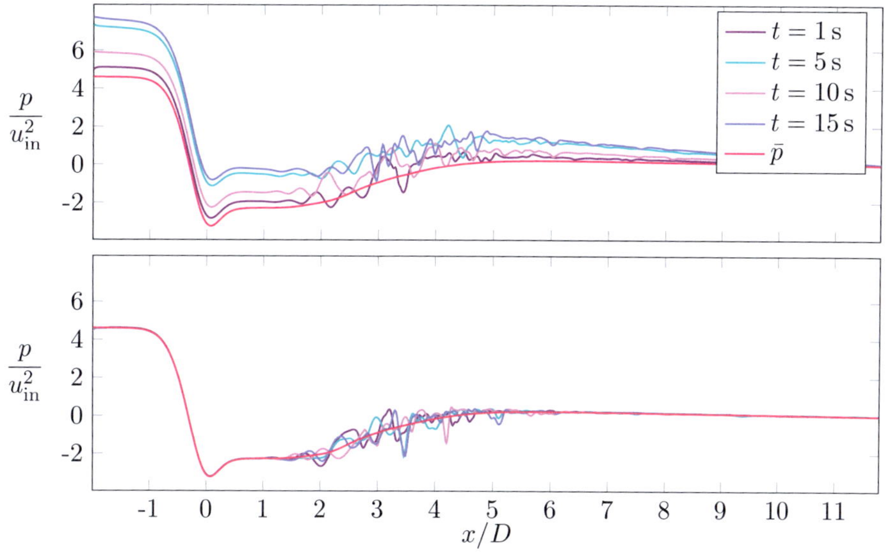

Abbildung 5.11.: In dieser Darstellung ist der Druck zu verschiedenen Zeiten für die Simulationen mit den zufälligen Turbulenzen ohne Gewährleistung der Divergenzfreiheit (oben) und für das DFSEM-Verfahren (unten) gezeigt. Der Druck ist zur Darstellung mit dem Quadrat der Eingangsgeschwindigkeit normalisiert.

erklärt werden. Da diese in den Navier-Stokes-Gleichungen vorausgesetzt wird, reagiert das gekoppelte Gleichungssystem mit Druckoszillationen. Ein Einströmprofil, welches völlig zufällige Geschwindigkeitsvariationen ohne zeitlichen oder räumlichen Bezug zu Historie und Umfeld aufweist, erfüllt im Allgemeinen die Forderung nach einem divergenzfreien Geschwindigkeitsfeld nicht (vgl. Kapitel 2.4).

Dies kann durch die Formulierung der divergenzfreien turbulenten Eingangsströmung behoben werden, welche das DFSEM-Verfahren erlaubt. Für diese Simulation zeigen sich Variationen im Druckfeld für die verschiedenen Zeitschritte nur im erwarteten Bereich der Turbulenzen.

Trotz der Druckoszillationen im Einströmbereich bei zufälligen Turbulenzen ohne Gewährleistung der Divergenzfreiheit zeigen die simulierten mittleren Geschwindigkeiten $\bar{u}$ für beide Verfahren kaum Abweichungen. Dies ist in Abbildung 5.12 ersichtlich, welche die gemittelte axiale Geschwindigkeit in Längsschnitten bildlich und entlang der zentralen Achse graphisch gegenüberstellt. Werden nur statistische Größen betrachtet, zeichnen sich die theoretischen Einschränkungen, welche durch die Verwendung divergenzfreier Einströmfelder entstehen, demnach nicht durch signifikante Veränderungen der simulierten gemittelten Geschwindigkeits-Druck-Felder aus.

Nachfolgend wird ein Vergleich von Simulationsergebnissen mit LES-Turbulenzmodellierung und die Simulation ohne Turbulenzmodellierung, die direkte Simulation

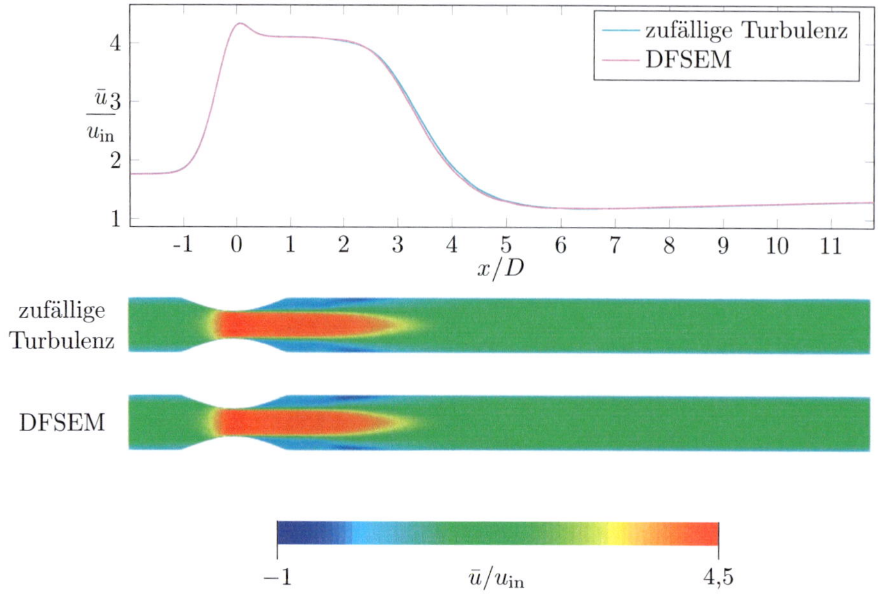

Abbildung 5.12.: Die Abbildung zeigt die gemittelten Geschwindigkeiten $\bar{u}$ in axialer Richtung in Längsschnitten durch das idealisierte Modell für die Simulationen mit 5-prozentiger Turbulenz in der Eingangsströmung sowohl mit zufälliger Turbulenz ohne Gewährleistung der Divergenzfreiheit als auch mit Turbulenz nach dem DFSEM-Verfahren. Außerdem ist die gemittelte Geschwindigkeit $\bar{u}$ entlang der zentralen Achse für beide Verfahren graphisch aufgetragen.

(DNS), vorgenommen.

Es zeigt sich, dass die Unterschiede beider Simulationsweisen gering ausfallen. Die Abweichungen der gemittelten Größen für Druck und Geschwindigkeit sind in Tabelle 5.7 angegeben. Die Abweichungen der mittleren Geschwindigkeitsfelder liegt lediglich bei $< 2\,\%$.

Tabelle 5.7.: Tabellarische Darstellung der mittleren Abweichungen (NRMSD) zwischen den gemittelten LES- und DNS-Simulationsergebnissen.

u	v	w	p
1,9 %	1,3 %	1,2 %	0,5 %

In Abbildung 5.13 sind die simulierten Geschwindigkeiten der beiden Simulationsverfahren bildlich gegenübergestellt. Auch hier zeigt sich, dass die gemittelten Geschwindigkeiten einen ähnlichen Verlauf aufweisen. Leichte Unterschiede sind dagegen im momentanen Geschwindigkeitsfeld bei $t = 15$ s zu erkennen. Eine Übereinstimmung von momentanen Geschwindigkeitsfeldern wird aber auch nicht erwartet, da diese die turbulenten Fluktuationen zeigen, welche in ihrer Form in den einzelnen Zeitschritten stark von den Eingaben abhängen. Die momentane Situation desselben

Zeitschritts kann daher schon bei kleinen Unterschieden in den Berechnungen deutlich variieren. Solche Abweichungen sind auch bei zwei unterschiedlichen Simulationen nach dem gleichen DFSEM-Verfahren möglich, da die Erzeugung der divergenzfreien Wirbel randomisiert erfolgt, also nicht für jede einzelne Simulation exakt dieselben Wirbel verwendet werden. Ein Vergleich kann daher nur auf den statistischen Größen sinnvoll durchgeführt werden.

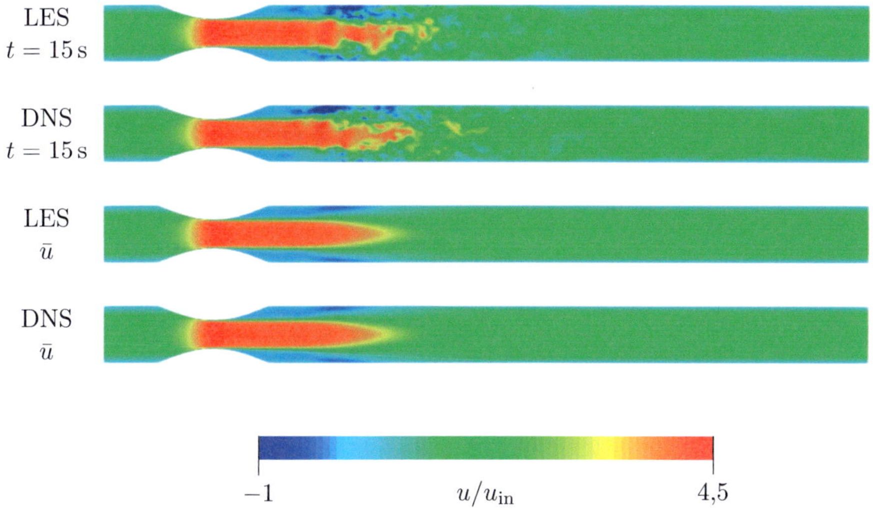

Abbildung 5.13.: Die Abbildung zeigt die simulierten Geschwindigkeiten in axialer Richtung u zum Zeitpunkt $t = 15$ s und die gemittelten Geschwindigkeiten $\bar{u}$ in Längsschnitten für die LES- und DNS-Simulationen mit dem DFSEM-Verfahren.

Zur Ermittlung des Anteils an Modellierung im Verhältnis zur aufgelösten Turbulenz beim LES-Verfahren werden die simulierte und die aufgelöste kinetische Energie herangezogen. Der Maximalwert der simulierten kinetischen Energie beträgt $k_{\mathrm{sim}} = 0{,}004\,\mathrm{m}^2/\mathrm{s}^2$, wohingegen die maximale aufgelöste turbulente kinetische Energie bei $k_{\mathrm{auf}} = 0{,}226\,\mathrm{m}^2/\mathrm{s}^2$ liegt. Somit ist ein Prozentsatz von 1,7 % der modellierten zur Gesamtturbulenz gegeben. Dies liegt deutlich unterhalb des Zielwerts von ca. 20 %.
Der Anteil an aufgelösten Turbulenzen hängt mit der gewählten Filtergröße für das LES-Verfahren zusammen. In diesem Fall entspricht die Filtergröße der Größe der Berechnungselemente. Alle turbulenten Wirbel, welche größer als die Berechnungsgitterelemente sind, werden aufgelöst, während kleinere modelliert werden. Durch Verwendung eines gröberen Berechnungsgitters lässt sich der Wert der modellierten Turbulenz steigern. Die Berechnung wird daher mit einem gröberen Berechnungsgitter verglichen, welches eine Basisfeinheit $h_{\mathrm{grob}} \approx 1{,}5 h_{\mathrm{fein}}$ aufweist.
Für das gröbere Berechnungsgitter ergibt sich wie erwartet eine leichte Verringerung der aufgelösten turbulenten kinetischen Energie zu $k_{\mathrm{auf}} = 0{,}202\,\mathrm{m}^2/\mathrm{s}^2$. Die maximale

modellierte turbulente kinetische Energie kann erwartungsgemäß leicht gesteigert werden zu $k_{\text{sim}} = 0{,}0041\,\text{m}^2/\text{s}^2$. Der Anteil der modellierten Turbulenz konnte durch die Vergröberung des Berechnungsgitters auf 2,0 % gesteigert werden, liegt damit aber noch unterhalb des angestrebten Bereichs. Das bedeutet, dass in dieser Simulation die Effizienz des LES-Verfahrens nicht voll zum Tragen kommt, da ein größerer Anteil von Turbulenz aufgelöst wird, als für die Berechnung notwendig wäre.
Abbildung 5.14 zeigt in Längsschnitten die gemittelte axiale Geschwindigkeit und den Verlauf dieser entlang der zentralen Achse für das gröbere und das feinere Berechnungsgitter. Beide Simulationen zeigen gute Übereinstimmungen. Unterschiede lassen sich nur im Strahlstrombereich kurz hinter der Verengung feststellen. Hier fällt die Simulation auf dem feineren Gitter auf ein höheres Plateau ab als die auf dem gröberen Gitter.

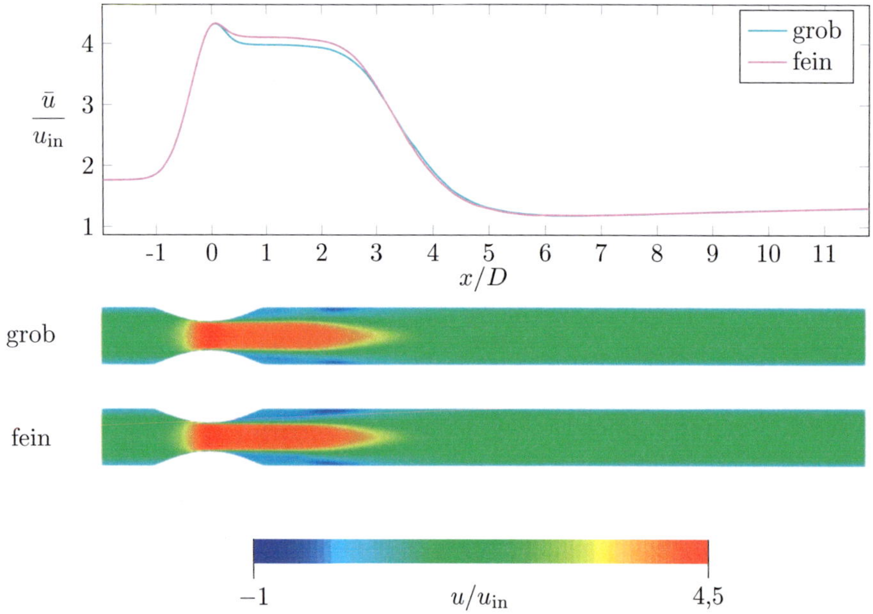

Abbildung 5.14.: Die Abbildung zeigt die gemittelten simulierten Geschwindigkeiten in axialer Richtung $\bar{u}$ in Längsschnitten für ein feineres und ein gröberes Gitter für das LES-Verfahren. Die Gitterelemente des gröberen Gitters weisen eine um 50 % erhöhte Basisfeinheit auf. Außerdem ist der Verlauf der gemittelten Geschwindigkeit $\bar{u}$ entlang der zentralen Achse in einer Graphik für beide Berechnungsgitter aufgetragen.

5.2.3 Diskussion

Die LES-Simulationen zeigen die erwartete Ausbildung und den Zerfall eines Strahlstroms hinter dem Verengungsbereich. Im Gegensatz zu den RANS-Simulationen ist es hierbei auch möglich, Simulationen ohne Eingangsturbulenzen, also $I = 0\,\%$ durchzuführen. Es zeigt sich dabei ein deutlich längerer Strahlstrom als mit Einströmturbulenzen. Die Auswirkungen von steigender Einströmturbulenz auf die Reduktion des Strahlstroms konnte bereits für das RANS-Verfahren, besonders für die LSKE-Simulation, festgestellt werden. Diese Ergebnisse bestätigen sich auch hier. Dies betont die Bedeutung einer guten Kenntnis der Einströmbedingungen.

Das Einführen der zufälligen Einströmturbulenz ohne Gewährleistung der Divergenzfreiheit bringt allerdings das erwartete numerische Problem mit sich, welches aus der Verletzung der Divergenzfreiheit herrührt, also der nicht Einhaltung der Masseerhaltung in den Navier-Stokes-Gleichungen. Numerisch wird dieses Problem durch die Variation des Druckes ausgeglichen, welche physikalisch nicht sinnvoll ist. Das Problem zeigt sich in der vorliegenden Modellierung in den Druckoszillationen im Einströmbereich. Durch die Einführung der divergenzfreien, synthetischen Wirbel am Einströmrand kann dieses numerische Problem gelöst werden. In den mittleren Geschwindigkeiten ist dieses Problem nicht gegenwärtig, es erstreckt sich demnach nur auf die Drucksimulation. Da aber das Druckfeld für die Beurteilungen von aerodynamischen Kräften an den Wänden des Fluidbereichs wichtig ist und damit für das Ziel der Untersuchung jener Kräfte in den menschlichen Atemwegen von Bedeutung ist, sollten die Simulationen mit divergenzfreien Eingangsströmungen vorgezogen werden.

Der Vergleich der LES-Simulation mit einer DNS-Simulation auf demselben Berechnungsgitter zeigt, dass der Einfluss der modellierten Turbulenz am Simulationsergebnis klein ist und die Berechnung durch die aufgelösten Turbulenzen dominiert werden. Ein für das LES-Verfahren angestrebter Anteil von ca. 20 % an der modellierten turbulenten kinetischen Energie konnte auch durch ein gröberes Berechnungsgitter nicht erreicht werden. Somit konnte die Effizienz des LES-Verfahrens also nicht voll ausgeschöpft werden.

Wie von Pope et al. [71] dargestellt, nähert sich im Gegensatz zum RANS-Verfahren das LES-Verfahren den DNS-Simulationen für kleiner werdende Filtergrößen G bzw. feinere Berechnungsgitter an. Diese Tendenz zeigt sich hier in den kleinen Abweichungen der LES- und DNS-Lösungen. Um den Modellierungsanteil an der turbulenten kinetischen Energie zu erhöhen, kann demnach ein gröberes Gitter gewählt werden. Hierbei zeigt sich tatsächlich eine kleine Zunahme des Modellierungsanteils, doch immer noch ist sie jenseits des angestrebten Bereichs. Eine weitere Vergröberung des Berechnungsgitters erscheint aber nicht sinnvoll, da eine hohe Auflösung in den Bereichen niedriger Turbulenz notwendig ist, um die Erzeugung von turbulenten Wirbeln zu ermöglichen.

Das LES-Verfahren ist zum Einsatz in völlig turbulenten Regimes entwickelt worden. Der Einsatz in dem Transitionsbereich zwischen laminarer und turbulenter Strömung zeigt hier die Schwäche des Verfahrens in Form eines Effizienzverlusts für dieses Anwendungsgebiet. Die feine Auflösung wird benötigt, um das Entstehen von kleinen Turbulenzen und den Transport der Eingangsturbulenzen entlang der Strömung zu ermöglichen. Das feine Berechnungsgitter behindert andererseits aber das LES-Verfahren in seiner Effizienz.
Mögliche Effizienzsteigerungen könnten durch ein Gitterdesign in Abhängigkeit von der turbulenten kinetischen Energie erreicht werden. In komplexen Berechnungsgittern, wie sie für realistische Atemwege gebraucht werden, sind die Transitionsstellen laminarer zu turbulenter Strömung a priori aber nicht vorherzusagen, ein entsprechendes Design des Berechnungsgitters ist im Vorfeld nicht möglich.
Da sich die Lösung des LES-Verfahrens aber dem DNS-Verfahren angleicht, entsteht durch die Verwendung der LES-Simulationen in der gesamten Domäne kein systematischer Fehler, auch wenn die Diskretisierung zu fein für einen entsprechend starken Anteil der modellierten turbulenten kinetischen Energie sein sollte. Wie für eine DNS-Simulation muss dann aber die Gitterkonvergenz vom groben zum feinen Gitter betrachtet werden.

5.2.4 Zusammenfassung

In diesem Abschnitt wird die Betrachtung auf die LES-Simulationen im idealisierten Atemwegsmodell gelenkt. Im Gegensatz zu den RANS-Modellierungen werden hier zeitlich aufgelöste Geschwindigkeits-Druck-Felder berechnet. Die Repräsentation von Turbulenzen erfolgt nicht nur durch turbulente Parameter, sondern auch durch die Auflösung turbulenter Strukturen einer bestimmten Größe. Die LES-Simulation haben die Eigenschaft, sich für feinere Gittergrößen den DNS-Berechnungen anzunähern. Dadurch können sie ohne die Einführung eines systematischen Fehlers in der gesamten Berechnungsdomäne eingesetzt werden, obwohl der angezielte Modellierungsanteil der kinetischen Energie nicht erreicht wird. Dies gilt auch für laminare Abschnitte.
Die Untersuchungen haben die besondere Bedeutung der vorgeschriebenen Eingangsströmung auf die Simulationsergebnisse deutlich gemacht. Zum einen beeinflusst die Wahl der Turbulenzintensität das resultierende Geschwindigkeits-Druck-Feld und zum anderen erzeugt die im Rahmen dieser Arbeit vorgestellte Variante zur Bestimmung der Einströmturbulenzen DFSEM physikalisch sinnvolle Druckergebnisse in den momentanen Zeitschritten. Die einfache Methode zufälliger Geschwindigkeitsfluktuationen kann dies nicht. Für die Verwendung des LES-Verfahrens sollte daher auf möglichst realistische, divergenzfreie Eingangsströmungen geachtet werden.

5.3 Vergleich von Messung und Simulation

Im folgenden Abschnitt dieses Kapitels soll der Modellierungsfehler für das vereinfachte Atemwegsmodell betrachtet werden. Um die Abweichung zwischen dem mathematischen Modell zur Strömungsvorhersage und der realen Situation zu ermitteln, erfolgt ein Vergleich von numerischen Ergebnissen und gemessenen Strömungsgeschwindigkeiten.

5.3.1 Material und Methoden

Zur Bestimmung der Strömungsgeschwindigkeiten im vereinfachten Atemwegsmodell findet die Technik des Phasenkontrast-MRTs Anwendung. Das physische Modell wird wie in Kapitel 5 beschrieben als 3D-Druck des Verengungsbereichs von $-D$ bis D in eine Kunststoffröhre des Durchmessers D und der Länge $l = 132{,}18$ cm integriert, sodass ein Einströmbereich von $l_{in} = 100$ cm und ein Ausströmbereich von $l_{aus} = 27$ cm entsteht. Die präparierte Kunststoffröhre wird durch Schläuche mit einer MR-kompatiblen Pumpe (CardioFlow 5000MR, Shelley Medical Imaging Technologies, Toronto) und einem Reservoir mit einer Wasser-Glycerin-Mischung verbunden. Der experimentelle Aufbau ist in Abbildung 5.15 schematisch visualisiert.
Für die Messung der Geschwindigkeiten im idealisierten Atemwegsmodell wird eine Wasser-Glycerin-Mischung mit 30 % Volumenanteil Glycerin verwendet, die bei der in der Messsituation vorliegenden Temperatur von 25° C eine kinematische Viskosität von $\mu = 5{,}8 \cdot 10^{-6}\mathrm{m}^2/\mathrm{s}$ aufweist. Um eine Reynoldszahl von $\mathrm{Re} = 2000$ repräsentieren zu können, muss daher eine Flussrate von $\phi = 236{,}7$ ml/s gewählt werden.
Im Messaufbau findet sich ein deutlich längerer Einströmbereich als Ausströmbereich. Der lange Einströmbereich soll der Beruhigung, d.h. der Laminarisierung der Strömung dienen, um die Eingangsströmung im experimentellen Aufbau möglichst gut bestimmen zu können. Die Eingangslänge l_h (engl.: *entrance length*), das heißt die Länge bis zum Ausbilden eines laminaren Profils, kann in Röhren des Durchmesser D mit

$$l_h = 0{,}05\,\mathrm{Re}\,D \tag{5.5}$$

abgeschätzt werden [5]. Für den gegebenen Fall würde sich demnach eine theoretische Einströmlänge von $l_h = 259$ cm ergeben. Diese konnte aufgrund der räumlichen Limitierung des Messaufbaus innerhalb des Magnetresonanztomographen nicht realisiert werden. Die Einströmlänge von $l_{in} = 100$ cm stellt einen Kompromiss zwischen der gewünschten Laminarisierungslänge und der praktischen Realisierbarkeit dar. Um den Einfluss der potentiell unvollständigen Laminarisierung der Eingangsströmung auf den Vergleich von Messung und Simulation zu reduzieren, sind die Simulationen mit einer

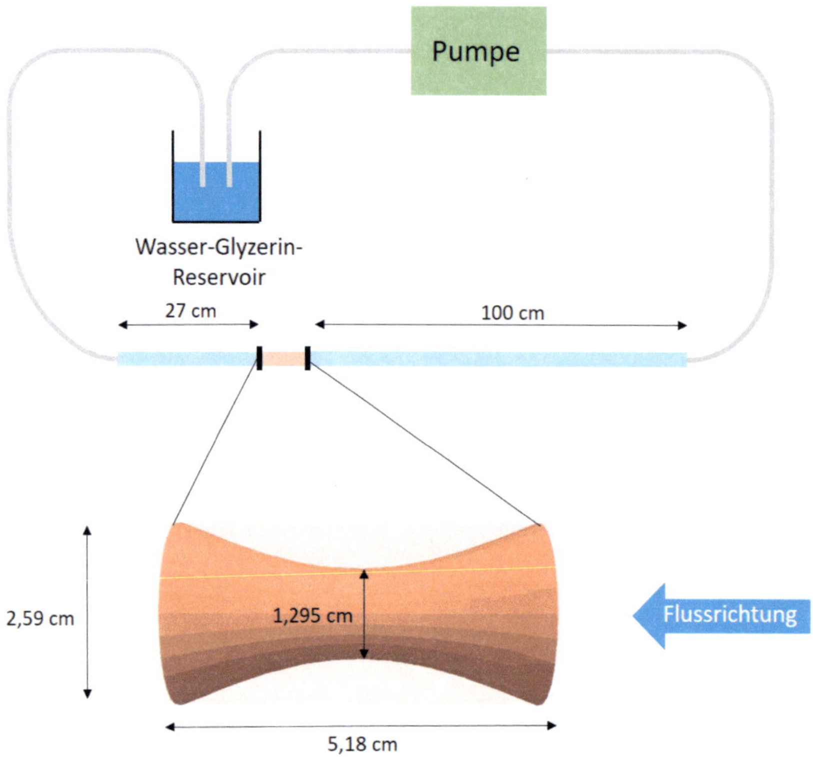

Abbildung 5.15.: Die Darstellung zeigt den schematischen Aufbau des Strömungskreislaufs zur Messung der Geschwindigkeiten in dem idealisierten Atemwegsmodell mit der Phasenkontrast-MRT-Technik.

Eingangsströmung durchgeführt worden, welche die Strömungssituation nach dem Durchgang durch eine einen Meter lange Kunststoffröhre approximiert, wie es bereits in dem Abschnitt 5.1.1.3 beschrieben ist.

Die Messungen werden mit einer Repetitionszeit von TR = 5 ms, einer Echozeit von TE = 2 ms und einem Kippwinkel von 7° durchgeführt. Es werden vier Messungen des Geschwindigkeitsfelds durchgeführt und das arithmetische Mittel der Geschwindigkeiten und die statistische Abweichung in jedem Voxel bestimmt.

5.3.2 Ergebnisse

Die gemessenen Geschwindigkeiten im idealisierten Atemwegsmodell werden mit den Simulationsdaten und den Messwerten aus den LDA-Daten von Ahmed und Giddens [2] verglichen. Zu den herangezogenen Simulationsdaten zählen zum einen

die in den vorherigen Kapiteln beschriebene SST-Simulation mit 5-prozentiger Turbulenzintensität am Eingang als Repräsentant der RANS-Modellierung und die LES-Simulation mit gleicher Turbulenzintensität und DFSEM-Eingangsrandbedingung. In Abbildung 5.16 sind die Geschwindigkeitswerte entlang der zentralen Achse und entlang von Querschnitten bei $x = 2{,}5\,D$ und $4\,D$ in Graphen aufgetragen sowie in Längsschnitten die Geschwindigkeitsbilder dargestellt. Ein Geschwindigkeitsbild für die Laser-Doppler-Anemometrie-Messung ist nicht enthalten, da dieses Verfahren nur punktuelle Auswertungen des Geschwindigkeitsfelds erlaubt.
In dem Längsschnittbild der gemessenen Geschwindigkeit im Phasenkontrast-MRT-Verfahren zeigen sich einzelne Stellen mit fehlender Geschwindigkeitsinformation. Bei diesen Lücken handelt es sich um Bildartefakte, welche aus Messfehlern der Bildakquisition resultieren. Die fehlerhafte Darstellung häuft sich bei Geschwindigkeiten nahe 0 m/s, da hier das Rauschen die zu bestimmenden Geschwindigkeitswerte stärker überwiegt.
Die gemessenen Geschwindigkeitsprofile zeigen einen ähnlichen Verlauf, wobei die LDA-Messwerte prinzipiell etwas höher liegen als die PC-MRI-Messwerte. Die simulierten Geschwindigkeitswerte mit SST-Turbulenzmodellierung zeigen im Bereich bis ca. $2{,}5\,D$ einen ähnlichen Kurvenverlauf wie die Messwerte. In weiterer Distanz zur Engstelle bildet sich aber ein spitzer zulaufender Strahlstrom aus und die gemessenen Daten können in diesem Bereich nicht mehr gut durch das SST-Modell approximiert werden. Die LES-Turbulenzmodellierung zeigt hingegen über den gesamten Kurvenverlauf eine ähnliche Form wie die gemessenen Geschwindigkeitsprofile. Die Simulationsdaten liegen dabei zwischen den beiden Messkurven von LDA- und PC-MRI-Verfahren.
In Tabelle 5.8 sind die Längen des Strahlstroms und die Abweichungen dieser Längen von der Länge des Strahlstroms der LDA-Messung zusammengefasst.

Tabelle 5.8.: Länge des Strahlstroms in den Messverfahren und Simulationen und Abweichung zur Länge aus der LDA-Messung

	LDA	PC-MRI	LES	RANS
Länge	$3{,}3D$	$2{,}8D$	$3{,}2D$	$4{,}3D$
Abweichung	-	15 %	3 %	30 %

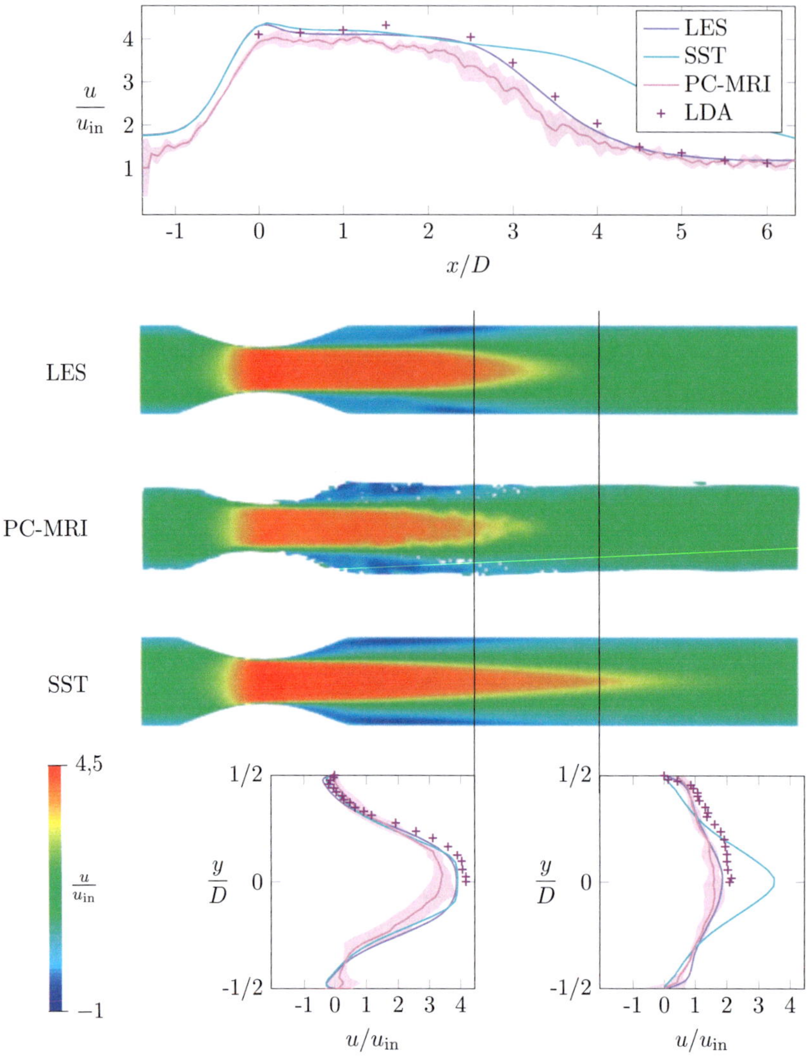

Abbildung 5.16.: In dieser Abbildung werden die Simulationen mit SST- und LES-Turbulenzmodellierung den PC-MRI-Messergebnissen und den LDA-Messergebnissen aus [2] gegenüber gestellt. In der oberen Graphik ist die Geschwindigkeit in axialer Richtung u entlang der zentralen Achse aufgetragen. In der Mitte sind Längsschnittbilder der beiden Simulationen und der gemittelten PC-MRI-Messung dargestellt. Unten sind zwei Graphiken gezeigt, welche die axiale Geschwindigkeit u entlang zweier Querschnitte durch das idealisierte Modell an den Positionen $x = 2{,}5\,D$ und $4\,D$ darstellt. Für die LDA-Messung liegen hier nur Werte für den halben Querschnitt vor. Die Phasenkontrastmessungen sind jeweils als Mittelung über vier Messungen mit Standardabweichung dargestellt.

5.3.3 Diskussion

Beide Messverfahren zeigen eine gute Übereinstimmung zueinander im gemessenen Geschwindigkeitsverlauf, sowohl entlang der Achse als auch in den Querschnittsprofilen des idealisierten Atemwegs. Dabei zeigen die PC-MRI-Messungen aber eine systematische Verringerung der gemessenen Geschwindigkeiten im Vergleich zu den LDA-Messungen von Ahmed und Giddens. Die PC-MRI-Messung zeigt eine mittlere Geschwindigkeit im Eingangsquerschnitt von $\bar{u} = 0{,}4\,\mathrm{m/s}$. Bei einem Volumenstrom von $\phi = 236{,}7\,\mathrm{ml/s}$ und einem Durchmesser von $D = 25{,}9\,\mathrm{mm}$ wäre aber eine mittlere Geschwindigkeit von

$$\bar{u} = \frac{4\phi}{\pi D^2} = 0{,}449\,\mathrm{m/s} \tag{5.6}$$

zu erwarten. Die Reduktion in der gemessenen Eingangsgeschwindigkeit um ca. 11 % kann eine Erklärung für zu niedrige PC-MRI-Messwerte im weiteren Kurvenverlauf sein.

Die Ursache könnte entweder in einer systematischen Abweichung der Messtechnik oder in einer verringerten Volumenleistung der Pumpe liegen. Laut Hersteller kann die Pumpe mit einer Genauigkeit von 5 % den vorgegebenen Volumenstrom etablieren. Eine Bestätigung der gewünschten Flussrate mit dieser Genauigkeit war nicht möglich. Die gemessenen Kurvenverläufe lassen sich trotz der Geschwindigkeitsverringerung gut aufeinander übertragen und die Abweichung der Strahlstromlängen der PC-MRI-Messung von der LDA-Messung ist mit 15 % verhältnismäßig klein, sodass die Funktionalität der PC-MRI-Messungen als hinreichend angenommen werden kann.

Die gemessenen Geschwindigkeiten und die Simulation mit der LES-Turbulenzmodellierung zeigen eine sehr gute Übereinstimmung in den Kurvenverläufen der Geschwindigkeitsprofile. Insbesondere die Bestimmung der Länge des Strahlstroms mit der LES-Simulation hat mit einer Abweichung von 3 % zur LDA-Messung eine sehr hohe Genauigkeit. Die Abweichung der SST-Simulation ist deutlich höher, aber erst im Bereich $x > 2{,}5D$ hinter der Verengung. Das SST-Modell scheitert in der Simulation des idealisierten Atemwegs an der Darstellung des turbulenten Zerfalls des Strahlstroms, da die aufkeimende Turbulenz im Bereich hinter der Verengung als zu niedrig angenommen wird. Dies unterstützt Untersuchungen von Varghese et al. [93], die numerische Experimente an einem ähnlichen Modell durchführen. Varghese et al. führen numerische Experimente an einem idealisierten Stenosemodell durch, welches von Ahmed und Giddens inspiriert ist, sich aber durch eine asymmetrische Verengung auszeichnet. Der durch diese Verengung entstehende Strahlstrom liegt asymmetrisch an der Außenwand an, er zerfällt aber ebenfalls aufgrund von Turbulenzen im weiteren Strömungsverlauf. Varghese et al. beobachten, dass unterschiedliche gängige Zweigleichungs-RANS-Turbulenzmodelle, darunter auch das LSKE- und das SST-Modell, nicht in der Lage sind, den turbulenten Zerfall des Strahlstroms adäquat vorherzusagen. Sie vergleichen dazu die numerischen Berechnungen mit RANS-Modellierung mit DNS-Berechnungen.

5.3.4 Zusammenfassung

In diesem Abschnitt wird die Betrachtung auf den Vergleich von Messungen und Simulationen gerichtet. Dies ist die einzige Möglichkeit, den Modellierungsfehler der Simulationen abschätzen zu können. Zunächst wird dabei der Fokus auf den Vergleich zweier Messmethoden gelenkt: die LDA-Messung als etabliertes Verfahren mit Messdaten aus der Literatur und die PC-MRI-Messtechnik, welche in diesem Kontext als Validierung bisher wenig Einsatz gefunden hat.
Durch den Vergleich der Messungen untereinander konnten leichte Abweichungen in Form von verringerten Geschwindigkeiten in den PC-MRI-Messungen festgestellt werden. Durch die insgesamt aber gute Repräsentation der Geschwindigkeitsverläufe der Messkurven wird das Verfahren als geeignete Messtechnik zur Geschwindigkeitsbestimmung in Atemwegsmodellen angesehen.
Zur Betrachtung des Modellierungsfehlers werden die beiden Turbulenzmodellierungsverfahren mit den Messergebnissen verglichen. Es zeigt sich dadurch eine starke Überlegenheit des LES-Verfahrens, welche im Einklang zu anderen in der Literatur veröffentlichten Experimenten ist. Die Unterschiede der beiden numerischen Simulationsverfahren kommen aber erst im Zerfallsbereich des Strahlstroms deutlich zum Tragen. In den Einströmbereichen sowie im Bereich der Verengung zeigen beide Simulationsverfahren gleich gute Ergebnisse. Die LES-Simulation zeigt über den gesamten Kurvenverlauf eine hohe Übereinstimmung mit den Messkurven und wird daher als experimentell bestätigte Geschwindigkeitssimulation priorisiert.

Kapitel 6

Numerische Experimente am Atemwegsmodell

In diesem Kapitel werden die Betrachtungen aus dem idealisierten Atemwegsmodell auf realistische Atemwege übertragen. Es werden dazu zwei anthropomorphe Modelle von Schlafapnoe-Patienten verwendet. Das erste Modell wird aus Volumen-CT-Bildern und das zweite aus MRT-Bildern gewonnen. Die Modelle unterscheiden sich durch den gewählten anatomischen Ausschnitt. Eine ausführliche Beschreibung der Modelle ist in Kapitel 3 gegeben. Die Betrachtungen wenden sich zunächst Patient A zu und im Anschluss Patient B.

6.1 Patient A

Am Atemweg von Patient A werden in Erweiterung zu den numerischen Experimenten am idealisierten Modell verschiedene Untersuchungen zur betrachteten Geometrie, der Turbulenzmodellierung und der Eingangsbedingungen durchgeführt. Die erhaltenen Simulationsergebnisse werden mit den gemessenen Geschwindigkeitsdaten des physischen Modells verglichen.

6.1.1 Material und Methoden

Zunächst werden geometrische Variationen des Modells betrachtet. Es handelt sich um das anatomische Modell eines Schlafapnoe-Patienten, welches auf CT-Daten basiert. Die Erstellung des digitalen Modells ist in Kapitel 3 ausführlich dargestellt. Das Modell bildet den pharyngealen Bereich zwischen hartem Gaumen und der Mitte des zweiten Halswirbels ab. Zur Verwendung als Hardwaremodell in den physischen Messungen muss dieses Modell in einen Strömungskreislauf eingefügt werden. Dazu werden geometrische Erweiterungen hinzugefügt, welche den Einlassbereich innerhalb von 2 cm auf eine kreisförmige Öffnung von $d = 44$ mm Durchmesser und den Auslassbereich innerhalb von 1,5 cm auf den gleichen Durchmesser überführen. In dieser Form kann das anatomische Modell an Kunststoffröhren desselben Durchmessers angeschlossen werden und in den Strömungskreislauf des signalerzeugenden Mediums integriert werden. Die Kunststoffröhre weist vor dem anatomischen Modell eine Länge von 70 cm auf und 24 cm hinter dem Modell. In Abbildung 6.1 ist der experimentelle Aufbau schematisch veranschau-

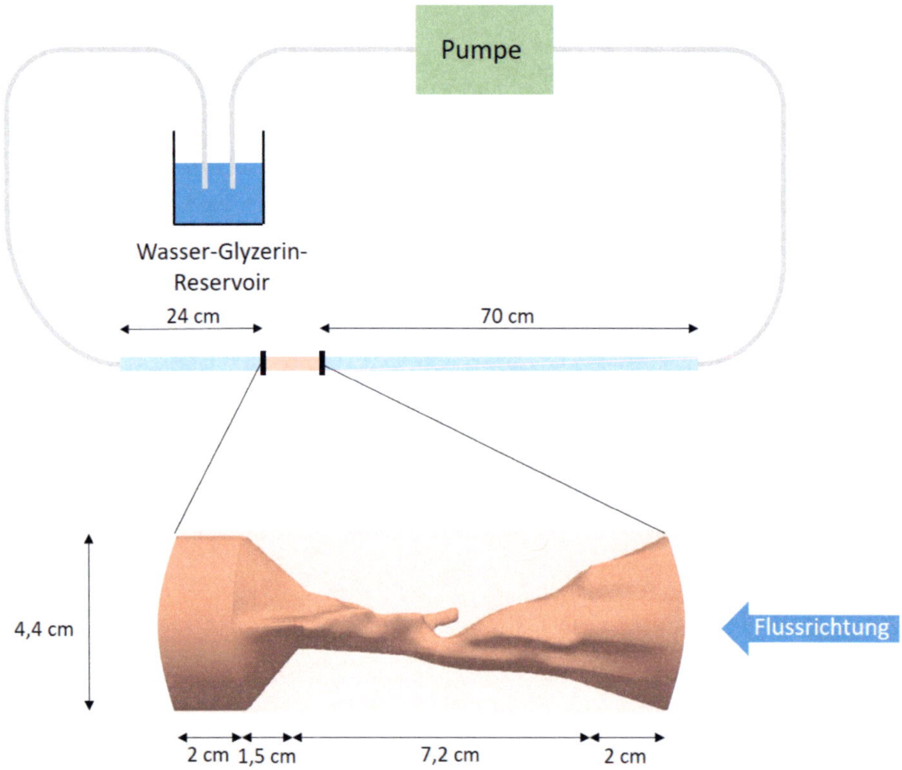

Abbildung 6.1.: Die Darstellung zeigt den experimentellen Aufbau zur Geschwindigkeitsmessung mit dem Phasenkontrast-MRT-Verfahren für den Atemweg von Patient A.

licht.
Für die Durchführung der Phasenkontrast-MRT-Messung wird eine Wasser-Glyzerin-Mischung verwendet, welche dasselbe Mischungsverhältnis wie bei der Messung am idealisierten Modell aufweist. Dieses Fluid hat bei 25° C eine kinematische Viskosität von $\mu = 5{,}8 \cdot 10^{-6}\mathrm{m}^2/\mathrm{s}$. Es werden Messungen bei einer Flussrate von 177 ml/s durchgeführt. Für eine Viskosität $\mu = 1{,}6 \cdot 10^{-5}\mathrm{m}^2/\mathrm{s}$ von Luft bei 34° C, was als Durchschnittstemperatur in den oberen Atemwegen angesehen wird [44], ergäbe sich daraus eine Flussrate von 500 ml/s im realistischen Atemweg. Die Flussrate der Atmung liegt beim Menschen zwischen 200 ml/s im entspannten (sedierten) Zustand, bis zu 1000 ml/s in starker Atmung [41]. Es handelt sich bei 500 ml/s um eine Atmung der mittleren Intensität der natürlichen menschlichen Atmung. Ähnliche Werte werden von verschiedenen Autoren in Strömungssimulationen der oberen Atemwege bei Schlafapnoe-Patienten verwendet [19, 55, 87].
Die Messungen werden mit einer Repetitionszeit von TR = 10 ms, einer Echozeit von TE = 6 ms und einem Kippwinkel von 7° durchgeführt. Es werden drei Messungen des Geschwindigkeitsfelds durchgeführt und das arithmetische Mittel der Geschwindigkeiten gebildet.
Zur Bewertung des Einflusses der Geometrien im Ein- und Ausströmbereich werden drei verschiedene digitale Modelle des Atemwegs erzeugt, welche für die Simulationen verwendet werden, siehe Abbildung 6.2:

1. das anatomische Modell ohne Erweiterungen,
2. das anatomische Modell ergänzt um die Auslassöffnung und 2 cm der anschließenden Röhrengeometrie und
3. das anatomische Modell mit erweiterter Auslassöffnung und der Erweiterung der Einlassöffnung bis zum kreisförmigen Querschnitt.

Für diese drei Geometrien werden Simulationen mit dem SST-Verfahren durchgeführt, wobei jeweils Berechnungsgitter mit einer Basisfeinheit von 0,12 mm und drei Wandschichten mit einer Größe der wandnahsten Schicht von 30 % der Basiseinheit und einer Wachstumsrate von 1,3 Anwendung finden. Dies führt zu einem Berechnungsgitter mit 12 299 534 Elementen für das anatomische Modell ohne Erweiterungen, 40 629 708 für das Modell mit Auslasserweiterung und 55 528 608 für das Modell mit Erweiterungen in Ein- und Auslassbereich. Die Konvergenz wurde mit einem verfeinerten Gitter der Basisfeinheit 0,09 mm und 23 727 713 Elementen für das Modell ohne Erweiterungen evaluiert.
Für die Diskretisierung des Konvektionsterms wird für die Geschwindigkeit $\boldsymbol{u}$ und die turbulente kinetische Energie k eine lineare Diskretisierung gewählt und für die spezifische Dissipationsrate ω eine limitierte lineare Diskretisierung, um einen guten Kompromiss zwischen Genauigkeit und Stabilität der Lösung zu gewährleisten. Für Wand- und Auslassrand werden Standardrandbedingungen verwendet. Für die

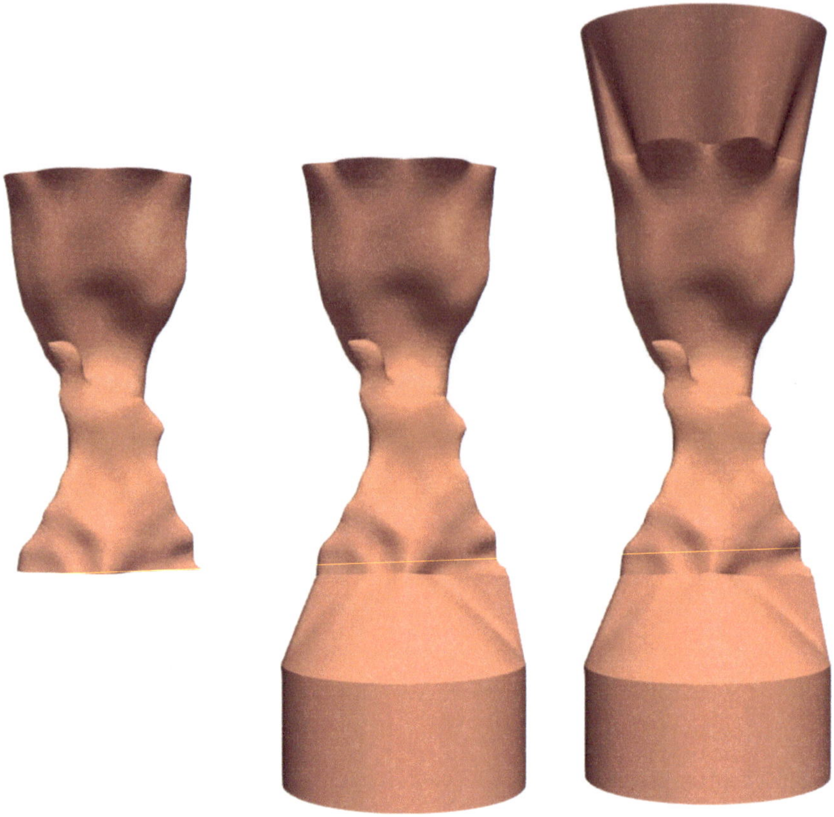

Abbildung 6.2.: Die Darstellung zeigt die drei unterschiedlichen Geometrien: die anatomische Geometrie ohne Erweiterungen (links), die anatomische Geometrie mit Auslasserweiterung (Mitte) und die anatomische Geometrie mit Ein- und Auslasserweiterungen (rechts).

Einlassströmung wird ein planares Geschwindigkeitsprofil in den Geometrien ohne Einlassöffnung und ein parabolisches Einströmprofil für die kreisförmige Einlassöffnung vorgegeben. Die Turbulenzgrößen werden in allen Fällen aus den Gleichungen (2.77) und (2.79) für die Turbulenzintensität $I = 5\,\%$ und den Durchmesser $d = 44\,\text{mm}$ berechnet, um in allen Simulationen Turbulenzen der gleichen Stärke zu betrachten.

Des Weiteren wird der geometrische Einfluss der Oberfläche des Pharynxmodells evaluiert. Durch die Rekonstruktion des Modells aus den medizinischen Bilddaten erhält das Modell eine künstliche Rauigkeit, welche zum einen aus der Voxelrepräsentation der Bilddaten als auch aus der Triangulierung der Oberflächenmodelle resultiert. Um die Bedeutung der Oberflächenrauigkeit zu bestimmen, wird ein weiteres Modell erzeugt, welches gegenüber dem digitalen Modell, auf welchem das Hardwaremodell aus den physischen Experimenten beruht, eine glattere Oberfläche aufweist. Dazu wird die Anzahl der Oberflächendreiecke um das 1,5-fache gesteigert und eine Glättung mit dem

Laplace-Glättungs-Algorithmus (vgl. Kapitel 3) durchgeführt. Auch für diese Geometrie werden die oben genannten Parameter für die Erstellung des Berechnungsgitters und der Simulation verwendet.

Zur Bewertung der Turbulenzmodellierung wird die Simulation mit dem SST-Verfahren mit dem LES-Verfahren verglichen. Hierzu wird dasselbe Berechnungsgitter verwendet. Die LES-Simulationen starten in diesem Fall nicht bei der Null-Lösung, sondern bei der Lösung des SST-Verfahrens. Diese stellt hier also den Initialzustand dar. Dies erspart die Berechnungszeit, in welcher sich der Strom durch die Geometrie zunächst etablieren muss. Die Simulationen werden für ca. 6 Durchlaufzeiten, bezogen auf die mittlere Geschwindigkeit $|\bar{\boldsymbol{u}}|$, durchgeführt und gemittelt, dies entspricht hier $t = 3\,\mathrm{s}$ simulierter Strömung. Der Vergleich mit den gemittelten Größen für $t = 4\,\mathrm{s}$ (ca. 8 Durchlaufzeiten) bestätigt die Konvergenz der gemittelten Größen. Der Zeitschritt zwischen zwei simulierten Lösungen beträgt $\Delta t = 0{,}25\,\mathrm{ms}$, um eine mittlere CFL-Zahl von ungefähr eins zu gewährleisten. Als Einlassrandbedingung wird das Geschwindigkeitsprofil nach DFSEM-Verfahren ermittelt mit $I = 5\,\%$. Um den Einfluss der Turbulenzintensität zu evaluieren, werden die Rechnungen entsprechend mit Einströmprofilen nach DFSEM-Verfahren mit $I = 10\,\%$ und $20\,\%$ wiederholt.

Zur Gegenüberstellung verschiedener Simulationen werden vier Schnittlinien der Atemwegsgeometrie herausgegriffen:

- eine Mittellinie durch die Geometrie,
- eine Schnittlinie auf der pharyngealen Vorderwand,
- eine Schnittlinie an der rechten Außenwand und
- eine Schnittlinie an der linken Außenwand.

Die Schnittlinien sind in Abbildung 6.3 veranschaulicht.

Die Konzentration auf die seitlichen Außen- und Vorderwände der Atemwegsanatomie ist darin begründet, dass diese für das Kollabieren des Atemwegs von Schlafapnoe-Patienten von Bedeutung sind, denn es handelt sich bei den apnoischen Ereignissen um eine Verschiebung des Weichteilgewebes von Pharynxseiten- oder Vorderwand. Im Gegensatz dazu wird die pharyngeale Hinterwand durch die Nähe zur Halswirbelsäule stabilisiert.

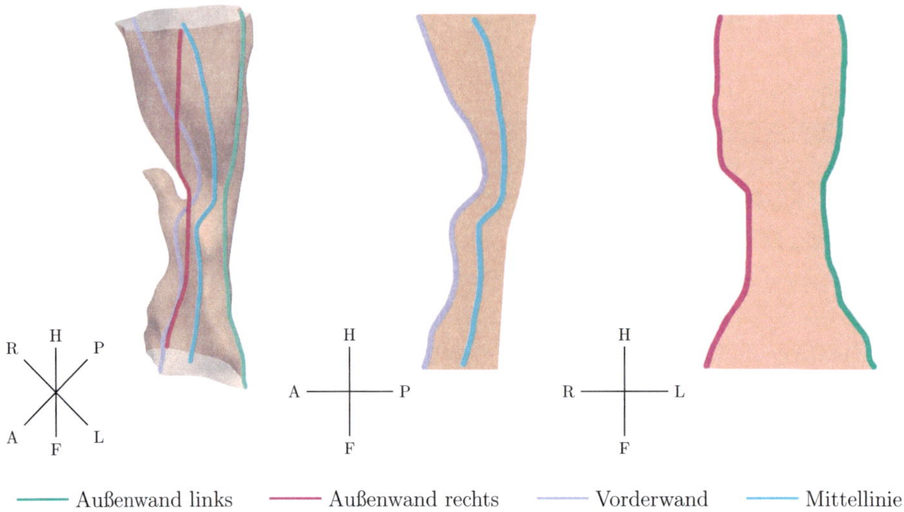

Abbildung 6.3.: In dieser Abbildung sind die vier Schnittlinien durch die Atemwegsgeometrie visualisiert. Ein dreidimensionales Modell zeigt alle Schnittlinien (links), eine Anterior-Posterior-Schnittebene zeigt die Schnittlinie an der Pharynxvorderwand und die Mittellinie (Mitte) und eine Rechts-Links-Schnittebene zeigt die beiden seitlichen Schnittlinien (rechts).

6.1.2 Ergebnisse und Diskussion

Die Simulationen der Strömung in den Atemwegen von Patient A zeigen eine deutliche Zunahme der Geschwindigkeit im Bereich der stärksten Verengung auf Höhe der Zunge. Die Geschwindigkeit steigt auf ca. das 10-fache der mittleren Einlassgeschwindigkeit u_{in}. Eine Darstellung der Geschwindigkeit in einem sagittalen Schnitt ist in Abbildung 6.4 mit dem Volumen-CT-Bild hinterlegt.

Wie in dem idealisierten Atemwegsmodell im vorhergehenden Kapitel zeigt sich auch in der realen Anatomie die Ausbildung eines Strahlstroms beginnend an der schmalsten Engstelle. Dies lässt sich gut in Abbildung 6.5 beobachten, in welcher axiale Schnittbilder der Geschwindigkeit in einer Anterior-Posterior-Sichtweise und in einer Links-Rechts-Sichtweise des Atemwegs dargestellt sind. Der Strahlstrom weist eine leichte Orientierung zur anterioren Pharynxwand auf und eine Verlagerung zur linken Seite. Von der Bildung eines Strahlstroms in Schlafapnoe-Patienten ist in der Literatur bereits berichtet worden [54].

Zur Untersuchung des Einflusses der Wandrauigkeit auf das Simulationsergebnis werden die Simulation auf dem normalen und dem noch weiter geglätteten Modell miteinander verglichen. Auf der zentralen Linie durch den Pharynx werden die Geschwindigkeit und der Druck gegenübergestellt und an der Pharynxvorderwand wird neben dem statischen Druck die Wandschubspannung τ_W betrachtet. Im Rahmen der

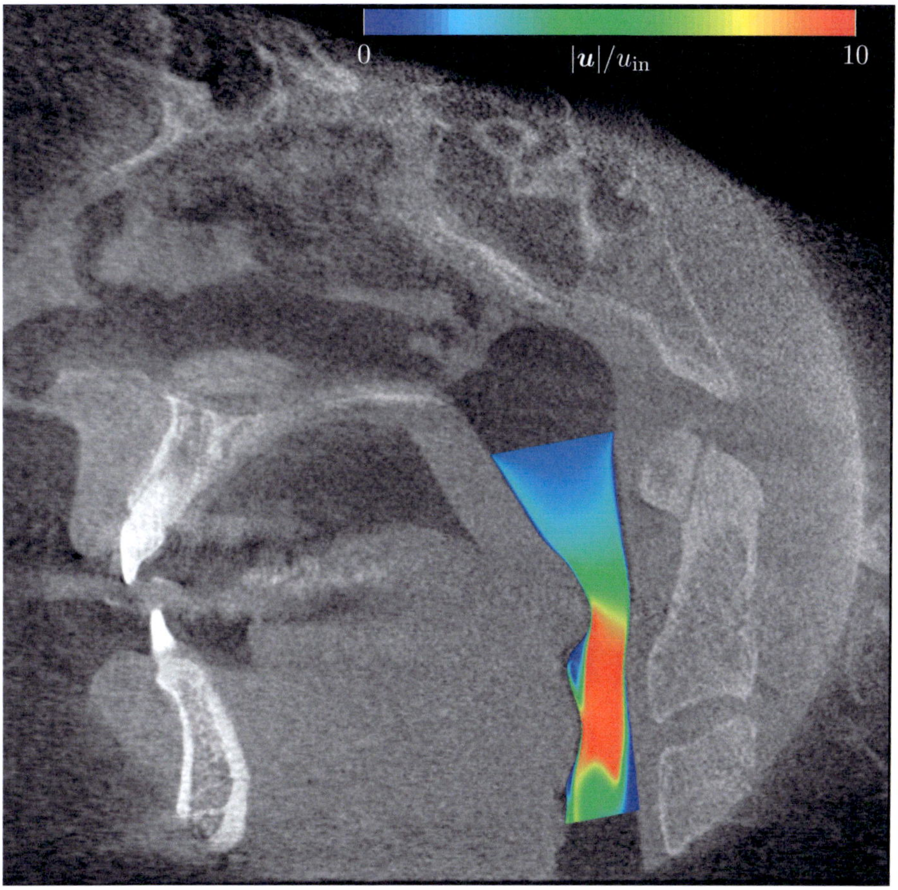

Abbildung 6.4.: Die Darstellung zeigt einen sagittalen Schnitt durch das CT-Bild von Patient A überlagert mit dem Betrag der Geschwindigkeit $|\boldsymbol{u}|$ aus der Luftströmungssimulation des SST-Modells.

Simulationen der Strömung in den oberen Atemwegen von Schlafapnoe-Patienten ist das Kollabieren der Pharynxwände von Interesse. Dieses resultiert aus den dynamischen Kräften an den Pharynxinnenwänden, welche zum einen aus dem statischen Druck und zum anderen aus der Wandschubspannung, die abhängig von der Geschwindigkeitsveränderung entlang der Wand ist, gebildet wird. Daher werden diese beim Vergleich verschiedener Simulationsergebnisse herangezogen. Die Gegenüberstellung ist in Abbildung 6.6 zu finden. Dabei lässt sich zunächst beobachten, dass beide Simulationen einen deutlichen Druckabfall entlang der Mittellinie zeigen. Dies ist im Einklang mit Beobachtungen aus der Literatur zu Strömungssimulationen in den oberen Atemwegen von Schlafapnoe-Patienten [19, 10, 59, 90, 95, 99].

Des Weiteren zeigt sich eine hohe Übereinstimmung der Simulationen des originalen zum noch weiter geglätteten Modell. Die Berechnungen der Wandschubspannung

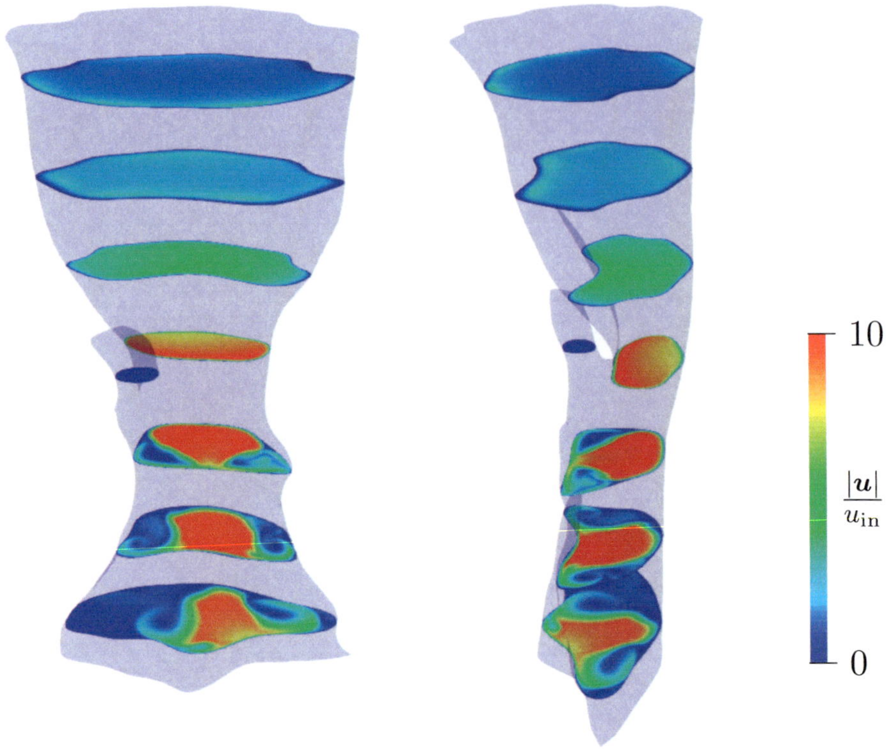

Abbildung 6.5.: Die Darstellung zeigt den simulierten Betrag der Geschwindigkeit $|\boldsymbol{u}|$ aus der Luftströmungssimulation des SST-Modells in transversalen Schichten in einer Anterior-Posterior-Sichtweise (links) und in einer Links-Rechts-Sichtweise (rechts).

zeigen einen zackigen Verlauf. Durch die Verwendung des glatteren Modells kann auch eine Glättung des Verlaufs der Wandschubspannung erreicht werden. Dies ist insbesondere in der Vergrößerung in Abbildung 6.6 ersichtlich.

In Abbildung 6.7 sind die Oberflächenspannungen des originalen und des noch weiter geglätteten Modells gezeigt, wobei im Bereich der schmalsten Stelle jeweils eine vergrößerte Darstellung eingefügt ist. Es ist zu erkennen, dass die Oberflächenspannungen durch die Form der zugrundeliegenden Gitterelemente beeinflusst wird: An den Kanten der triangulären Elemente sind die Spannungen oftmals höher als entlang ihrer Flächen. In der Abbildung 6.7 ist dies besonders deutlich in den Bereichen hoher Oberflächenspannungen zu erkennen, wie z.B. in dem vergrößerten Bereich um die schmalste Stelle des Atemwegs. Durch die Verwendung eine größeren Anzahl an Oberflächenelementen werden die einzelnen Elemente kleiner, der Unterschied in der Schubspannung zwischen den Kanten und den Flächen der Elemente wird damit auch verringert. Dies ist in der vergrößerten Abbildung des geglätteten Modells zu erkennen.

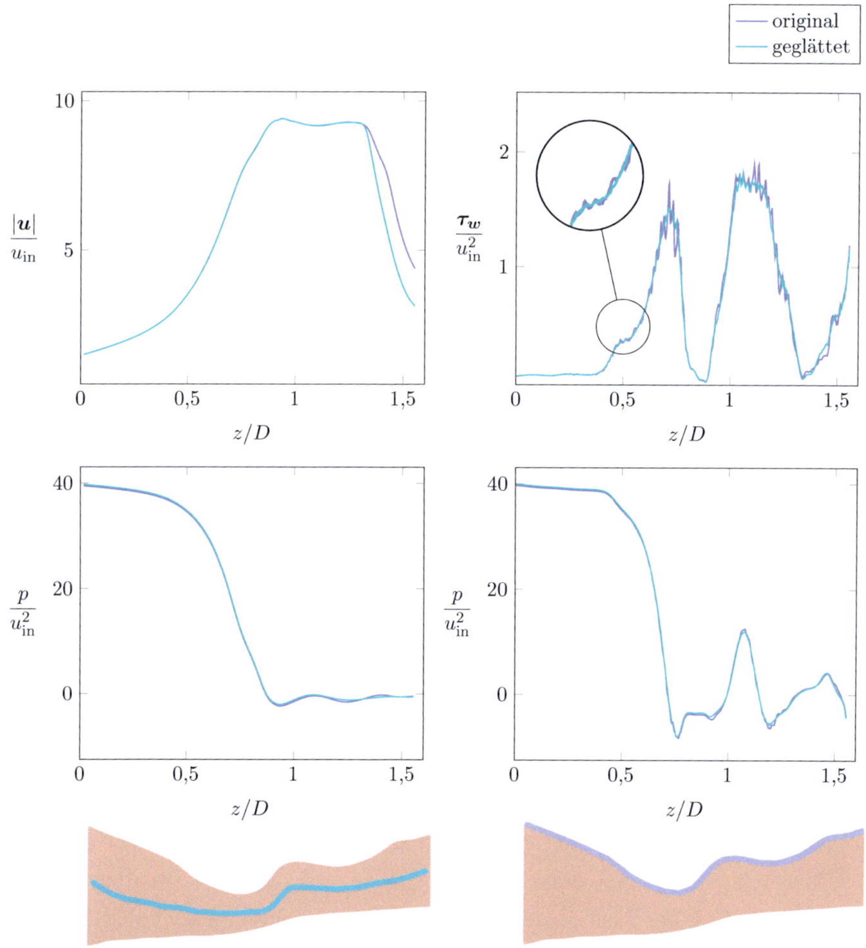

Abbildung 6.6.: Die Darstellung zeigt den Betrag der Geschwindigkeit $|\boldsymbol{u}|$ und den Druck p entlang einer zentralen Schnittlinie durch die Atemwegsgeometrie (links) sowie den Druck und den Betrag der Wandschubspannung $\boldsymbol{\tau_w}$ entlang einer Linie an der Pharynxvorderwand (rechts) für die Originalgeometrie und die noch weiter geglättete Variante.

Bei dem zackigen Verläufen der Wandschubspannung handelt es sich also um ein numerisches Artefakt, dass durch die diskrete Digitalisierung der Oberfläche entsteht und durch feiner aufgelöste, glattere Oberflächen reduziert werden kann. Insgesamt zeigen beide Simulationen auf dem glatten und dem originalen Oberflächengitter aber einander entsprechende Verläufe für Geschwindigkeit, Druck und Wandschubspannung mit nur geringfügigen Abweichungen. Hinsichtlich der Interpretation bezüglich des simulierten Geschwindigkeit-Druckfelds im oberen Atemweg des Schlafapnoe-Patient ist daher die Verwendung des originalen Oberflächengitters ausreichend.
In der folgenden Betrachtung wird eine weitere Variation der Geometrie vorgenommen.

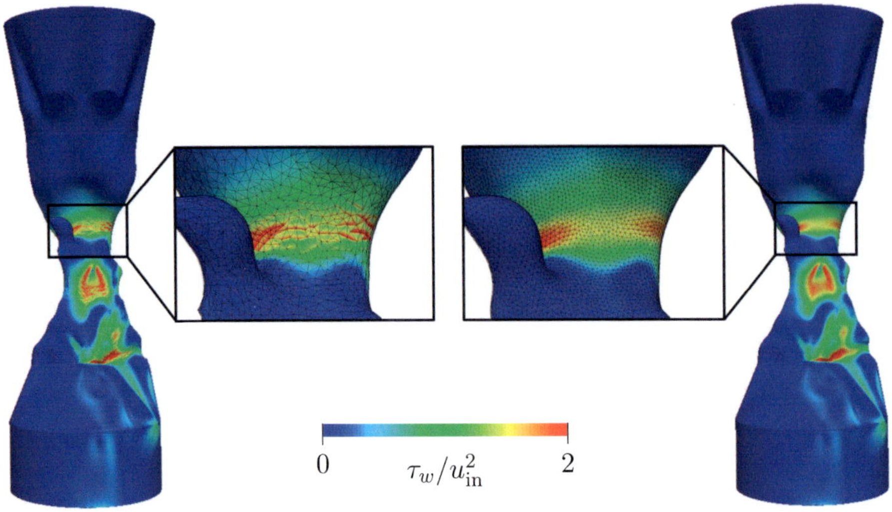

Abbildung 6.7.: Die berechneten Wandschubspannungen τ_W auf der Oberfläche des originalen Pharynx (links) und des Pharynx mit noch weiter geglätteter Oberfläche (rechts) sind dargestellt sowie eine Vergrößerung des Abschnitts der schmalsten Stelle, welche mit dem triangulären Gitter des Oberflächenmodells schwarz hinterlegt ist.

Der pharyngeale Bereich, welcher aus den Volumen-CT-Daten digitalisiert wird, wird mit Erweiterungen im Einström- und Ausströmbereich ergänzt, entsprechend des experimentellen Aufbaus. So kann zum einen der Einfluss der notwendigen geometrischen Abweichung vom experimentellen Aufbau zur tatsächlichen Situation und zum anderen der Einfluss der Position der artifiziellen Grenzen des digitalen Modells auf die numerische Lösung des Strömungsproblems evaluiert werden.
Anders als bei der Strömungssimulation im idealisierten Atemweg ist der vollständige Zerfall des Strahlstroms innerhalb der hier betrachteten Pharynxgeometrie ohne Erweiterungen nicht in der Berechnungsdomäne enthalten. Dies wird in Abbildung 6.5 deutlich, hier weist die dem Auströmrand nächste Schnittebene noch ein deutliches Band hoher Geschwindigkeiten auf. Das bedeutet, dass eine artifizielle Grenze der Berechnungsdomäne am Ausströmrand des digitalen Pharynxmodells den Strahlstrom vor seinem Zerfall schneidet. Dies kann numerisch gesehen den Nachteil haben, dass die Annahme der verschwindenden Neumann-Randbedingung, welche als numerische Randbedingung am Ausströmrand gesetzt wird, von der physikalischen Strömung nicht eingehalten wird. Die verschwindende Neumann-Randbedingung bedeutet in diesem Fall für die Geschwindigkeit, dass keine Geschwindigkeitsveränderungen in Normalenrichtung auftreten. Für einen Strahlstrom, insbesondere in Nicht-Orthogonalität zur Ausströmfläche, und mögliche Rückverwirbelungen in der Peripherie des Strahstroms kann dies aber nicht gewährleistet werden. Eine Erweiterung des betrachteten Modells in Ausströmrichtung kann daher zur Evaluation eines derartigen numerischen Fehlers

verwendet werden.

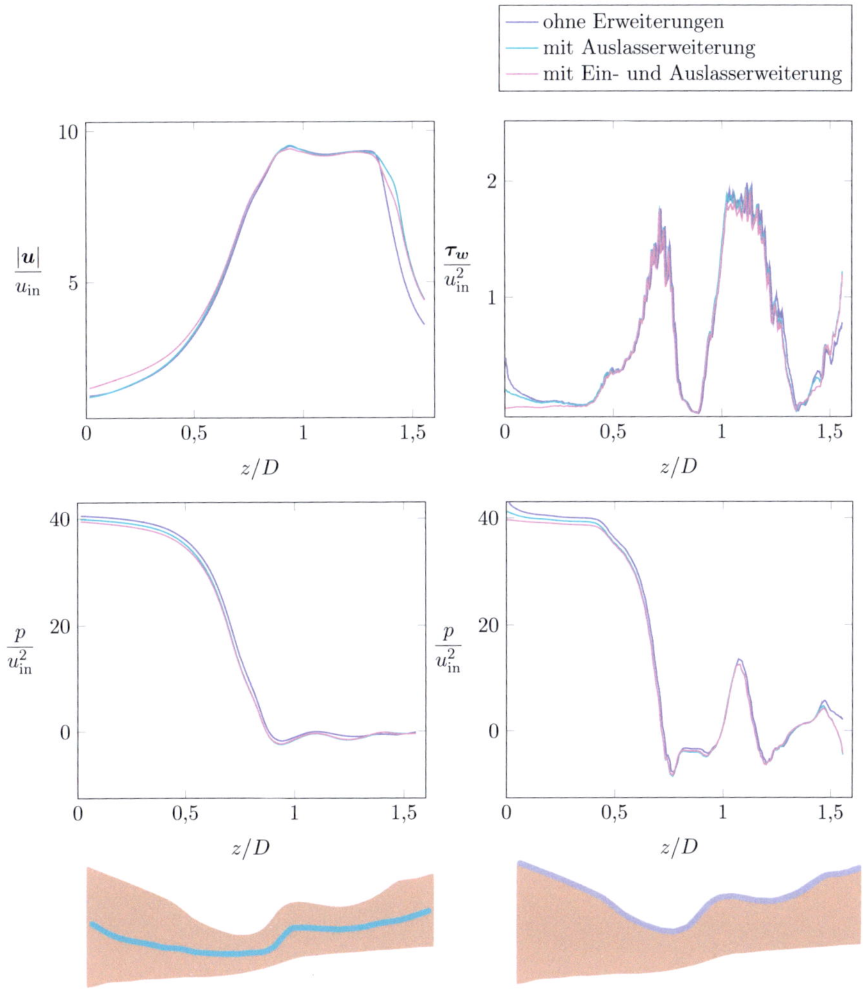

Abbildung 6.8.: Die Darstellung zeigt den Betrag der Geschwindigkeit $|\boldsymbol{u}|$ und den Druck p entlang einer zentralen Schnittlinie durch die Atemwegsgeometrie (links) sowie den Druck und den Betrag der Wandschubspannung $\boldsymbol{\tau_w}$ entlang einer Linie an der Pharynxvorderwand (rechts) für die drei verschiedenen Geometrievariationen. Die Kurvenverläufe sind gegenüber der mit dem Durchmesser D normierten Distanz z von der nicht-erweiterten Einlassöffnung in Kopf-Fuß-Achsenrichtung (HF) aufgetragen.

Das Einströmprofil hingegen kann entscheidend durch die Geometrie vor dem Pharynx beeinflusst werden, daher wird auch eine geometrische Variation des Einströmrandes betrachtet. Die Simulationsergebnisse der Geschwindigkeit, des Drucks und der Wandschubspannung entlang der Mittellinie, der Pharynxvorder- und -seitenwände sind in den Abbildungen 6.8 und 6.9 aufgetragen. Es zeigen sich über alle geometrischen

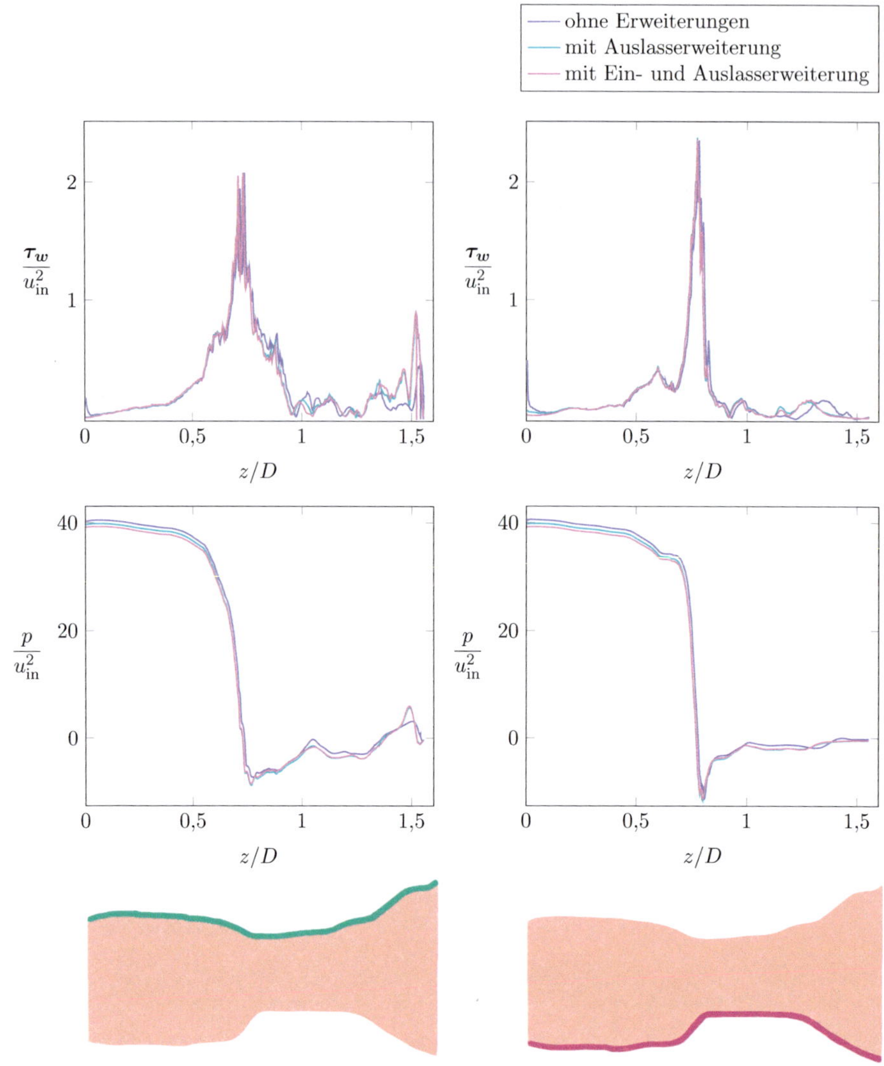

Abbildung 6.9.: Die Darstellung zeigt den Betrag der Wandschubspannung τ_w und den Druck p entlang einer Linie an der linken Pharynxwand (links) und der rechten Pharynxvorderwand (rechts) für die drei verschiedenen Geometrievariationen.

Variationen sehr ähnliche, an einigen Stellen identische Kurvenverläufe. Leichte Variationen zwischen den Simulationen lassen sich im Einströmbereich erkennen, welche im Bereich der Bildung des Strahlstroms, d.h. in den Arealen der höchsten Geschwindigkeiten, aber wieder ausgeglichen werden. Im Bereich des Abfalls der Mittellinien-Geschwindigkeit hinter dem Plateau lassen sich Unterschiede insbesondere zwischen der Simulation ohne und den beiden Simulationen mit Auslasserweiterung erkennen. Diese Abweichung könnte den zuvor beschriebenen numerischen Fehler auf

Grund der Einschränkung der Randbedingung charakterisieren.
Insgesamt sind die Abweichungen über die Strömungssimulationen der verschiedenen Geometrien aber so klein, dass daraus geschlossen werden kann, dass die geometrischen Variationen, welche das Einfügen des Pharynxmodells in einen experimentellen Strömungskreislauf notwendig macht, keine signifikante Veränderung der Strömung im Vergleich zum Pharynx ohne Erweiterungen hervorruft. Eine Ableitung, dass dies auch keine signifikante Veränderung der Strömung im Vergleich zur Realsituation bedeutet, erlaubt die bisherige Betrachtung aber noch nicht. Der Vergleich der Strömungen bezieht sich hier nur auf die Strömung im Pharynx ohne Erweiterungen, in der natürlichen Situation ergeben sich aber mögliche Variationen insbesondere durch die komplexe Strömung, welche durch die Nasalgeometrie hervorgerufen wird. Die Betrachtung dieser erfolgt in einem späteren Abschnitt dieses Kapitels zu Patient B.
In den Abbildungen 6.10 und 6.11 werden die Simulationen mit dem SST-Modell mit Simulationen der LES-Turbulenzmodellierung verglichen. Die LES-Turbulenzmodellierung weist dabei als Eingangsrandbedingung Geschwindigkeitswerte auf, welche mit dem DFSEM-Verfahren für die Turbulenzintensitäten $I = 5, 10$ und $20\,\%$ erzeugt werden. Die Kurvenverläufe für Geschwindigkeit, Druck und Wandschubspannung sind auf der Mittellinie und den Pharynxwänden für die LES-Simulationen unterschiedlicher Eingangsturbulenz fast identisch. Auch die SST-Simulation zeigt nur geringfügige Abweichungen, diese sind vor allem im Bereich nahe des Ausströmrandes zu finden. Anders als die Berechnungen im idealisierten Modell unterscheiden sich die Simulationen der unterschiedlichen Turbulenzmodellierungen für die Strömung im Pharynx von Patient A kaum.
In dem idealisierten Atemwegsmodell sind die Unterschiede in den simulierten Strömungen aber auch erst in dem Bereich des Zerfalls des Strahlstroms gegenwärtig. Hier herrscht die meiste Turbulenz und Auswirkungen der Turbulenzmodellierung kommen in diesem Bereich am stärksten zum Tragen. Im Falle des idealisierten Atemwegsmodells ist die SST-Modellierung nicht in der Lage den Zerfall des Strahlstroms adäquat zu simulieren.
Im vorliegenden anthropomorphen Atemwegsmodell liegt der Bereich des Strahlzerfalls aber außerhalb der pharyngealen Geometrie und wird in den Vergleichen in Abbildung 6.10 und 6.11 daher nicht berücksichtigt, diese beschränken sich auf die Mittellinie und Innenwände des Pharynx als Region von Interesse. In Abbildung 6.12 wird die Betrachtung auf das Modell mit Ein- und Ausströmrand erweitert, sodass durch die Verlängerung der Berechnungsdomäne in Richtung des Ausströmrands mehr von den Turbulenzen und dem Strahlzerfall inkludiert ist. Neben der mittleren Geschwindigkeit der LES-Simulation sind in dieser Graphik auch die momentanen Geschwindigkeiten der Zeitschritte $t = 2$ und $3\,\mathrm{s}$ der LES-Simulation dargestellt. Diese zeigen, dass der Bereich der meisten Turbulenz im Endbereich der pharyngealen Geometrie und hauptsächlich im Bereich der Ausströmerweiterung liegen. Der Vergleich der mittleren Geschwindig-

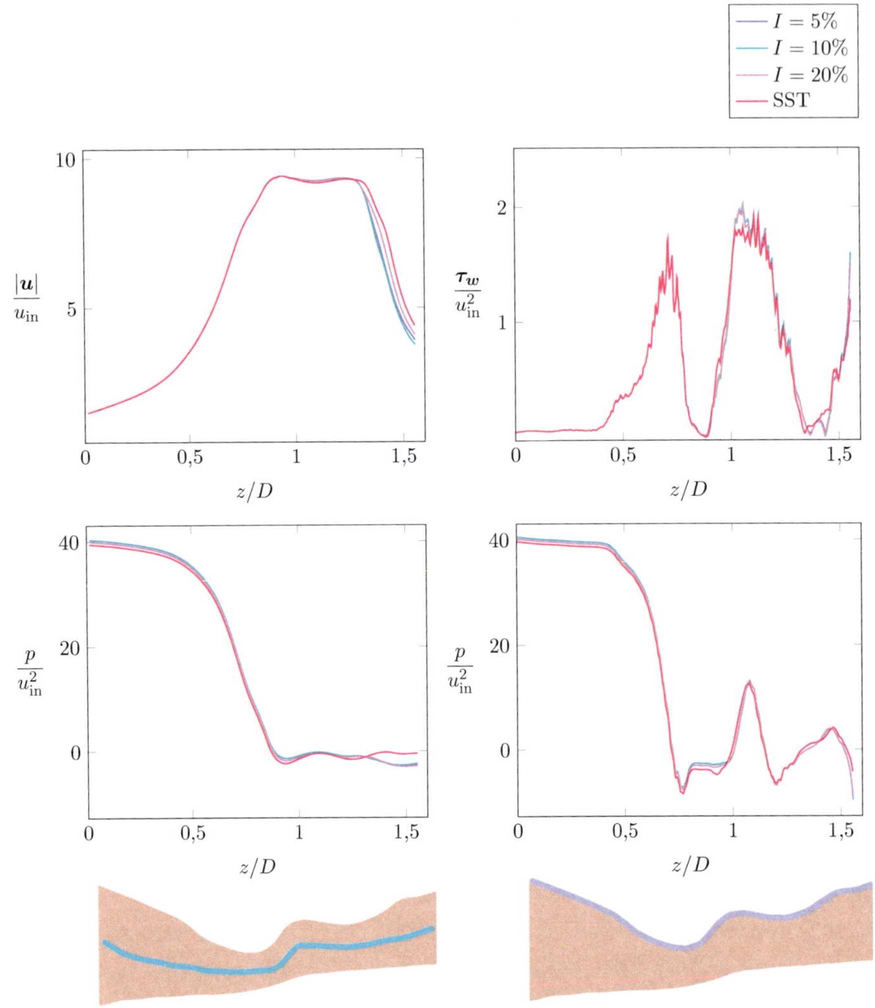

Abbildung 6.10.: Die Darstellung zeigt den Betrag der Geschwindigkeit $|\boldsymbol{u}|$ und den Druck p entlang einer zentralen Schnittlinie durch die Atemwegsgeometrie (links) sowie den Druck und den Betrag der Wandschubspannung $\boldsymbol{\tau_w}$ entlang einer Linie an der Pharynxvorderwand (rechts) für die SST-Simulation und die LES-Simulationen mit $I = 5\,\%$, $10\,\%$ und $20\,\%$ Turbulenzintensität am Einströmrand. Die Kurvenverläufe sind gegenüber der mit dem Durchmesser D normierten Distanz z von der nichterweiterten Einlassöffnung in Kopf-Fuß-Achsenrichtung (HF) aufgetragen.

keit im LES-Verfahren mit der simulierten Geschwindigkeit der SST-Modellierung zeigt dann wie erwartet Abweichungen im Bereich des Strahlstromzerfalls, wobei das LES-Verfahren einen früheren Zerfall berechnet als das SST-Verfahren. Die Simulationen in der erweiterten Pharynxgeometrie spiegeln demnach die Ergebnisse in der idealisierten Atemwegsgeometrie wider.

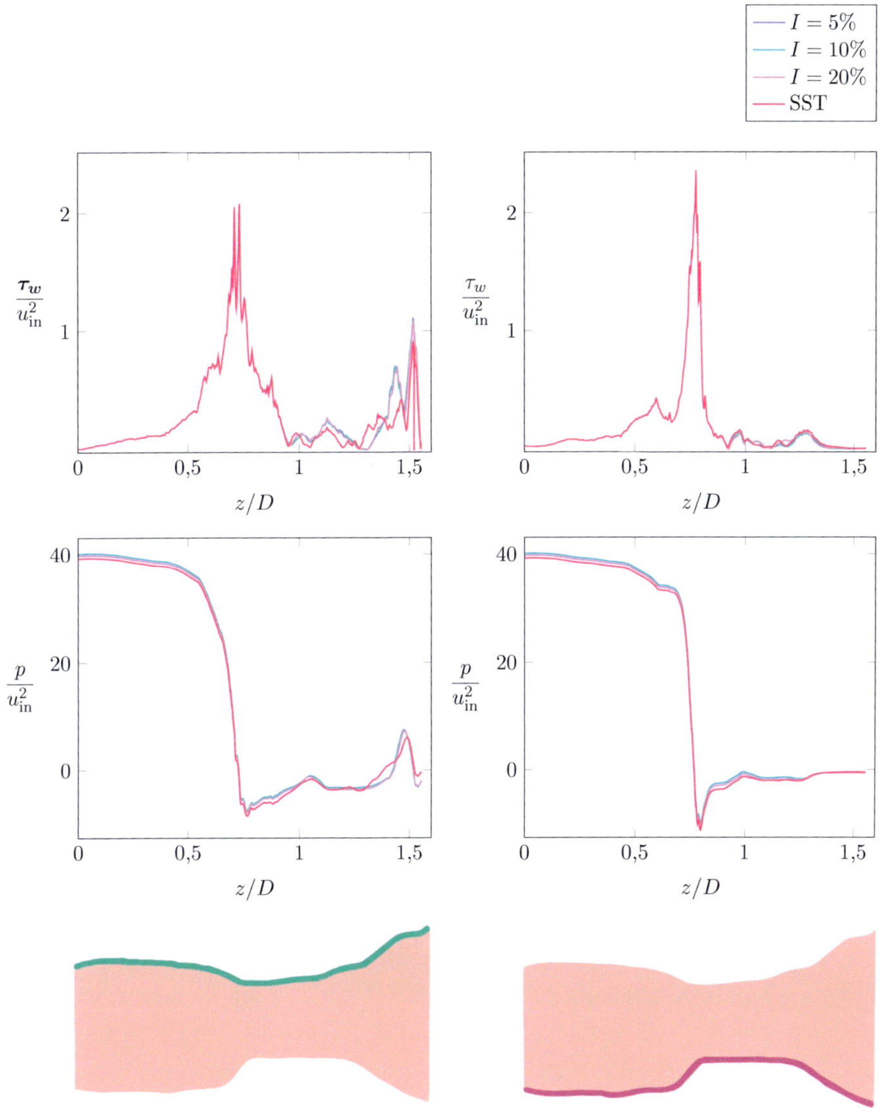

Abbildung 6.11.: Die Darstellung zeigt den Betrag der Wandschubspannung τ_w und den Druck p entlang einer Linie an der linken Pharynxwand (links) und der rechten Pharynxvorderwand (rechts) für die SST-Simulation und die LES-Simulationen mit $I = 5\,\%, 10\,\%$ und $20\,\%$ Turbulenzintensität am Einströmrand. Die Kurvenverläufe sind gegenüber der mit dem Durchmesser D normierten Distanz z von der nicht-erweiterten Einlassöffnung in Kopf-Fuß-Achsenrichtung (HF) aufgetragen.

Der Vergleich der Geschwindigkeitsprofile in den Atemwegsmodellen der LES-Simulation und der PC-MRI-Messungen in den axialen Schnitten in Abbildung 6.13

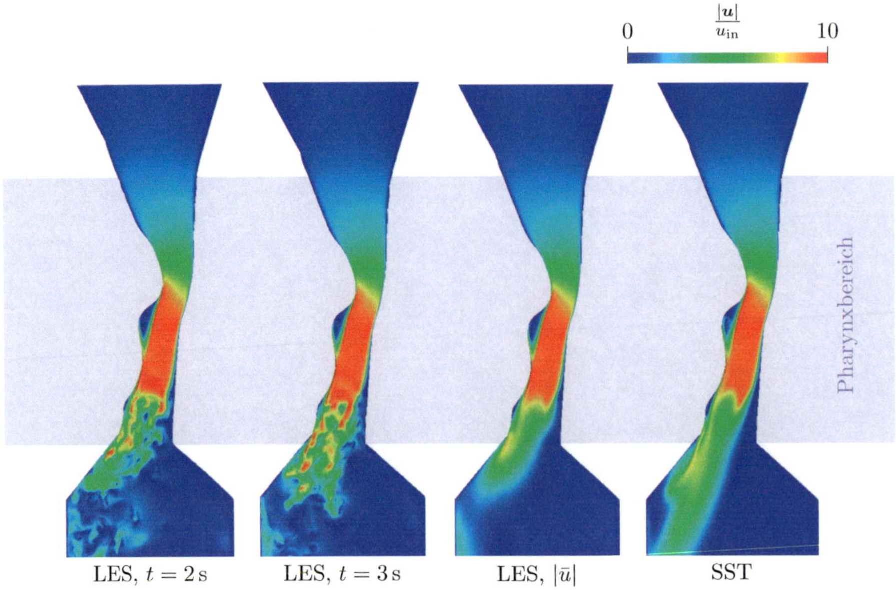

Abbildung 6.12.: Die Darstellung zeigt den Betrag des simulierten Geschwindigkeitsfelds $|\boldsymbol{u}|$ in sagittalen Schnitten durch die Atemwegsgeometrie mit Ein- und Auslasserweiterung für zwei verschiedene Zeitpunkte und die gemittelte Geschwindigkeit $|\bar{\boldsymbol{u}}|$ für das LES-Verfahren und die Geschwindigkeit für das SST-Verfahren.

zeigen hohe Übereinstimmungen. Auch in den Messungen zeigt sich die Ausbildung eines Strahlstroms hinter der Verengungsstelle. Die Form und Geschwindigkeitsverteilung des Strahlstroms gleicht derjenigen der Simulation. In keiner der betrachteten Schichten sind starke Abweichungen der Simulation und der Messung zu erkennen.

Auch die Schnittbilddarstellung im sagittalen Blickwinkel zeigt die hohe Übereinstimmung von Messung und Simulationsdaten in Abbildung 6.14. Leichte Abweichungen sind im Verfallsbereich des Strahlstroms zu erkennen, hier zeigen die Simulationen einen glatteren Verlauf als die Messungen.

In Abbildung 6.15 ist der Geschwindigkeitsverlauf entlang der zentralen Linie durch das anthropomorphe Atemwegsmodell der LES-Simulation und der PC-MRI-Messung dargestellt. Die Betrachtung wird hier auf die zentrale Linie beschränkt, da zum einen zum Vergleich für die PC-MRI-Geschwindigkeitsmessung keine Druckwerte im Randbereich vorliegen. Zum anderen ist die Bestimmung der Wandschubspannung aus den Geschwindigkeitsmessdaten sehr ungenau. Zur Berechnung der Wandschubspannung

$$\tau_W = \mu \frac{\partial u_{\parallel}}{\partial y}\bigg|_{y=0} \tag{6.1}$$

müssen Punkte im Inneren des Modells mit bekannter, aber geringer Distanz zur Wand betrachtet werden. Für die PC-MRI-Messungen werden die Geschwindigkeiten

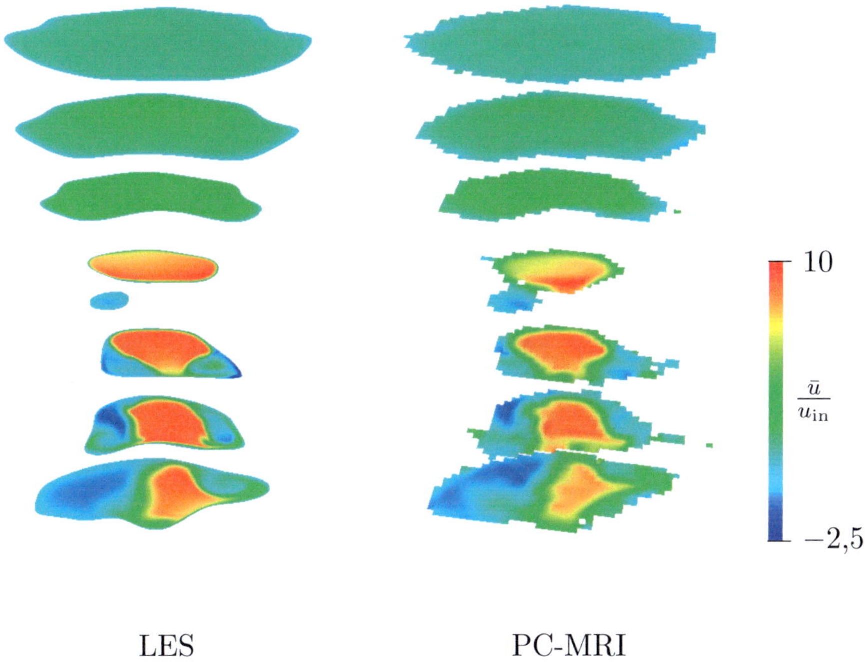

Abbildung 6.13.: Es wird die Geschwindigkeit *u* in Kopf-Fuß-Richtung der simulierten Strömung mit LES-Turbulenzmodellierung und die gemessene Geschwindigkeit mit PC-MRI-Messtechnik in axialen Schnitten in anterior-posterior Sicht gezeigt.

innerhalb eines Voxels gemessen. Die minimale Größe des Voxels ist limitiert, da zu kleine Voxel ein zu geringes Messsignal erzeugen würden. Hier werden Voxel der Größe $0{,}9 \times 0{,}9 \times 1\,\mathrm{mm}^3$ verwendet. Die wanddichtesten Punkte der Simulationen haben eine Wanddistanz von ca. 0,08 mm. Eine Bestimmung der Wandschubspannung mit ausreichender Genauigkeit ist aus den Messdaten nicht möglich.

Der graphische Vergleich der Geschwindigkeiten entlang der zentralen Linie durch das anthropomorphe Modell zeigt eine hohe Übereinstimmung. Die Zunahme der Geschwindigkeit bei der Ausbildung des Strahlstroms erfolgt an der gleichen Position auf nahezu dasselbe Niveau. Die Messwerte liegen hier geringfügig niedriger als die simulierten Daten. Im Gegensatz zu den Messungen im idealisierten Modell liegen die Messwerte hier aber nicht im gesamten betrachteten Bereich unterhalb der Simulationsdaten (vgl. Kapitel 5.3). Eine systematische Abweichung wie im idealisierten Fall liegt daher hier mit hoher Wahrscheinlichkeit nicht vor.

Die höchsten Standardabweichungen zeigen die Messdaten im Zerfallsbereich des Strahlstroms. In diesem Bereich ist die Strömung durch Oszillationen und den turbulenten Zerfall des Strahls geprägt, daher ist die Standardabweichung in diesem Bereich

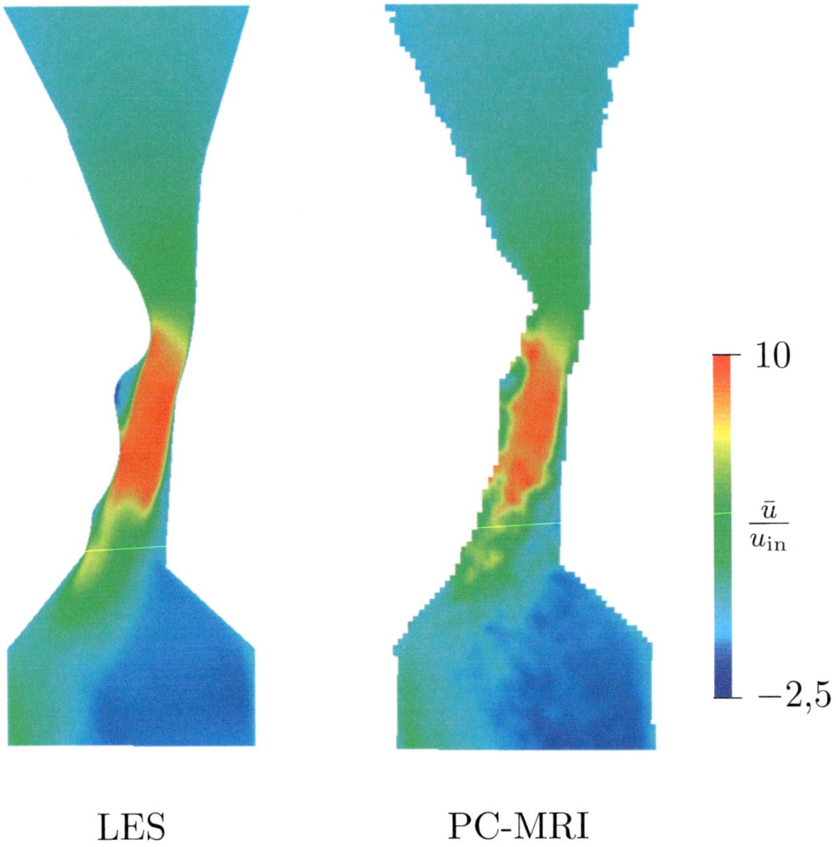

Abbildung 6.14.: Es wird die Geschwindigkeit *u* in Kopf-Fuß-Richtung der simulierten Strömung mit LES-Turbulenzmodellierung und die gemessene Geschwindigkeit mit PC-MRI-Messtechnik in einer sagittalen Sicht gezeigt.

höher als in den laminaren Domänen. Die Simulationen zeigen in diesem Bereich einen glatteren Verlauf. Eine Erhöhung der Anzahl an gemittelten PC-MRI-Messungen würde auch einen glättenden Effekt auf die Messdaten im turbulenten Bereich ausüben.

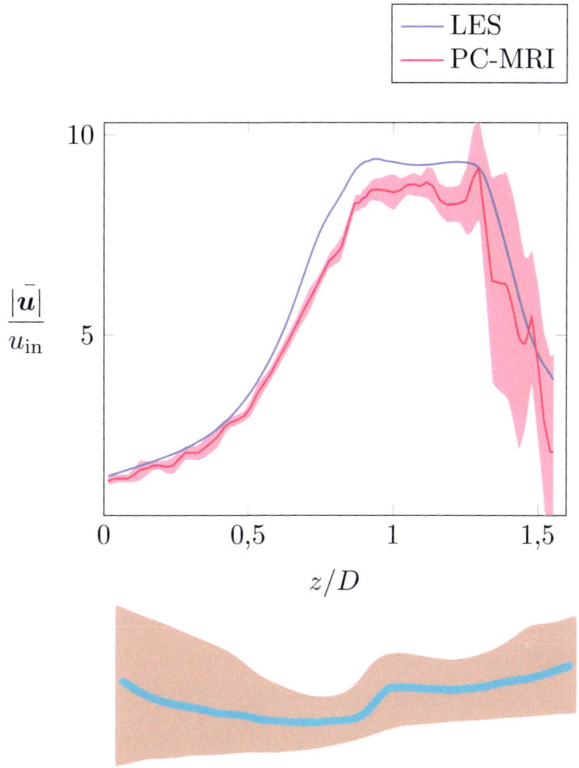

Abbildung 6.15.: Die Graphik zeigt die Geschwindigkeit u entlang der zentralen Achse für die Simulation mit LES-Turbulenzmodellierung und die gemittelten gemessenen PC-MRI-Geschwindigkeiten hinterlegt mit der Standardabweichung der Messung.

6.1.3 Zusammenfassung

Das idealisierte Modell stellt sich als gute Vereinfachung der Atemwegsgeometrie dar. In diesem Kapitel zeigt sich, dass die Strömung auch im anthropomorphen Modell durch die Ausbildung eines Strahlstroms und dessen turbulenten Zerfall charakterisiert ist. Die betrachteten geometrischen Variationen betreffen den Ein- und Auslassbereich sowie die Glattheit der Modelloberfläche. Die Veränderungen im Ein- und Auslassbereich führen zu leichten Abweichungen in den Strömungssimulationen. Diese Abweichungen sind aber nur in den Bereichen außerhalb der interessanten Region präsent. Für die Auswertung in der pharyngealen Anatomie kann daher auch das Modell ohne Ein- und Auslasserweiterungen mit weniger Ressourcenbedarf vergleichbar gute Simulationsergebnisse liefern wie die Modelle mit Erweiterungen. Die Betrachtung lässt auch darauf schließen, dass das Einführen der Pharynxgeometrie durch Ein- und Auslassverbindungen in einen Strömungskreislauf zu keinen signifikanten Veränderungen der Strömung innerhalb des

Pharynx führt.
Die artifizielle Rauigkeit der Modelloberfläche bewirkt einen numerischen Fehler in der Strömungsberechnung an der Oberfläche. Dieser zeigt sich als unphysiologische Zacken in der berechneten Wandschubspannung. Der numerische Fehler kann durch Glättung der Oberfläche reduziert werden. Insgesamt sind die Auswirkungen der Oberflächenbeschaffenheit auf die Strömungsvorhersage im Inneren des Modells aber klein.
Vergleichbar zum idealisierten Modell zeigt das anthropomorphe Modell eine Abhängigkeit des turbulenten Strahlstromzerfalls von der verwendeten Turbulenzmodellierung. In beiden Modellen sind die Unterschiede in den Strömungen im weiteren Verlauf hinter der Engstelle zu erkennen. Für das Pharynxmodell zeigen sich die Unterschiede aber erst im Auslassbereich und damit außerhalb des betrachteten anatomischen Bereichs. Innerhalb der Pharynxgeometrie können daher mit beiden Turbulenzverfahren in diesem Beispiel gleich gute Simulationsergebnisse erhalten werden.
Die PC-MRI-Messung und die numerische Simulation haben eine hohe Übereinstimmung. Das Messverfahren zeigt sich als sehr gut geeignet, Geschwindigkeiten in anthropomorphen Strömungsmodellen zu ermitteln. Die simulierten Geschwindigkeiten weisen sowohl in der Größenordnung als auch im Verlauf der Messung vergleichbare Werte auf. Die Simulationen an diesem anthropomorphen Atemwegsmodell können daher als experimentell validiert angesehen werden.
Das Atemwegsmodell von Patient A ist durch einen anatomischen Bereich zwischen hartem Gaumen und der Mitte des zweiten Halswirbels gegeben. Diese Limitierung der Geometrie folgt aufgrund der verwendeten Bildgebungsmodalität und des dazugehörigen Bildausschnitts. In der numerischen Betrachtung zeigt sich, dass Unterschiede oft erst außerhalb der anatomischen Geometrie relevant werden. Im folgenden Abschnitt wird die Analyse daher auf ein anatomisches Modell gerichtet, welches eine größere, der Morphologie entsprechende Ausdehnung in Ein- und Auslassrichtung aufweist.

6.2 Patient B

Im vorhergehenden Abschnitt wird die anatomische Atemwegsgeometrie eines Schlafapnoe-Patienten analysiert, welche sich vom harten Gaumen bis zum zweiten Halswirbel erstreckt. Dieser Bereich ist für die klinische Fragestellung ein relevanter Bereich, da sich das Kollapsphänomen in diesem Bereich zeigt. Aufgrund der elliptischen Eigenschaften der numerischen Fragestellung haben aber die Definitionen der Berechnungsränder einen Einfluss auf das Simulationsergebnis, das heißt, die Strömung innerhalb der Berechnungsdomäne wird durch das Strömungsverhalten vor und hinter dem interessanten Bereich beeinflusst. Um die Auswirkungen anatomischer Modellbegrenzungen vor und hinter dem interessanten Bereich zu evaluieren, wird in diesem Abschnitt das anthropomorphe Modell von Patient B betrachtet, welches die Nasenhöhle bis hin zu den Nasenlöchern im Einströmbereich enthält und im Ausströmbereich weiter kaudal als Patientenmodell A durch den fünften Halswirbels begrenzt wird.

6.2.1 Material und Methoden

Das digitale Atemwegsmodell von Patient B wird in zwei sich überlappende Teilmodelle unterteilt:

1. Ein Nasenmodell, welches die Nasenhöhle enthält und sich bis zur engsten Stelle erstreckt, und
2. ein Pharynxmodell, welches kranial durch den harten Gaumen begrenzt wird und sich kaudal bis zum fünften Halswirbel erstreckt.

Die Unterteilung der Modelle ist in Abbildung 6.16 visualisiert.

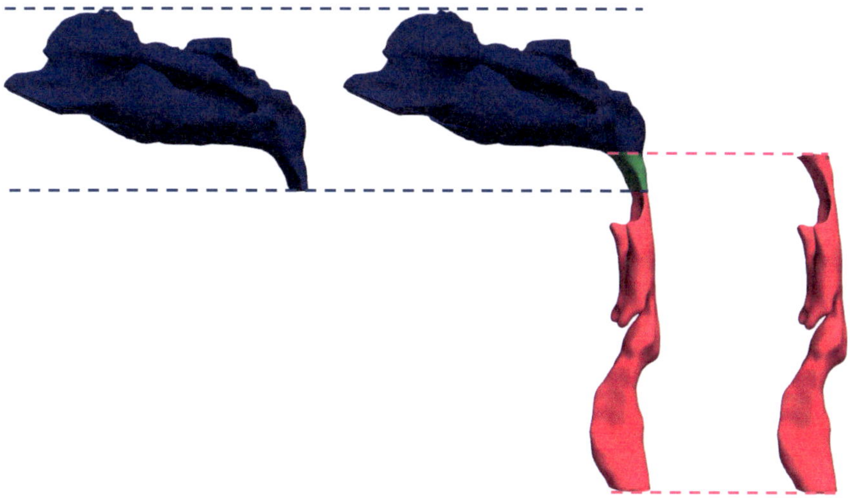

Abbildung 6.16.: Die Darstellung zeigt die Unterteilung des Atemwegs von Patient B in zwei sich überlappende Teilmodelle, von denen eines die Nasenhöhle und das andere den Pharynxbereich enthält.

Das kaudale Teilmodell stellt den physiologisch wirksamen Bereich hinsichtlich der Schlafapnoe dar. Zur Auswertung ist daher das Druck-Geschwindigkeitsfeld in diesem Bereich von Interesse. Um den Einfluss der Einströmrandbedingungen auf das Simulationsergebnis beurteilen zu können, werden zwei Einströmrandbedingungen am Pharynxmodell miteinander verglichen:

1. Ein planares Einströmprofil ohne A-priori-Informationen der nasalen Strömung und
2. ein Einströmprofil, welches aus einer Simulation der Strömung im Nasenmodell des Patienten B generiert wird.

Die Unterteilung des anthropomorphen Modells in zwei Teilstücke hat den Hintergrund ein Modell zu erzeugen, welches den physiologisch wirksamen Bereich enthält und zur Auswertung herangezogen wird und ein zweites Modell zu generieren, welches zur Initialisierung der Eingangsströmung verwendet wird. Dies hat den Vorteil, ressourcenschonend zwei kleinere Modelle berechnen zu können, da ein großes Modell aufgrund des hohen Bedarfs an Arbeitsspeicher in Berechnung und Nachverarbeitung schlecht zu handhaben ist.

Die Teilmodelle überlappen sich, anstatt sich sequentiell aneinander anzuschließen, da aufgrund des artifiziellen Ausströmrandes ein erhöhter numerischer Fehler in diesem Bereich zu erwarten ist. Dieser Bereich sollte daher in Distanz zum Bereich liegen, aus welchem das Einströmprofil ermittelt werden soll. Die Wahl des Ausströmrandes des Nasenmodells im engsten Bereich hat den Vorteil, dass durch die Verengung die Strömungsslinien annähernd parallel verlaufen und somit der Berechnungsfehler aufgrund von Rückströmungen oder Nicht-Orthogonalität zum Ausströmrand gering gehalten werden kann. Für den Ausströmrand werden Neumann-Randbedingungen vorgeschrieben, welche den weiteren Verlauf in Normalenrichtung zur Ausströmebene fixieren. Für Strömungen in Normalenrichtung zur Ausströmebene ist daher ein kleinerer Berechnungsfehler zu erwarten.

Die Simulation des Nasenmodells wird mit dem SST-Turbulenzmodell durchgeführt, um von dem geringeren Berechnungsaufwand zu profitieren. Für die Simulationen im Pharynxmodell wird die LES-Technik verwendet, um eine höhere Genauigkeit zu erreichen. Für das Nasenmodell wird ein Berechnungsgitter mit einer Basisfeinheit von 0,4 mm und drei Wandschichten mit einer Größe der wandnahsten Schicht von 30 % der Basiseinheit und einer Wachstumsrate von 1,3 verwendet. Dies führt zu einem Berechnungsgitter mit 9 645 977 Elementen.

Als Eingangsrandbedingung des Nasenmodells werden Dirichlet-Randbedingungen gewählt, welche einem Volumenstrom von 500 ml/s bezogen auf Luft entsprechen, welcher auch im vorhergehenden Abschnitt bei Patient A Anwendung findet. Die Turbulenzgrößen werden aus den Gleichungen 2.77 und 2.79 für die Turbulenzintensität $I = 5\,\%$ und die Durchmesser der Nasenöffnungen berechnet. Für die Diskretisierung des Konvektionsterms wird für die Geschwindigkeit $\boldsymbol{u}$ und die turbulente kinetische Energie k lineare Diskretisierung gewählt und für die spezifische Dissipationsrate ω limitierte lineare Diskretisierung, um einen guten Kompromiss zwischen Genauigkeit und Stabilität der Lösung zu gewährleisten. Als Randbesingung für den Wand- und Auslassrand werden Standardwerte verwendet.

Für das Pharynxmodell von Patiente B wird ein Berechnungsgitter mit den gleichen Ein-

stellungen wie für das Atemwegsmodell von Patient A angefertigt. Es ergibt sich ein Berechnungsgitter der Elementanzahl 7 333 398. Zur Initialisierung der Strömung werden im Pharynxmodell SST-Simulationen durchgeführt. Die LES-Simulationen starten in diesem Fall also nicht bei der Null-Lösung, sondern bei der Lösung des SST-Verfahrens. Die Simulationen werden für ca. 10 Durchlaufzeiten, bezogen auf die mittlere Geschwindigkeit $|\bar{\boldsymbol{u}}|$, durchgeführt und gemittelt, dies entspricht hier $t = 2{,}8$ s simulierter Strömung. Der Zeitschritt zwischen zwei simulierten Lösungen beträgt $\Delta t = 0{,}30$ ms, um eine mittlere CFL-Zahl von ungefähr eins zu gewährleisten.
Es werden zwei Simulationen mit unterschiedlichen Eingangsrandbedingungen betrachtet:

1. Ein mit dem DFSEM-Verfahren erzeugtes Einströmprofil, welchem eine planare Verteilung der Geschwindigkeit entsprechend der Volumenrate von 500 ml/s bezogen auf Luft und eine Turbulenzintensität von $I = 5\,\%$ zu Grunde liegt und
2. ein mit dem DFSEM-Verfahren erzeugtes Einströmprofil, für das die Geschwindigkeitsverteilung und die Turbulenzintensität am Einströmrand abgeleitet aus der SST-Simulation der nasalen Strömung des kranialen Modells verwendet wird.

Für Wand- und Auslassrand werden in beiden Fällen Standardwerte als Randbedingungen gewählt.
Als Grundlage für den Vergleich werden die simulierten Geschwindigkeits-Druckfelder entlang zweier Schnittlinien durch das Pharynxmodell betrachtet:

- entlang der Mittellinie des Modells und
- entlang der Vorderwand des Pharynx.

Die relevanten Schnittlinien sind in Abbildung 6.17 veranschaulicht.

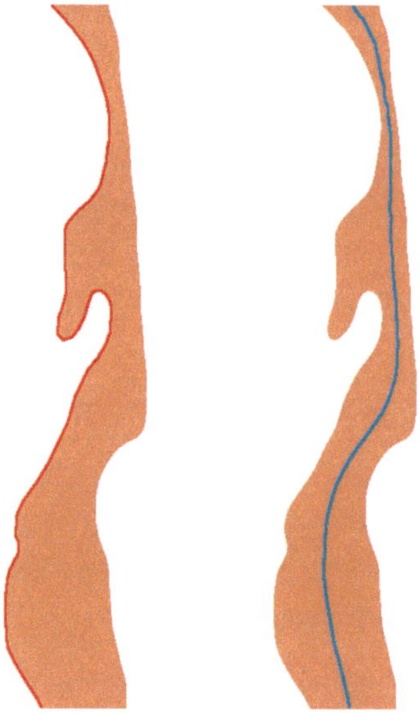

Abbildung 6.17.: Die Darstellung visualisiert die beiden Schnittlinien entlang der Mittellinie und der Vorderwand, welche zur Analyse der Simulationsergebnisse betrachtet werden.

6.2.2 Ergebnisse und Diskussion

Für den Atemweg des Patienten B werden zwei unterschiedliche Simulationseingangsbedingungen gewählt: das Einströmprofil mit der A-priori-Information einer Simulation der Strömung in der Nasenhöhle und eine Simulation mit einem flachen Einströmprofil. In der Abbildung 6.18 sind in sagittalen Schnitten die gemittelten, simulierten Geschwindigkeitsverläufe der beiden Simulationsvarianten gegenübergestellt.
Es zeigt sich auch in diesem Modell in beiden Simulationen die charakteristische Ausbildung eines Strahlstroms hinter der Verengung, welche durch die Zunge gebildet wird. Die Ausprägung des Strahlstroms erscheint für die Simulation mit einem flachen Einströmprofil etwas schmaler und durch höhere Geschwindigkeiten gekennzeichnet. Außerdem liegt der Bereich der höchsten Geschwindigkeiten des Strahlstroms für diese Simulation über einen größeren Bereich direkt an der Pharynxvorderwand an.
Zusätzlich zu diesem Strahlstrom ergibt sich eine Beschleunigung in einem zweiten Verengungsbereich welcher kaudal von der ersten Engstelle liegt. Hier wird der Luftraum von der Epiglottis verengt. Hier ist die Beschleunigung an der Pharynxvorderwand bei der Simulation mit nasalen Einströmprofil etwas stärker. Im weiteren Verlauf kaudal sind keine signifikanten Unterschiede im Geschwindigkeitsverlauf der beiden Simulationen zu erkennen. Die deutlichsten Unterschiede zeigen die beiden Simulationen im Verjüngungsbereich vor der engsten Stelle, welche durch die Zunge gebildet wird. Hier zeigt

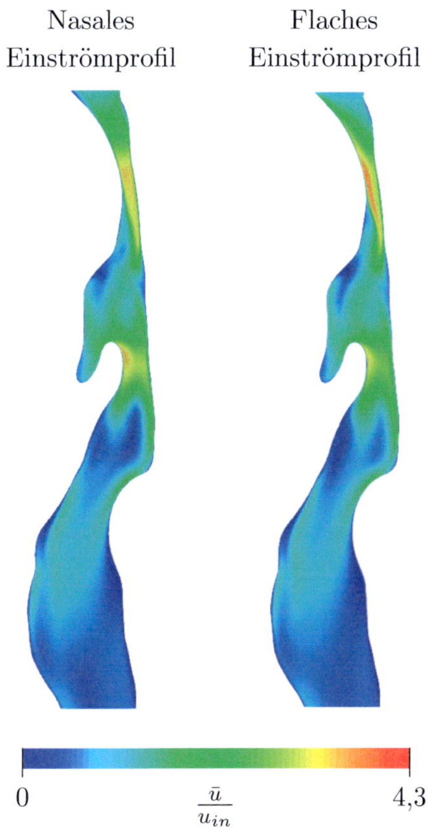

Abbildung 6.18.: Die Darstellung zeigt eine sagittale Ansicht der über die Zeit gemittelten, simulierten Geschwindigkeitsverläufe $\bar{u}$ für die Simulationen mit dem Einströmprofil aus der simulierten Nasenströmung (links) und einem flachen Geschwindigkeitseinströmprofil (rechts).

die Simulation mit flachem Einströmprofil eine Geschwindigkeitszunahme insbesondere an der Pharynxvorderwand, während die Geschwindigkeitszunahme für die Simulation mit nasalem Einströmprofil über den gesamten Querschnitt zu erkennen ist.

Die Geschwindigkeitszunahme in der Simulation mit dem flachen Einströmprofil entlang der Pharynxvorderwand im Bereich der Zunge lässt sich durch die Richtung des Einströmprofils erklären. Ohne A-priori-Informationen wird am Einströmrand ein Geschwindigkeitsprofil angenommen, welches in Normalenrichtung zur Einströmoberfläche in das Berechnungsmodell zeigt. Durch diese axiale Ausrichtung der Geschwindigkeitsvektoren im Einströmbereich, trifft die simulierte Luftströmung in einem spitzeren Winkel auf die sich konkav einwölbende Pharynxvorderwand als die Simulation mit nasalem Einströmprofil. Durch den bogenförmigen Übergang zwischen Nasenhöhle und Pharynx wird die Flussrichtung der Luftströmung umgelenkt und die Geschwindigkeitsvektoren verlaufen in der Simulation mit den A-priori-Informationen der nasa-

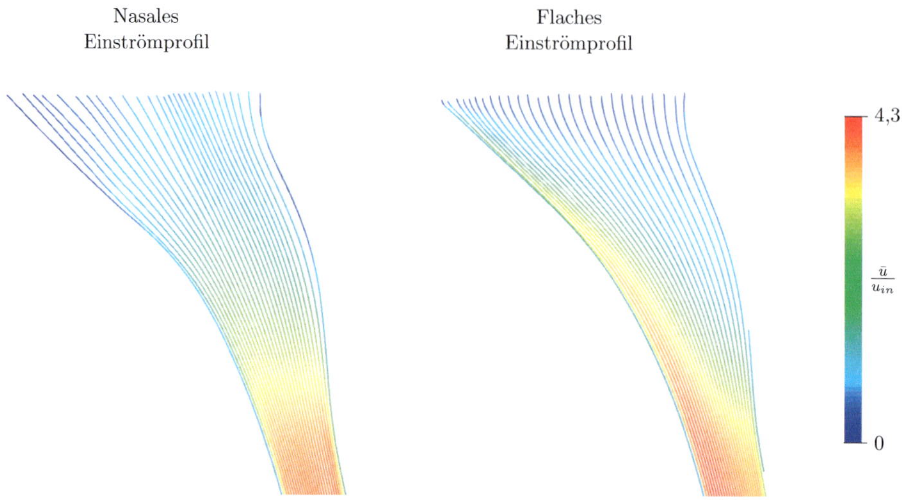

Abbildung 6.19.: Die Darstellung zeigt die Strömungslinien in einem sagittalen Schnitt des Patientenmodells basierend auf der gemittelten Geschwindigkeit $\bar{u}$ für das Einströmprofil mit inkludierter Nasenströmung (links) und flachem Einströmprofil (rechts) im Bereich zwischen dem Einströmrand und der ersten Verengung.

len Strömung nicht senkrecht zur Einströmfläche. Dies verdeutlicht die Darstellung der Strömungslinien in Abbildung 6.19.

In Abbildung 6.20 sind die simulierten Werte der Geschwindigkeit, des Drucks und der Wandschubspannung entlang der Mittellinie sowie entlang einer zentralen Linie auf der Pharynxvorderwand aufgetragen. Es zeigt sich, dass die Geschwindigkeit der Mittellinie für beide Einströmsimulationsbedingungen über den gesamten Verlauf an den Extremstellen voneinander abweicht. Hierbei liegen die Geschwindigkeitswerte mit flachem Einströmprofil in den Extrema oberhalb, abgesehen von einer Ausnahme: Im Maximum, welches sich ungefähr auf Höhe der Epiglottis befindet, liegen die Geschwindigkeiten des nasalen Einströmprofils höher. Die Wandschubspannung zeigt ab ca. 2 cm kaudal der Einströmöffnung nur geringe Abweichungen. Im Bereich kranial davon sind die Abweichungen aber sehr deutlich. Dieser Bereich stellt anatomisch den Abschnitt von weichem Gaumen zu Zunge dar. In diesem Bereich zeigt auch der qualitative Vergleich der sagittalen Geschwindigkeitsprofile in Abbildung 6.18 deutliche Abweichungen. Da es sich bei dem flachen Einströmprofil um ein Geschwindigkeitsprofil orthogonal zur Einströmöffnung handelt, sind die Wandschubspannungen in diesem Bereich höher als beim nasalen Einströmprofil. Für die Verformbarkeit des Atemwegs ist der Bereich um die Zunge und den weichen Gaumen herum besonders wichtig. Bei vielen Patienten stellt dieser Bereich den kollabierenden Teil des Atemwegs dar. Eine genaue Bestimmung der Wandschubspannung in diesem Bereich ist für die Beurteilung der Verformung daher sehr wichtig.

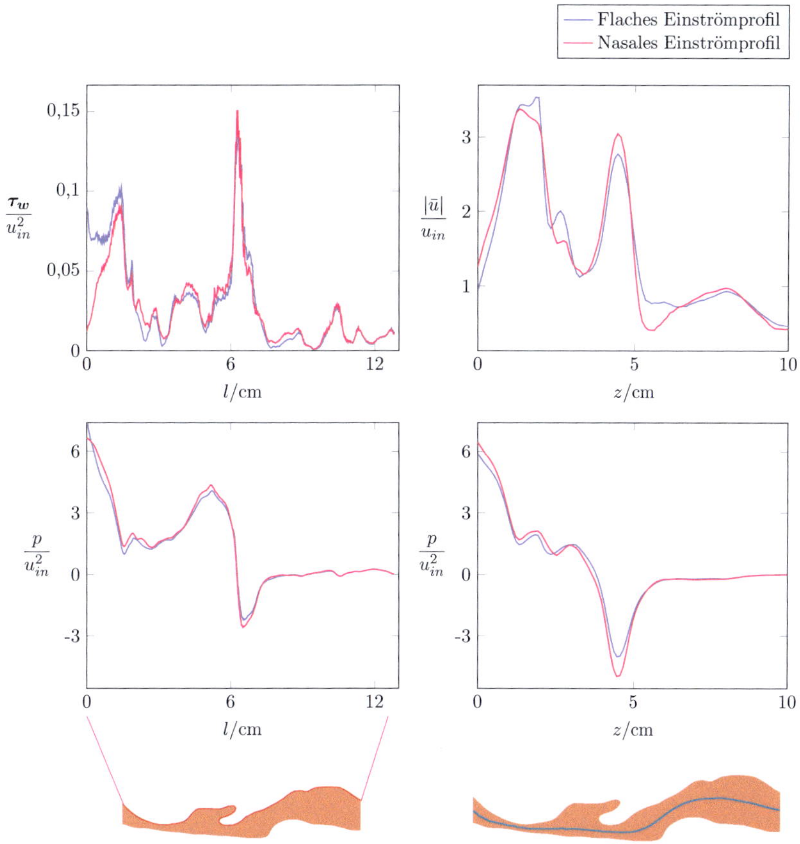

Abbildung 6.20.: In dieser Abbildung sind die Graphen der Wandschubspannung und des Druckverlaufs entlang der Pharynxvorderwand sowie die Geschwindigkeits- und Druckverläufe entlang der zentralen Linie für beide Simulationsvarianten aufgetragen. Die simulierten Werte entlang der Pharynxvorderwand werden gegenüber der Länge l der Linie entlang der Pharynxvorderwand aufgetragen. Diese Linie beginnt an der Einlassöffnung. Die Darstellung der simulierten Werten entlang der zentralen Linie erfolgt in Distanz z zur Einströmöffnung.

6.2.3 Zusammenfassung

In der Patientengeometrie B kann die Strömung eines Schlafapnoe-Patienten unter Berücksichtigung einer größeren Berechnungsdomäne beurteilt werden. In diesem Modell wird die Nasenhöhle und der kaudale Verlauf des Pharynx bis zum fünften Halswirbel in die Betrachtung miteinbezogen. Es erlaubt hiermit im Gegensatz zur Atemwegsgeometrie bei Patient A die Beurteilung des Einflusses der Nasengeometrie auf die Strömungssituation im vom Kollabieren bedrohten Pharynx. Zur Reduktion des Berechnungsaufwands wird hier die A-priori-Information der Nasenströmung als

Eingangsrandbedingung in der Berechnungsdomäne des Pharynx vorgegeben und mit der Simulation ohne A-priori-Informationen verglichen.
Für die Beurteilung der Verformbarkeit des Atemweges ist neben dem Druck die Wandschubspannung von Bedeutung. Die Simulationen an Patient B haben gezeigt, dass insbesondere die Wandschubspannung im ventralen Nasopharynxbereich bei den Simulationen mit und ohne A-priori-Informationen voneinander abweicht. Da dies einen Bereich mit hoher Kollabierwahrscheinlichkeit darstellt, ist die Wahl geeigneter Randbedingungen entscheidend, welche die Einströmeigenschaften des Luftflusses nach dem Durchgang durch die Nasenhöhle adäquat repräsentieren können. Hier stellt das DFSEM-Verfahren eine gute Möglichkeit dar, das Einströmprofil inklusive der einströmenden Turbulenz als Randbedingung formulieren zu können.

Kapitel 7

Zusammenfassung und Ausblick

7.1 Zusammenfassung

Im Rahmen dieser Arbeit wird die In-silico-Simulation von Luftströmungen in den oberen Atemwegen von Schlafapnoe-Patienten analysiert. Die Grundlage der Simulationen stellen digitale Modelle patientenspezifischer Atemwegsgeometrien dar. Berechnungen werden mit Finite-Volumen-Technologie auf Höchstleistungsrechnern durchgeführt. Im Fokus der Arbeit steht die Beurteilung des Einflusses der Simulationsparameter und -randbedingungen auf das Simulationsergebnis, insbesondere hinsichtlich der für die Verformung der Atemwege relevanten Simulationsgrößen.

In den Betrachtungen an einer idealisierten Geometrie kann der Nachweis der Bedeutsamkeit des Berechnungsgitters erbracht werden. Insbesondere die Distanz des wanddichtesten Punktes zu den Wänden zeigt einen deutlichen Einfluss auf das Konvergenzverhalten der Simulationen.

Bei der Wahl der Diskretisierungsmethodik der Divergenztherme zeigen sich die turbulenten Größen in Diskretisierung von erster Ordnung bereits gut abgebildet, während für den Geschwindigkeitsvektor die lineare Diskretisierung zu dissipativ ist und daher nicht verwendet werden sollte.

Der Vergleich unterschiedlicher Turbulenzmodelle in der vereinfachten Atemwegsgeometrie verdeutlicht Unterschiede zwischen dem RANS- und dem LES-Verfahren. In der RANS-Turbulenzmodellierung ist die Entstehung von Turbulenz und damit der Übergang zwischen laminarer zu turbulenter Domäne schlechter zu realisieren. In den

In-silico-Experimenten zeigt sich dies als ein deutlich verlängerter Strahlstrom hinter der Verengung.
Der Vergleich der LES-Simulation zur direkten numerischen Simulation ohne Turbulenzmodellierung zeigt kaum Unterschiede für die vereinfachte Atemwegsgeometrie, dies liegt in der allgemein niedrigen Turbulenzstärke im betrachteten Bereich. Die Turbulenzmodellierung entfaltet die größte Effektivität bei hohen Turbulenzzahlen, welche im Atemweg nur annähernd erreicht werden. Die Nutzung der LES-Turbulenzmodellierung rechtfertigt sich dennoch dadurch, dass sie für niedrige Turbulenzbereiche die DNS-Lösung approximiert, wie in dieser Arbeit am Beispiel verdeutlicht. Der Vergleich mit Geschwindigkeitsmesswerten aus PC-MRI-Messungen validiert die Eignung der verwendeten Simulationsmethodik. Die PC-MRI-Messung ihrerseits kann erfolgreich gegen aus der Literatur bekannte Messwerte derselben Experimentalgeometrie evaluiert werden.
Im Gegensatz zu den Untersuchungen am idealisierten Modell können bei der Übertragung der Betrachtungen auf die Realgeometrie keine starken Abweichungen der RANS- zur LES-Turbulenzmodellierung festgestellt werden. Ein wesentlicher Grund hierfür liegt in den Begrenzungen der Berechnungsdomäne. Die deutlichen Unterschiede in der vereinfachten Atemwegsgeometrie zeigen sich erst im weiteren Verlauf der Strömung hinter dem Verengungsbereich. Dieser Bereich wird in der Untersuchung der Realgeometrie nur in geringem Ausmaß betrachtet, da dieser für die Verformung des Atemweges weniger Relevanz hat.
Die Simulationen der Luftströmung in einer realen Patientengeometrie können ebenfalls mit der PC-MRI-Technik evaluiert werden und zeigen die gute Eignung des In-Silico-Verfahrens zur Bestimmung physikalischer Strömungsparameter.
Im Rahmen dieser Arbeit stellt sich heraus, dass der größte Einfluss unter den betrachteten Simulationsbedingungen der Wahl der Eingangsrandbedingungen zukommt. Dies zeigt sich in der vereinfachten Atemwegsgeometrie zum einen beim Vergleich einer planaren zu einer parabolischen Eingangsströmung und zum anderen in der Wahl der Eingangsturbulenzintensität. In der Betrachtung der realen Atemwegsgeometrie lässt sich diese Beobachtung auf den Einfluss der A-priori-Informationen der Strömung der Nasenhöhle als Eingangsrandbedingung übertragen.
Die Eignung einer Methode zur Erzeugung divergenzfreier Wirbel im Einströmbereich kann erfolgreich gezeigt werden, um die nasale Strömung als Randbedingung zu verwenden. Das Verfahren hat dabei Vorteile gegenüber der zufälligen Turbulenzgenerierung am Einströmrand durch die konsistente Berechnung der Druckverteilung. Diese Problematik wird im Rahmen dieser Arbeit am Beispiel der vereinfachten Atemwegsgeometrie beleuchtet.
Das Verfahren zur Erzeugung der divergenzfreien Turbulenzen wird in einem eigenen Kapitel ausführlich dargestellt. Die Methode ist erstmals von Poletto et al. [70] beschrieben worden. Im Rahmen dieser Arbeit werden Veränderungen an einem

Normalisierungsparameter vorgenommen und gegen die Originalversion von Poletto et al. getestet. Die gute Einsatzmöglichkeit des Verfahrens zeigt sich im Bezug auf die Strömungssimulation in den oberen Atemwegen bei der Wahl der Eingangsranddefinition in der Pharynxgeometrie. Hier kann die Einströmsituation nach dem Durchgang durch die nasale Geometrie in die Berechnung der pharyngealen Strömung durch dieses Verfahren inkludiert werden. Das Verfahren ist darüber hinaus für vielseitige Fragestellungen geeignet, bei denen in LES- oder DNS-Simulationen Einströmturbulenzen von Bedeutung sind und die konsistente Berechnung des Druckfeldes in jedem momentanen Zeitschritt gewährleistet sein soll.

7.2 Ausblick

Die genaue Betrachtung des Einflusses der Simulationsparameter auf die Strömungssituation in den oberen Atemwegen von Schlafapnoe-Patienten hat den wesentlichen Hintergrund, die Beurteilung pathophysiologischer Strömungen basierend auf digitalen Patientenmodellen zu erlauben. Die Simulationen sollen das tatsächliche Strömungsgeschehen möglichst gut approximieren. Die Analyse der Simulationsbedingungen und der Vergleich mit Experimentalwerten sind die Basis, um die Validität von In-Silico-Strömungsvorhersagen zu gewährleisten. Mit der guten Übereinstimmung von Simulationen und Experimenten unter Beachtung, der in dieser Arbeit als entscheidend bestimmten Einstellungen, stellt diese Arbeit ein Fundament für weitere In-Silico-Untersuchungen der oberen Atemwege von Schlafapnoe-Patienten dar.

Ein Schritt zur Erweiterung der Betrachtung stellt die Hinzunahme der Simulation von Weichteildeformationen dar. Technisch begibt sich diese Erweiterung in den Bereich der Fluid-Struktur-Interaktion (FSI). Dazu werden die Navier-Stokes-Gleichungen der Fluiddynamik um einen Satz partieller Differentialgleichungen der Strukturmechanik ergänzt. An den Kontaktflächen von Fluiddomäne und Festkörperdomäne - bezogen auf den Atemweg also an den Pharynxwänden - werden zwei Randbedingungen vorgegeben, um die physikalischen Eigenschaften der einen Domäne auf die andere zu übertragen:

1. Die Geschwindigkeit der Wandelemente ist gleich (kinematische Bedingung)

$$\boldsymbol{u}_{\text{Fluid}} = \boldsymbol{u}_{\text{Festkörper}} \tag{7.1}$$

2. Die Oberflächenkräfte an den Wandelementen sind im Gleichgewicht (dynamische Bedingung)

$$\boldsymbol{n}_{\text{Fluid}}\boldsymbol{T}_{\text{Fluid}} = \boldsymbol{n}_{\text{Festkörper}}\boldsymbol{T}_{\text{Festkörper}} \tag{7.2}$$

hierbei bezeichnet $\boldsymbol{T}$ den Spannungstensor und $\boldsymbol{n}$ den Normalenvektor auf dem Rand.

Der Spannungstensor wird im Fluid durch einen isotropen Druckanteil und einen viskosen Scheranteil gebildet (vgl. Kapitel 2). Im Scheranteil findet sich der Wert der Wandschubspannung wieder. Neben der Geschwindigkeit sind also der Druck und die Wandschubspannung die charakterisierenden Elemente zur Bestimmung der Interaktion der Luftströmung mit dem umliegenden Weichteilgewebe des Atemwegs. Der Einfluss der Strömungseinstellungen auf diese Größen wird in dieser Arbeit ermittelt und kann somit für die Erweiterung auf die Fluid-Struktur-Interaktion in den menschlichen Atemwegen von Schlafapnoe-Patienten Anwendung finden.
Zukünftig soll die Betrachtung pathophysiologischer Atemwegsströmungen auf eine größere Patientendatenmenge im Rahmen von klinischen Studien ausgedehnt werden. Durch Korrelationsuntersuchungen zwischen den durch In-Silico-Verfahren bestimmten Strömungsgrößen und schlafmedizinisch sowie atmungsphysiologisch gemessenen Patientendaten könnten Atemwege mit erhöhtem Schlafapnoe-Risiko anhand der digitalen Repräsentation identifiziert werden.
Dies könnte auch die Therapieevaluation vor der Durchführung sowie die Therapieoptimierung von Schlafapnoe-Erkrankungen ermöglichen. Aufwändige und teure Untersuchungen am Patienten in Schlaflaboren könnten durch digitale Schlaflabore ersetzt werden, in welchen die Behandlung von Diagnose bis hin zu Therapieplanung an der digitalen Repräsentation des Patienten durchgeführt werden könnten. Dies würde Einsparungen im Gesundheitssektor bedeuten bei gleichzeitiger Steigerung des Patientenkomforts.
Diese Arbeit legt eine Basis zur Verbesserung von In-Silico-Verfahren der Atemwegssimulation und bildet damit einen Grundstein zur digitalisierten Behandlung von Schlafapnoe.

Literaturverzeichnis

[1] Abrams, N. ; Steffen, A. ; Grzyska, U. ; Frydrychowicz, A. ; Barkhausen, J. ; Hagen, C. ; Ibbeken, A. ; Zell, F. ; Buzug, T. M.: Die intraindividuelle Nacht-zu-Nacht-Variabilität in der peripher-arteriellen Tonometrie – Wie verändert sich der Rückenlage- und REM-Anteil? In: *Laryngorhinootologie* (2020)

[2] Ahmed, S. ; Giddens, D. : Velocity measurements in steady flow through axisymmetric stenoses at moderate Reynolds numbers. In: *Journal of Biomechanics* 16 (1983), Nr. 7, S. 505–516

[3] American Academy of Sleep Medicine: *International classification of sleep disorders, revised: Diagnostic and coding manual.* Chicago, Illinois : American Academy of Sleep Medicine, 2001. – 52–58 S.

[4] Anderson, C. R. ; Greengard, C. : On vortex methods. In: *SIAM Journal of Numerical Analysis* 22 (1986), S. 413–440

[5] Bergman, T. L. ; Lavine, A. S. ; Incropera, F. P. ; DeWitt, D. P.: *Fundamentals of Heat and Mass Transfer.* Hoboken, New Jersey, USA : John Wiley & Sons, 2011

[6] Boussinesq, J. : Essai sur la théorie des eaux courantes. In: *Mémoires présentés par divers savants á l'Académie des Sciences* 23 (1877), Nr. 1, S. 1–680

[7] Caretto, L. S. ; Gosman, A. D. ; Patankar, S. V. ; Spalding, D. B.: Two calculation procedures for steady, three-dimensional flows with recirculation. In: *Proceedings of the Third International Conference on Numerical Methods in Fluid Mechanics* Bd. 19. Berlin, Heidelberg : Springer, 1973, S. 60–68

[8] Cline, W. E. L. H. E.: Marching Cubes: A high resolution 3D surface construction algorithm. In: *Computer Graphics* 21 (1987), S. 163–169

[9] Courant, R. ; Friedrichs, K. ; Lewy, H. : Über die partielle Differenzengleichungen der mathematischen Physik. In: *Mathematische Annalen* 100 (1928), S. 32–74

[10] De Backer, J. W. ; Vanderveken, O. M. ; Vos, W. G. ; Devolder, A. ; Verhulst, S. L. ; Verbraecken, J. A. ; Parizel, P. M. ; Braem, M. J. ; Van de Heyning, P. ; de Backer, W. A.: Functional imaging using computational fluid dynamics to predict treatment success of mandibular advancement devices in sleep-disordered breathing. In: *Journal of Biomechanics* 40 (2007), Nr. 16, S. 3708–3714

[11] DE ROCHEFORT, L. ; VIAL, L. ; FODIL, R. ; MAÎTRE, X. ; LOUIS, B. ; ISABEY, D. ; CAILLIBOTTE, G. ; THIRIET, M. ; BITTOUN, J. ; DURAND, E. ; SBIRLEA-APIOU, G. : In vitro validation of computational fluid dynamic simulation in human proximal airways with hyperpolarized ^{3}He magnetic resonance phase-contrast velocimetry. In: *Journal of Applied Physiology* 102 (2007), Nr. 5, S. 2012–2023

[12] DOFF, M. H. J. ; FINNEMA, K. J. ; HOEKEMA, A. ; WIJKSTRA, P. J. ; DE BONT, L. G. ; STEGENGA, B. : Long-term oral appliance therapy in obstructive sleep apnea syndrome: a controlled study on dental side effects. In: *Clinical Oral Investigations* 17 (2013), S. 475–482

[13] DUMOULIN, C. L. ; SOUZA, S. P. ; WALKER, M. F. ; WAGLE, W. : 3-dimensional phase-contrast angiography. In: *Magnetic Resonance in Medicine* 9 (1989), Nr. 1, S. 139–149

[14] ECKERT, D. J. ; MALHOTRA, A. : Pathophysiology of adult obstructice sleep apnea. In: *Proceedings of the American Thoracic Society* 5 (2008), Nr. 2, S. 144–153

[15] ELKINS, C. J. ; ALLEY, M. T.: Magnetic resonance velocimetry: applications of magnetic resonance imaging in the measurement of fluid motion. In: *Experiments in Fluids* 43 (2007), S. 823–858

[16] ENGLEMAN, H. ; WILD, M. : Improving CPAP use by patients with the sleep apnoea/hypopnea syndrome (SAHS). In: *Sleep Medicine Rreviews* 7 (2003), Nr. 1, S. 81–99

[17] ENNIS, D. B. ; MIDDIONE, M. J.: Flip angle optimization for quantitative phase contrast MR imaging. In: *Journal of Cardiovascular Magnetic Resonance* 13 (2011), S. 67

[18] EVANS, L. : *Partial differential equations.* Bd. 19. Providence : American Mathematical Society, 1998

[19] FAN, Y. ; CHEUNG, L. K. ; CHONG, M. M. ; CHUA, H. D. ; CHOW, K. W. ; LIU, C. H.: Computational fluid dynamics analysis on the upper airways of obstructive sleep apnea using patient specific models. In: *IAENG International Journal of Computer Science* 38 (2013), Nr. 4, S. 401–408

[20] FERZIGER, J. H. ; PERIĆ, M. : *Computational methods for fluid dynamics.* Third. Berlin, Heidelberg : Springer, 2002

[21] GIANCOLI, D. C.: *Physik.* 3. München, Deutschland : Pearson Studium, 2009

[22] GRZYSKA, U. ; IBBEKEN, A. ; ZELL, F. ; HAGEN, C. ; STEFFEN, A. ; ABRAMS, N. ; KOOIJMAN, H. ; BUZUG, T. M. ; BARKHAUSEN, J. ; FRYDRYCHOWICZ, A. : Analyse der isotropen, Compressed SENSE-beschleunigten 3D T1 TSE zur Atemwegsanalyse bei Patienten mit obstruktivem Schlafapnoesyndrom. In: *RöFo-Fortschritte auf dem Gebiet der Röntgenstrahlen und der bildgebenden Verfahren* (2020)

[23] GURUMURTHY, P. ; HAGEN, C. ; ULLOA, P. ; KOCH, M. A. ; BUZUG, T. M.: Computational fluid dynamics simulations and phase contrast-MRI validation of airflow in human pharynx during obstructive sleep apnea. In: *Biomedizinische Technik / Biomedical Engineering* (2017), S. 507

[24] GURUMURTHY, P. ; HAGEN, C. ; ULLOA, P. ; METHOT, V. ; OECHTERING, T. H. ; FRYDRYCHOWICZ, A. ; KOCH, M. A. ; BUZUG, T. M.: Time-resolved, 3-dimensional, 3-directionally velocity sensitive phase-contrast MRI for the investigation of flow patterns in a human pharynx phantom during obstructive sleep apnea. In: *Magnetic Resonance Materials in Physics, Biology and Medicine* (2017), S. 23

[25] GURUMURTHY, P. ; ULLOA, P. ; KLUCK, C. ; BUZUG, T. M. ; KOCH, M. A.: Investigation of pharyngeal flow patterns using phase contrast-MRI. In: *Biomedical Engineering / Biomedizinische Technik* (2016), S. 227

[26] GURUMURTHY, P. ; ULLOA, P. ; KLUCK, C. ; BUZUG, T. M. ; KOCH, M. A.: Study of fluid flow patterns in a human pharynx phantom using phase contrast-MRI. In: *Magnetic Resonance Materials in Physics, Biology and Medicine* (2016), S. 201–202

[27] HACKBUSCH, W. : *Theorie und Numerik elliptischer Differentialgleichungen.* Stuttgart : Teubner Studienbücher, 1986

[28] HADAMARD, J. : Sur les problèmes aux dérivées partielles et leur signification physique. In: *Princeton University Bulletin* (1902), S. 49–52

[29] HAGEN, C. ; GURUMURTHY, P. ; BUZUG, T. M.: Effects of replacing the nasal cavity with a simple pipe like structure in CFD simulations of the airflow within the upper airways of OSA patients with patient individual flow rates. In: *Current Directions in Biomedical Engineering* 3 (2017), Nr. 2, S. 795–798

[30] HAGEN, C. ; ZELL, F. ; IBBEKEN, A. ; GRZYSKA, U. ; FRYDRYCHOWICZ, A. ; STEFFEN, A. ; BUZUG, T. M.: Reducing computational effort by domain splitting of flow simulations in the upper airway of sleep apnea patients. In: *12th European Conference on Mathematical and Theoretical Biology ECMTB*, 2022, S. 563–564

[31] HEENAN, A. F. ; MATIDA, E. ; POLLARD, A. ; FINLAY, W. H.: Experimental measurements and computational modeling of the flow field in an idealized human oropharynx. In: *Experiments in Fluids* 35 (2003), S. 70–84

[32] HEINZER, R. ; VAT, S. ; MARQUES-VIDAL, P. ; MARTI-SOLER, H. ; ANDRIES, D. ; TOBBACK, N. ; MOOSER, V. ; PREISIG, M. ; MALHOTRA, A. ; WAEBER, G. ; VOLLENWEIDER, P. ; TAFTI, M. ; HABA-RUBIO, J. : Prevalence of sleep-disordered breathing in the general population: the HypnoLaus study. In: *Lancet Respiratory Medicine* 3 (2015), Nr. 4, S. 310–318

[33] HIRSHKOWITZ, M. ; WHITON, K. ; ALBERT, S. M. ; ALESSI, C. ; BRUNI, O. ; DONCARLOS, L. ; HAZEN, N. ; HERMAN, J. ; KATZ, E. S. ; KHEIRANDISH-GOZAL, L. ; NEUBAU-

ER, D. N. ; O'DONNELL, A. E. ; OHAYON, M. ; PEEVER, J. ; RAWDING, R. ; SACHDEVA, R. C. ; SETTERS, B. ; VITIELLO, M. V. ; WARE, J. C. ; HILLARD, P. J. A.: National Sleep Foundation's sleep time duration recommendations: methodology and results summary. In: *Sleep Health* 1 (2015), Nr. 1, S. 40–43

[34] HOFFSTEIN, V. : Review of oral appliances for treatment of sleep-disordered breathing. In: *Sleep and Breathing* 11 (2007), Nr. 1, S. 1–22

[35] IBBEKEN, A. ; GURUMURTHY, P. ; ZELL, F. ; HAGEN, C. ; KOCH, M. A. ; BUZUG, T. M.: MRI flow measurements with a flexible stenosis phantom. In: *Current Directions in Biomedical Engineering* 5 (2019), Nr. 1, S. 565–568

[36] IBBEKEN, A. ; HAGEN, C. ; ZELL, F. ; STEFFEN, A. ; GRZYSKA, U. ; FRYDRYCHOWICZ, A. ; BUZUG, T. M.: Determination of the critical closing pressure for a 3D printed collapsible model of an idealized upper airway geometry. In: *Transactions on Additive Manufacturing Meets Medicine* 2 (2020)

[37] IBBEKEN, A. ; HAGEN, C. ; ZELL, F. ; STEFFEN, A. ; GRZYSKA, U. ; FRYDRYCHOWICZ, A. ; BUZUG, T. M.: Design and construction of a flexible pharyngeal phantom. In: *Transactions on Additive Manufacturing Meets Medicine* 3 (2021), Nr. 1, S. 499

[38] IBBEKEN, A. ; ZELL, F. ; HAGEN, C. ; GRZYSKA, U. ; STEFFEN, A. ; FRYDRYCHOWICZ, A. ; BUZUG, T. M.: Experimental FSI simulation validation of an anthropomorphic upper airway phantom. In: *Transactions on Additive Manufacturing Meets Medicine* 4 (2022), Nr. 1, S. 674

[39] IBBEKEN, A. ; ZELL, F. ; HAGEN, C. ; SEELE, S. ; GRZYSKA, U. ; FRYDRYCHOWICZ, A. ; STEFFEN, A. ; BUZUG, T. M.: Deformation measurements with a flexible pharyngeal phantom. In: *Biomedical Engineering / Biomedizinische Technik*, 2021

[40] ISSA, R. I.: Solution of the implicitly discretised fluid flow equations by operator-splitting. In: *Journal of Computational Physics* 62 (1986), S. 40–65

[41] JEONG, S.-J. ; KIM, W.-S. ; SUNG, S.-J. : Numerical investigation on the flow characteristics and aerodynamic force of the upper airway of patient with obstructive sleep apnea using computational fluid dynamics. In: *Medical Engineering & Physics* 29 (2007), S. 637–651

[42] JOU, L. D. ; MORSI, D. H. ; MAWAD, M. E.: Wall Shear Stress on Ruptured and Unruptured Intracranial Aneurysms at the Internal Carotid Artery. In: *American Journal of Neuroradiology* 29 (2008), Nr. 9, S. 1761–1767

[43] KASTOER, C. ; DIELTJENS, M. ; OORTS, E. ; HAMANS, E. ; BRAEM, M. ; VAN DE HEYNING, P. ; VANDERVEKEN, O. : The use of remotely controlled mandibular positioner as a predictive screening tool for mandibular advancement device therapy in patients with obstructive sleep apnea through single-night progressive titration of the mandible: a systematic review. In: *Journal of Clinical Sleep Medicine* 12 (2016),

Nr. 10, S. 1411–1421

[44] KECK, T. ; LEIACKER, R. ; RIECHELMANN, H. ; RETTINGER, G. : Temperature profile in the nasal cavity. In: *The Laryngoscope* 110 (2000), S. 615–654

[45] KERSWELL, R. R.: Recent progress in understanding the transition to turbulence in a pipe. In: *Nonlinearity* 18 (2005), S. R17–R44

[46] KIM, J. ; MOIN, P. ; MOSER, R. : Turbulence statistics in fully developed channel flow at low Reynolds number. In: *Journal of Fluid Mechanics* 177 (1987), S. 133–166

[47] KLUCK, C. ; BUZUG, T. M.: Simulation of laminar-to-turbulent transitional flow with application to Obstructive Sleep Apnea. In: *Deutsche Gesellschaft für Biomedizinische Technik Jahrestagung* (2014), S. 975–978

[48] KLUCK, C. ; BUZUG, T. M.: Numerical simulations of airflow in the human pharynx of OSAHS patients. In: *Current Directions in Biomedical Engineering* 1 (2016), Nr. 1, S. 552–555

[49] LAUNDER, B. E. ; SHARMA, B. I.: Application of energy dissipation model of turbulence to the calculation of flow near a spinning disc. In: *Letters in Heat and Mass Transfer* 1 (2013), Nr. 2, S. 131–138

[50] LAUNDER, B. E. ; SPALDING, D. B.: The numerical computation of turbulent flows. In: *Computer methods in applied mechanics and engineering* 3 (1974), S. 269–289

[51] LAVIE, P. ; HERER, P. ; HOFFSTEIN, V. : Obstructive sleep apnoea syndrome as a risk factor for hypertension: population study. In: *BMJ* 320 (2000), S. 479–482

[52] LI, H. F. ; TIAN, Z. F. ; TU, J. Y. ; YANG, W. ; YEOH, G. H. ; XUE, C. L. ; LI, C. G.: Studies of airflow through a human nasopharynx and pharynx airway. In: *Proceedings of the 5th International Conference on CFD in the Process Industries* 13 (2006), S. 15

[53] LOTZ, J. ; MEIER, C. ; LEPPERT, A. ; GALANSKI, M. : Cardiovascular flow measurement with phase-contrast MR imaging: basic facts and implementation. In: *Radiographics* 22 (2002), Nr. 3, S. 651–671

[54] LU, M. Z. ; LIU, Y. ; YE, J. Y. ; LUO, H. Y.: Large Eddy Simulation of Flow in Realistic Human Upper Airways with Obstructive Sleep. In: *Procedia Computer Science* 29 (2014), S. 557–564

[55] MARTONEN, T. B. ; ZHANG, Z. ; LESSMANN, R. C.: Fluid Dynamics of the Human Larynx and Upper Tracheobronchial Airways. In: *Aerosol Science and Technology* 19 (1993), Nr. 2, S. 133–156

[56] MENTER, F. ; ESCH, T. : Elements of Industrial Heat Transfer Prediction. In: *16th Brazilian Congress of Mechanical Engineering (COBEM)*, 2001, S. 117–127

[57] MEVIS MEDICAL SOLUTIONS AG AND FRAUNHOFER MEVIS: *MeVisLab*. Bremen, . – software available: http://www.mevislab.de/

[58] MEYER, F. : Topographic distance and watershed lines. In: *Signal Processing* 38 (1994), S. 113–125

[59] MIHAESCU, M. ; MURUGAPPAN, S. ; GUTMARK, E. ; DONNELLY, L. ; KHOSLA, S. ; KALRA, M. : Computational fluid dynamics analysis of upper airway reconstructed from magnetic resonance imaging data. In: *Annals of Otology, Rhinology and Laryngology* 117 (2008), Nr. 4, S. 303–309

[60] MIURA, Y. ; ISHIDA, F. ; UMEDA, Y. ; TANEMURA, H. ; SUZUKI, H. ; MATSUSHIMA, S. ; SHIMOSAKA, S. ; TAKI, W. : Low Wall Shear Stress is independently associated with the Rupture Status of Middle Cerebral Artery Aneurysm. In: *Stroke* 44 (2012), Nr. 2, S. 519–521

[61] MOSER, R. D. ; KIM, J. ; MANSOUR, N. N.: Direct numerical simulation of turbulent channel flow up to $Re_\tau = 590$. In: *Physics of Fluids* (1999), Nr. 11, S. 943–945

[62] NICOUD, F. ; DUCROS, F. : Subgrid-Scale Stress Modelling Based on the Square of the Velocity Gradient Tensor. In: *Flow, Turbulence and Combustion* 62 (1999), S. 183–200

[63] OPENCFD LTD: *OpenFOAM®*. `www.openfoam.com`. Version: 2012. – ESI Group, Paris, France

[64] OPENSTAX COLLEGE: Organs and structures of the respiratory system. In: *Connexions* (Jul 8, 2013). `http://cnx.org/content/m46548/1.8/`. – Zugriff am: 16.09.20

[65] PELC, N. J.: Flow quantification and analysis methods. In: *Magnetic Resonance Imaging Clinics of North America* 3 (1995), Nr. 3, S. 413–424

[66] PELC, N. J. ; HERFKENS, R. J. ; SHIMAKAWA, A. ; ENZMANN, D. R.: Phase contrast cine magnetic resonance imaging. In: *Magnetic Resonance Quarterly* 7 (1991), Nr. 4, S. 229–254

[67] PEPPARD, P. ; YOUNG, T. ; PALTA, M. ; SKATRUD, J. : Prospective study of the association between sleep-disordered breathing and hypertension. In: *The New England Journal of Medicine* 342 (2000), Nr. 19, S. 1378–1384

[68] PHILIPS N.V.: *Philips Respironics*. `https://www.sleepapnoeablog.com/tag/cpap-nose-cream/`. Version: 2020. – Zugriff am: 16.09.2020

[69] PLETCHER, R. H. ; TANNEHILL, J. C. ; ANDERSON, D. A.: *Computational Fluid Mechanics and Heat Transfer*. 3. Boca Raton, Vereinigte Staaten von Amerika : CRC Press, Taylor & Francis Group, 2013

[70] POLETTO, R. ; CRAFT, T. ; REVELL, A. : A New Divergence Free Synthetic Eddy Method for the Reproduction of Inlet Flow Conditions for LES. In: *Flow, Turbulence and Combustion* 91 (2013), Nr. 3, S. 519–539

[71] POPE, S. B.: Ten questions concerning the large-eddy simulation. In: *New Journal of Physics* 6 (2004), Nr. 35, S. 1–24

[72] POPE, S. B.: *Turbulent Flows.* Cambridge, United Kingdom : Cambridge University Press, 2012

[73] PRANDTL, L. : Bericht über die Entstehung der Turbulenz. In: *Zeitschrift für angewandte Mathematik und Mechanik* 5 (1925), S. 136–139

[74] RASANI, M. R. ; INTHAVONG, K. ; TU, J. Y.: Simulation of Pharyngeal Airway Interaction with Air Flow Using Low-Re TurbulenceModel. In: *Modelling and Simulation in Engineering* (2011), S. 1–9

[75] RENARDY, M. ; ROGERS, R. : *An introduction to partial differential equations.* second. New York : Springer-Verlag, 2004 (Texts in Applied Mathematics 13)

[76] REYNOLDS, O. : An experimental investigation of the circumstances which determine whether the motion of water shall be direct or sinuous, and of the law of resistance in parallel channels. In: *Proceedings of the Royal Society* (1883), Nr. 35, S. 84–99

[77] REYNOLDS, O. : On the Dynamical Theory of Incompressible Viscous Fluids and the Determination of the Criterion. In: *Philosophical Transactions of the Royal Society of London* (1895), Nr. 186, S. 123–164

[78] ROBERT KOCH-INSTITUT (Hrsg.): *Gesundheit in Deutschland. Gesundheitsberichterstattung des Bundes. Gemeinsam getragen von RKI und Destatis.* RKI, Berlin, 2015

[79] RUSSO, F. ; BASSE, N. T.: Scaling of turbulence intensity for low-speed flow in smooth pipes. In: *Flow Measurement and Instrumentation* 52 (2016), S. 101–114

[80] RYAN, C. M. ; BRADLEY, T. D.: Pathogenesis of obstructive sleep apnea. In: *Journal of Applied Physiology* 99 (2005), S. 2440–2450

[81] SCHROEDER, C. M. ; O'HARA, R. : Depression and obstructive sleep apnea (OSA). In: *Annals of General Psychiatry* 4 (2005), Nr. 13, S. 1–8

[82] SHOJIMA, M. ; OSHIMA, M. ; TAKAGI, K. ; TORII, R. ; HAYAKAWA, M. ; KATADA, K. ; MORITA, A. ; KIRINO, T. : Magnitude and Role of Wall Shear Stress on Cerebral Aneurysm. In: *Stroke* 35 (2004), Nr. 11, S. 2500–2505

[83] SHOME, B. ; WANG, L. P. ; SANTARE, M. H. ; PRASAD, A. K. ; SZERI, A. Z. ; ROBERTS, D. : Modeling of airflow in the pharynx with application to sleep apnea. In: *Journal of Biomedical Engineering* 120 (1998), S. 416–422

[84] SICAT GMBH & CO. KG: *Schlafmedizin.* `https://www.sicat.de`. – Zugriff am: 20.09.2021

[85] SIEMENS: Magnete, Spins und Resonanzen. Eine Einführung in die Grundlagen der Kernspintomographie / Siemens AG. Erlangen, Deutschland, 1992. – Forschungs-

bericht

[86] SMAGORINSKY, J. : General circulation experiments with the primitive equations: I. the basic experiment. In: *Monthly Weather Review* 91 (1963), Nr. 3, S. 99–164

[87] SUNG, S.-J. ; JEONG, S.-J. ; YU, Y.-S. ; HWANG, C.-J. ; PAE, E.-K. : Customized three-dimensional computational fluid dynamics simulation of the upper airway of obstructive sleep apnea. In: *The Angle Orthodontist* 76 (2006), Nr. 5, S. 791–799

[88] SUTHERLAND, K. ; VANDERVEKEN, O. ; TSUDA, H. ; MARKLUND, M. ; GAGNADOUX, F. ; KUSHIDA, C. ; CISTULLI, P. : Oral appliance treatment for obstructive sleep apnea: an update. In: *Journal of Clinical Sleep Medicine* 10 (2014), Nr. 2, S. 215–227

[89] SWEBY, P. K.: High resolution schemes using flux limiters for hyperbolic conservation laws. In: *SIAM Journal of Numerical Analysis* 21 (1984), S. 995–1011

[90] TAYLOR, G. I.: Statistical theory of turbulence. In: *Proceedings of the Royal Society* A151 (1935), S. 421

[91] TENNEKES, H. ; LUMLEY, J. : A first course in turbulence. In: *The MIT Press* (1972)

[92] VAN DOORMALL, J. P. ; RAITHBY, G. D.: Enhancement of the Simple Method for Predicting Incompressible Fluid Flows. In: *Numerical Heat Transfer* 7 (1984), S. 147–163

[93] VARGHESE, S. S. ; FRANKEL, S. H. ; FISCHER, P. F.: Modeling Transition to Turbulence in Eccentric Stenotic Flows. In: *Journal of Biomedical Engineering* 130 (2008), Nr. 1, S. 014503 (7 pp.)

[94] VON KÁRMÁN, T. : Über den Mechanismus des Wiederstandes, den ein bewegter Korper in einer Flüssigkeit erfahrt. In: *Nachrichten von der Gesellschaft der Wissenschaften zu Göttingen - Mathematisch-physikalische Klasse* (1912), S. 177–190

[95] VOS, W. ; DE BACKER, J. ; DEVOLDER, A. ; VANDERVEKEN, O. ; VERHULST, S. ; SALGADO, R. ; GERMONPRE, P. ; PARTOENS, B. ; WUYTS, F. ; PARIZEL, P. ; DE BACKER, W. : Correlation between severity of sleep apnea and upper airway morphology based on advanced anatomical and functional imaging. In: *Journal of Biomechanics* 40 (2007), S. 2207–2213

[96] WARMING, R. F. ; BEAM, R. M.: Upwind second order difference schemes and applications in aerodynamic flows. In: *AIAA Journal* 14 (1976), S. 1241–1249

[97] WILCOX, D. C.: *Turbulence modeling for CFD.* second. La Cañada : DCW Industries, 1998

[98] WOLKOVE, N. ; BALTZAN, M. ; KAMEL, H. ; DABRUSIN, R. ; PALAYEW, M. : Long-term compliance with continuos positive airway pressure in patients with obstructive sleep apnea. In: *Canadian Respiratory Journal* 15 (2008), Nr. 7, S. 365–369

[99] XU, C. ; SIN, S. ; MCDONOUGH, J. ; GUEZ, J. U. A. ; ARENS, R. ; WOOTTON, D. : Compu-

tational fluid dynamics modeling of the upper airway of children with obstructive sleep apena syndrome in steady flow. In: *Journal of Biomechanics* 39 (2006), Nr. 11, S. 2043–2054

[100] YAGGI, H. K. ; CONCATO, J. ; KERNAN, W. ; LICHTMAN, J. H. ; BRASS, L. M. ; MOHSENIN, V. : Obstructive sleep apnea as a risk factor for stroke and death. In: *The New England Journal of Medicine* 353 (2005), S. 2034–2041

[101] YOUNG, T. ; PALTA, M. ; DEMPSEY, J. ; SKATRUD, J. ; WEBER, S. ; BADR, S. : The occurrence of sleep-disordered breathing among middle-aged adults. In: *The New England Journal Of Medicine* 328 (1993), Nr. 17, S. 1230–1235

[102] YUSHKEVICH, P. A. ; PIVEN, J. ; HAZLETT, H. C. ; SMITH, R. G. ; HO, S. ; GEE, J. C. ; GERIG, G. : User-guided 3D active contour segmentation of anatomical structures: Significantly improved efficiency and reliability. In: *Neuroimage* 31 (2006), Nr. 3, 1116–28. www.itksnap.org

[103] ZELL, F. ; HAGEN, C. ; IBBEKEN, A. ; GRZYSKA, U. ; FRYDRYCHOWICZ, A. ; STEFFEN, A. ; BUZUG, T. M.: Comparison of the fluid-structure interaction of an airway of a sleep apnea patient with and without wearing a protrusion splint, 2022, S. 329–330

[104] ZELL, F. ; IBBEKEN, A. ; HAGEN, C. ; STEFFEN, A. ; GRZYSKA, U. ; FRYDRYCHOWICZ, A. ; BUZUG, T. M.: Evaluation of the influence of the nasal cavity in flow simulations of the upper airway of a sleep apnea patient. In: *Current Directions in Biomedical Engineering* 8 (2022), Nr. 2

[105] ZIKANOV, O. : *Essential Computational Fluid Dynamics.* New Jersey, United States of America : John Wiley & Sons, Inc., 2010

Anhang

A.1 Herleitungen zur DFSEM

In diesem Teil des Anhangs sind ausführlichere Berechnungen zu den Herleitungen über die divergenzfreie synthetische Wirbelmethode in Kapitel 4 aufgeführt. Wie auch in dem betreffenden Kapitel wird hier als verkürzte Notation die Summation über lateinische Indizes verwendet (Einsteinsche Summenkonvention).

A.1.1 Anmerkungen zu Formel (4.13)

Die Korrelation der turbulenten Fluktuationen in der DFSEM kann mit

$$\langle (u'_\beta)(u'_\lambda)\rangle = \frac{1}{N}\sum_{n=1}^{N} L_\beta^n L_\lambda^n \epsilon_{\beta jl}\epsilon_{\lambda mp}\left\langle \left[1-(d^n)^2\right]^2 (r_j^n)(r_m^n)\right\rangle \langle(\alpha_l^n)(\alpha_p^n)\rangle$$

berechnet werden, siehe Formel (4.9). Der Beitrag des n-ten Wirbels zu den turbulenten Fluktuationen $\langle (u'_\beta)^2\rangle$ ergibt sich daher zu

$$\langle (u'_\beta)^2\rangle = (L_\beta^n)^2 \epsilon_{\beta jl}\epsilon_{\beta mp}\left\langle \left[1-(d^n)^2\right]^2 (r_j^n)(r_m^n)\right\rangle \langle(\alpha_l^n)(\alpha_p^n)\rangle. \tag{A.1}$$

Zur Verdeutlichung wird dies ohne Beschränkung der Allgemeinheit für den Fall $\beta = 1$ explizit angegeben, es folgt

$$\langle (u'_1)^2\rangle = (L_1^n)^2\Bigg[\epsilon_{123}^2\left\langle \left[1-(d^n)^2\right]^2 (r_2^n)^2\right\rangle \langle(\alpha_3^n)^2\rangle \tag{A.2}$$

$$+\,\epsilon_{123}\epsilon_{132}\left\langle \left[1-(d^n)^2\right]^2 (r_2^n)(r_3^n)\right\rangle \langle(\alpha_3^n)(\alpha_2^n)\rangle \tag{A.3}$$

$$+\,\epsilon_{132}\epsilon_{123}\left\langle \left[1-(d^n)^2\right]^2 (r_3^n)(r_2^n)\right\rangle \langle(\alpha_2^n)(\alpha_3^n)\rangle \tag{A.4}$$

$$+\,\epsilon_{132}^2\left\langle \left[1-(d^n)^2\right]^2 (r_3^n)^2\right\rangle \langle(\alpha_2^n)^2\rangle\Bigg]. \tag{A.5}$$

Da die zufälligen turbulenten Intensitäten unkorreliert sind und somit $\langle(\alpha_\beta^n)(\alpha_\lambda^n)\rangle = 0,\ \beta \neq \lambda$ gilt, folgt

$$\langle(u_1')^2\rangle = (L_1^n)^2 \left[\epsilon_{123}^2 \langle\left[1-(d^n)^2\right]^2 (r_2^n)^2\rangle\langle(\alpha_3^n)^2\rangle + \epsilon_{132}^2 \left\langle\left[1-(d^n)^2\right]^2 (r_3^n)^2\right\rangle \langle(\alpha_2^n)^2\rangle\right]. \tag{A.6}$$

Dies entspricht

$$\langle(u'_\beta)^2\rangle = L_\beta^2(\epsilon_{\beta jl}^n)^2 \left\langle\left[1-(d^n)^2\right]^2 (r_j^n)^2\right\rangle \langle(\alpha_l^n)^2\rangle. \tag{A.7}$$

Mit der Einführung von C_2 folgt dann (4.13).

A.1.2 Berechnung des Normalisierungsfaktors $C_{L_\beta^n}$

Zur Berechnung des Normalisierungsfaktors $C_{L_\beta^n}$ muss das Integral (4.21)

$$I = \frac{1}{V_B}\int\limits_E \left[1-\left[\sum_{\gamma=1}^{3}\left(\frac{\eta_\gamma}{L_\gamma^n}\right)^2\right]\right]^2 \left(\frac{\eta_\beta}{L_\beta^n}\right)^2 \mathrm{d}\eta_1\mathrm{d}\eta_2\mathrm{d}\eta_3$$

gelöst werden. Mit der Transformation auf die Einheitskugel durch

$$\mu_\beta = \frac{\eta_\beta}{L_\beta^n} \quad \text{mit} \quad \mathrm{d}\eta_\beta = L_\beta^n\, \mathrm{d}\mu_\beta \tag{A.8}$$

folgt

$$I = \frac{1}{V_B}\int\limits_K \left[1-\left(\sum_{\gamma=1}^{3}\mu_\gamma^2\right)\right]^2 \mu_\beta^2\, L_1^n\, L_2^n\, L_3^n\, \mathrm{d}\mu_1\mathrm{d}\mu_2\mathrm{d}\mu_3. \tag{A.9}$$

Nun erfolgt die Transformation in Polarkoordinaten

$$\mu_1 = \kappa\, \sin\theta\, \cos\phi \tag{A.10}$$

$$\mu_2 = \kappa\, \sin\theta\, \sin\phi \tag{A.11}$$

$$\mu_3 = \kappa\, \cos\theta \tag{A.12}$$

mit

$$\det J = \kappa^2\, \sin\theta, \tag{A.13}$$

wobei $\det J$ die Jacobi-Determinante der Transformation bezeichnet. Für die drei Raumrichtungen erfolgt nun eine Fallunterscheidung

1. Fall: $(\beta = 1)$

$$I = \frac{L_1^n L_2^n L_3^n}{V_B} \int_0^{2\pi}\int_0^{\pi}\int_0^{1} \left(1-\kappa^2\right)^2 \kappa^2 \sin^2\theta \, \cos^2\phi \, \kappa^2 \sin\theta \, \mathrm{d}\kappa \mathrm{d}\theta \mathrm{d}\phi \tag{A.14}$$

$$= \frac{L_1^n L_2^n L_3^n}{V_B} \int_0^{2\pi}\int_0^{\pi} \left(\frac{1}{5}\kappa^5 - \frac{2}{7}\kappa^7 + \frac{1}{9}\kappa^9\right)\Bigg|_0^1 \sin^3\theta \, \cos^2\phi \, \mathrm{d}\theta \mathrm{d}\phi \tag{A.15}$$

$$= \frac{L_1^n L_2^n L_3^n}{V_B} \frac{8}{315} \int_0^{2\pi} \left(-\cos\theta + \frac{\cos(3\theta)}{3}\right)\Bigg|_0^{\pi} \cos^2\phi \, \mathrm{d}\phi \tag{A.16}$$

$$= \frac{L_1^n L_2^n L_3^n}{V_B} \frac{32}{945} \left(\frac{1}{2}(\phi + \sin\phi \, \cos\phi)\right)\Bigg|_0^{2\pi} \tag{A.17}$$

$$= \frac{L_1^n L_2^n L_3^n}{V_B} \frac{32}{945}\pi \tag{A.18}$$

2. Fall: $(\beta = 2)$

$$I = \frac{L_1^n L_2^n L_3^n}{V_B} \int_0^{2\pi}\int_0^{\pi}\int_0^{1} \left(1-\kappa^2\right)^2 \kappa^2 \sin^2\theta \, \sin^2\phi \, \kappa^2 \sin\theta \, \mathrm{d}\kappa \mathrm{d}\theta \mathrm{d}\phi \tag{A.19}$$

$$= \frac{L_1^n L_2^n L_3^n}{V_B} \int_0^{2\pi}\int_0^{\pi} \left(\frac{1}{5}\kappa^5 - \frac{2}{7}\kappa^7 + \frac{1}{9}\kappa^9\right)\Bigg|_0^1 \sin^3\theta \, \sin^2\phi \, \mathrm{d}\theta \mathrm{d}\phi \tag{A.20}$$

$$= \frac{L_1^n L_2^n L_3^n}{V_B} \frac{8}{315} \int_0^{2\pi} \left(-\cos\theta + \frac{\cos(3\theta)}{3}\right)\Bigg|_0^{\pi} \cos^2\phi \, \mathrm{d}\phi \tag{A.21}$$

$$= \frac{L_1^n L_2^n L_3^n}{V_B} \frac{32}{945} \left(\frac{1}{2}(\phi - \sin\phi \, \cos\phi)\right)\Bigg|_0^{2\pi} \tag{A.22}$$

$$= \frac{L_1^n L_2^n L_3^n}{V_B} \frac{32}{945}\pi \tag{A.23}$$

3. Fall: $(\beta = 3)$

$$I = \frac{L_1^n L_2^n L_3^n}{V_B} \int_0^{2\pi}\int_0^{\pi}\int_0^{1} \left(1-\kappa^2\right)^2 \kappa^2 \cos^2\theta\theta\,\kappa^2 \sin\theta \,\mathrm{d}\kappa\mathrm{d}\theta\mathrm{d}\phi \tag{A.24}$$

$$= \frac{L_1^n L_2^n L_3^n}{V_B} \int_0^{2\pi}\int_0^{\pi} \left(\frac{1}{5}\kappa^5 - \frac{2}{7}\kappa^7 + \frac{1}{9}\kappa^9\right)\Bigg|_0^1 \cos^2\theta \,\sin\theta \,\mathrm{d}\theta\mathrm{d}\phi \tag{A.25}$$

$$= \frac{L_1^n L_2^n L_3^n}{V_B} \frac{8}{315} \int_0^{2\pi} \left(\frac{\cos(3\theta)}{3}\right)\Bigg|_0^{\pi} \mathrm{d}\phi \tag{A.26}$$

$$= \frac{L_1^n L_2^n L_3^n}{V_B} \frac{16}{945}\phi\Bigg|_0^{2\pi} \tag{A.27}$$

$$= \frac{L_1^n L_2^n L_3^n}{V_B} \frac{32}{945}\pi \tag{A.28}$$

Für alle drei Raumrichtungen löst sich das Integral demnach zum selben Faktor, siehe (4.22).

A.2 Erklärung zum Umgang mit Patientendaten

Alle Personen, deren Daten im Rahmen dieser Arbeit gewonnen und verarbeitet wurden, haben ihre informierte Einwilligung (*informed consent*) zur Teilnahme an der Studie erteilt. Patientenbezogene Daten wurden pseudonymisiert.
Die Durchführung der klinischen Studie erfolgte unter Einhaltung nationaler Rechte und beachtete die ethischen Grundsätze der Deklaration von Helsiniki. Die Studie wurde von der Ethikkommission der Universität zu Lübeck geprüft und genehmigt.